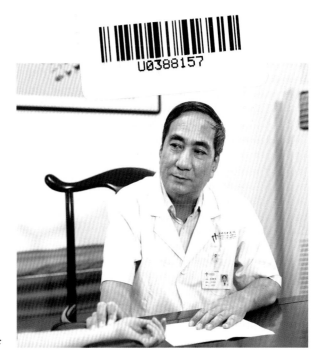

刘爱民教授在坐诊

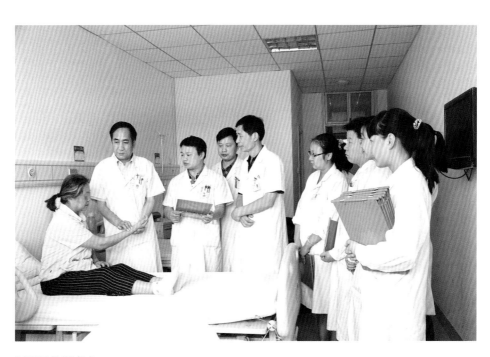

刘爱民教授查房

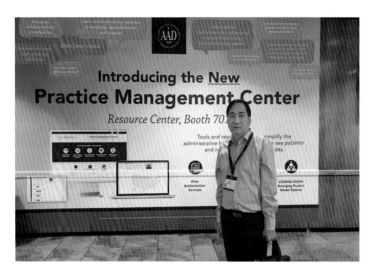

刘爱民教授受邀参加 2017 年美国皮肤病学会夏季会议

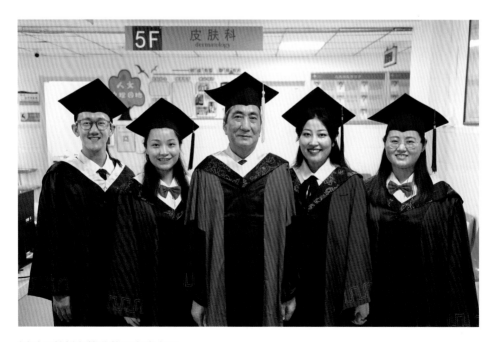

刘爱民教授和毕业的研究生合影

河南省卫生健康委员会立项资助项目

皮肤病
逆向思维辨证与治疗

主　编　刘爱民

副主编　张步鑫　屠远辉　王庆兴
　　　　李　静　王　丽　徐胜东

人民卫生出版社
·北京·

图书在版编目（CIP）数据

皮肤病逆向思维辨证与治疗 / 刘爱民主编. — 北京：
人民卫生出版社，2024.11
ISBN 978-7-117-35896-5

Ⅰ.①皮… Ⅱ.①刘… Ⅲ.①皮肤病－治疗－研究
Ⅳ.① R751.05

中国国家版本馆 CIP 数据核字（2024）第 024521 号

| 人卫智网 | www.ipmph.com | 医学教育、学术、考试、健康，
购书智慧智能综合服务平台 |
| 人卫官网 | www.pmph.com | 人卫官方资讯发布平台 |

皮肤病逆向思维辨证与治疗
Pifubing Nixiang Siwei Bianzheng yu Zhiliao

主　　编：刘爱民
出版发行：人民卫生出版社（中继线 010-59780011）
地　　址：北京市朝阳区潘家园南里 19 号
邮　　编：100021
E - mail：pmph @ pmph.com
购书热线：010-59787592　010-59787584　010-65264830
印　　刷：北京顶佳世纪印刷有限公司
经　　销：新华书店
开　　本：710×1000　1/16　　印张：23　　插页：1
字　　数：388 千字
版　　次：2024 年 11 月第 1 版
印　　次：2024 年 12 月第 1 次印刷
标准书号：ISBN 978-7-117-35896-5
定　　价：78.00 元

打击盗版举报电话：010-59787491　E-mail：WQ @ pmph.com
质量问题联系电话：010-59787234　E-mail：zhiliang @ pmph.com
数字融合服务电话：4001118166　E-mail：zengzhi @ pmph.com

作者简介

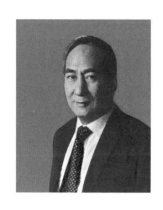

  刘爱民，男，河南省中医院皮肤科原主任，河南中医药大学皮肤性病研究所所长，第七批全国老中医药专家学术经验继承工作指导老师，河南省名中医，主任中医师，二级教授，医学博士，博士研究生导师，国家自然科学基金评审专家。兼任中华中医药学会皮肤科分会常务委员、河南省中医药学会皮肤科分会主任委员，以及中国中医药研究促进会皮肤科分会、中国整形美容协会中医美容分会等多个学会的副主任委员（副会长），并曾任河南省医学会皮肤科专业委员会和河南省医师协会皮肤科分会副主任委员（副会长）。从事中医临床四十余年，学宗《黄帝内经》《伤寒论》，勤于思考，勇于创新，尤其在皮肤病的辨证思维和证候研究方面多有建树。拓展创建了银屑病、湿疹、慢性荨麻疹、痤疮、脱发等多个疾病辨证治疗的新体系，显著提高了临床治疗效果。其攻读硕士学位时师从我国研究《黄帝内经》的知名专家——陕西中医药大学傅贞亮、张登本教授，博士研究生导师为国医大师广东省中医院禤国维教授。曾在中国医学科学院、中国协和医科大学皮肤病研究所临床进修一年，2007年公派至日本九州大学医学院皮肤科做高级访问学者。中西医兼通，临证客观而不囿于成规，严谨求实，辨证精细，经方时方兼用，疗效显著，求医者甚众。

内容提要

本书分为上、下二篇。

上篇总论，对皮肤病的辨证思维、皮肤病逆向思维辨证模式、皮肤病逆向思维辨证的方法与临床应用进行了详细论述，可以启迪和开拓医者辨证思维的广度和深度，令人耳目一新。下篇按西医皮肤病学对于皮肤病的分类分为变态反应性疾病、红斑及红斑鳞屑性疾病、皮肤附属器皮肤病等九章进行介绍，为了突出中医皮肤病学的特色，大部分节的名称以中医病名为主，西医病名为辅，采用逆向思维的辨证模式对常见皮肤病进行病因病机分析，由皮损—经脉—脏腑—全身—自然界，天地人一体，可以弥补常规思维辨证之证候与皮损内在联系不清楚的缺憾。不同的思维广度和深度，结合临床表现，可以得出不同的病因病机和治法方药，更加符合疾病客观的发病机制，从而取得更好的临床疗效。书中所列证候均源于临床长期研究的客观总结和归纳，所附150余例病案均是主编自己长期积累的真实案例。本书从疾病、概述、病因病机、诊断要点、鉴别诊断、逆向辨证治疗、中医证候与治疗方案、辨治发挥、外治法、其他疗法、病案举例、预防与调摄等多个方面展开论述，将作者30余年的宝贵临床经验充分融于字里行间，内容客观、新颖，而且经临床长期运用，可显著提高临床辨证水平和治疗效果。

逆向思维是重要的创新思维。本书是一部基于逆向思维辨证模式的中医皮肤病学专著，对于中医皮肤科学的传承、创新和发展有着重要的意义。新的思维，新的视角，新的理法方药，读之必有所获。

褚　序

中医的传承发展历久弥新，20世纪50年代起，采用现代科技的方法和手段研究中医药，取得了可喜的成绩。同时，按照传统中医思维继承和发展中医，依然是符合中医发展特性且有效而实用的方法。

皮肤病辨证的科学内涵，是取得疗效的前提。思维方法和思维方向则是决定皮肤病辨证正确和疗效的根本。皮肤病的辨证思维和其他事物一样，容易形成惯性模式。皮肤病传统的中医辨证习惯于从整体辨证到局部辨证，这种辨证模式的优势在于重视整体状态对局部的影响，通过整体调节而发挥疗效，对于一部分疾病有很好的治疗效果。但是，重整体而轻局部也有一些不足，很多本来应当取得良好疗效的疾病，治疗效果却往往不够满意。

刘爱民博士系我的优秀弟子之一，早年系《黄帝内经》专业硕士研究生，理论坚实，深耕中医皮肤科临床三十余年，善于思考总结，提出过很多创新性的学术观点，在学术界颇有影响。今读其新作《皮肤病逆向思维辨证与治疗》，颇感新颖，兴致盎然。他提出了皮肤病的逆向思维辨证模式，从理论到临床，自成一体。强调重视皮损带给我们的大量客观信息，这些信息是辨证的重要依据，且与最终的治疗效果密切相关。从皮损—经脉—脏腑—全身—自然界，逆向探求，指出皮损的部位分布于伸侧（阳经）或屈侧（阴经）以及发病或加重的季节是辨证十分紧要的因素，这是既往辨证常常被忽视和遗漏的。该书分为上、下两篇。上篇查阅研究了大量古代医籍，详细阐述了逆向思维辨证的历史溯源、方法和临床应用，指出常规思维辨证存在的问题和逆向思维辨证的优点。还客观地认为，皮肤病逆向思维辨证并不是要否定常规辨证模式，而是要将两种辨证模式应有机结合，使辨证用药更加精准。下篇则按照西医皮肤病学的疾病分类进行编排，分门别类，逆向思维辨证模式贯穿于论述的所有疾病。此书是中医皮肤科界基于逆向思维辨证模式的中医皮肤病学专著，不仅详细论述了疾病的病名出处、病因病机、诊断与鉴别诊断、逆向辨证治疗等，还列举了百余例自己真实的病案，思维新，观点新，内容新，对中医皮肤科医师提高辨治的辨证思维能力，具有启发意义。

此书率先在中医皮肤科界提出逆向思维辨证模式，具有创新性。在该书即将付梓之际，欣然为序，并向广大读者推荐！

禤国维

广东省中医院皮肤科

国医大师

2022 年 5 月 15 日于羊城

张 序

河南中医药大学第二附属医院教授刘爱民博士，是当下国内从事中医、中西医结合治疗皮肤疾病成绩卓著的专家之一，他不仅具有深厚、扎实的中西医理论功底，而且多年来深耕于皮肤疾病的临床实践，在中西医结合治疗皮肤疾病方面积累了丰富的临床经验，具有很高的学术造诣。近日有幸研读其即将付梓的《皮肤病逆向思维辨证与治疗》书稿，深感欣喜而钦佩。

刘爱民博士以上、下两篇架构该书内容，"上篇"专门介绍作者有效治疗皮肤疾病时的思维路径，重点阐述了"象数思维""整体思维""局部思维""正向思维""逆向思维"的内涵及其在中医诊治皮肤病中的临床应用，在此基础上，作者提出了"中医治疗皮肤病的逆向思维辨证模式"；"下篇"则用9章（共45节）详述有关皮肤疾病的内容，全面展示作者如何应用"逆向思维的辨证模式"，勾画其对各种皮肤疾病辨识治疗的思维导图，从而引领皮肤疾病的临床病机分析和处方用药，进而获取满意的临床疗效。该书博征旁引，流畅的文字表达，恰如其分的经典名言引用，鲜活生动的案例举证，丰富而灵活的处方用药，使书稿既展现了刘爱民博士深厚、扎实的中医药理论功底，也体现了其丰富多彩的临床实践经验，这就是我在研读书稿时勾起的几点思考之缘由。

思考之一，刘爱民博士创新性地提出"中医治疗皮肤病逆向思维的辨证模式"。所谓逆向思维，也称求异思维，还称为逆转思维或反向思维，是对司空见惯的似乎已成定论的事物或观点反过来思考的一种思维方式。敢于"反其道而思之"，让思维向对立面的方向发展，从问题的相反方面深入地求索。其实，对于某些问题，尤其是对于某些特殊问题，从结论往回推，以果推因，逆向思考，从求解回到已知条件，常常会使问题简单而易于求解。中医临床诊治疾病，自古以来的"审证求因"思维方法，就是这种"逆向思维"的具体应用和体现。刘爱民博士将这一思路凝练为"中医皮肤疾病逆向思维的辨证模式"，既符合中医药学的传统观念，又将之灵活地应用于皮肤疾病的中医药治疗实践，赋予该思维方法以鲜活生动的临床实用价值，并将其贯穿于全书的终始，尤其在"下篇"中，按照西医皮肤病学的疾病分类进行编排，分门别类，对每一种疾病采用逆向思维的辨证模式，从皮损—经脉—脏腑—全身—自然界，对常见皮肤病进行病因病机分析，每节相关疾病的内容，都在这一思维路径的勾勒下，使相关理论和临床实际应用紧密地结合。

思考之二，皮部理论及其在皮肤疾病诊治中的意义。《素问·皮部论》建构的皮部理论，是中医论治皮肤疾病的理论基础之一。集成整合经文中有关皮肤的论述后可知，中医将皮肤称为皮、肤、肤腠、皮毛、皮肉等，均指人类机体的最外层，附有毫毛、汗孔（又叫毛孔、汗空、玄府），是人体卫气白昼循行和主要分布并且发挥作用的部位。整合《黄帝内经》的经文相关内容后，认为人类皮肤的主要生理功能有六：①保护机体的防护作用；②抗御外邪的免疫作用；③排泄汗液的调节水液代谢作用；④通过排汗机制达到调节体温的作用，如"卫气者所以温分肉，充皮肤，肥腠理，司关合者也"（《灵枢·本脏》）；⑤通过汗孔达到辅助呼吸的作用；⑥是人体阴阳之气与自然界相通相应的又一通道（《素问·生气通天论》之"气门"内涵即在于此）。

《黄帝内经》所论的皮部，是指人身体表皮肤按照经脉循行的分区，经脉十二，故亦有十二皮部，虽然人身皮肤按十二正经划分为二十四个分区，但却以十二经脉循行在体表的相应区域命名之，故称十二皮部。皮部同络脉特别是浮络关系更为密切，故谓"凡十二经络脉者，皮之部也"。皮部作为十二经脉的体表分区，与经脉及络脉的区别在于经脉呈线状分布，络脉呈网状分布，而皮部则着重于"面"的划分，其范围大致属于该经脉分布的部位，但比经脉更为广泛。从近代研究的经络感传现象观察，刺激某些穴位，感传线路呈带状分布，甚至出现较宽的过敏带和麻木带，说明十二经脉确实在体表有一定的分区，皮肤与经脉有着密切的关系。正因为皮部是人体经络系统的重要组成部分，人是有机的整体，所以从整体思维的视角分析皮肤疾病时，务必要关注皮部以及皮部—经脉—脏腑轴在分析相关病变机理中的重要作用。

检索《黄帝内经》所论皮部功能失调的皮肤疾病，无不与经脉、脏腑气血相关，而皮部是临床医生最容易直观诊察的人体结构，这就是古人为何重视皮部理论的缘由。《黄帝内经》之皮部理论的应用主要体现在针灸治疗和皮肤疾病的临床治疗之中，其中多篇都载有刺皮部以治疗疾病的方法，如《灵枢·官针》中刺皮部的"毛刺""半刺"方法。

刺皮部之所以能治疗疾病，一是与皮部的生理有关，"卫气先行皮肤，先充络脉"，而皮部正是"卫气之所留止，邪气之所客也，针石缘（因）而去之"（《素问·五脏生成》），针刺治疗就是要充分调动卫气的作用，故《灵枢·禁服》有"审察卫气，为百病母"之论，把卫气放在抵抗外邪、治愈疾病的首要地位；二是因为皮部与分析皮肤疾病、取穴治病一样，都是借助外来的皮部刺激（包括针刺、艾灸、药物贴敷、涂抹、药浴及当下的紫外线、红外线物理疗法等），以激活皮部—经脉—脏腑轴链的功能活动，使气血运行畅通无阻，增强抗病能力，从而防治疾病。

刺治皮部的方法，古代有上述的毛刺、半刺，还有扬刺、络刺、赞刺、豹文刺、直针刺，现代有皮肤针、皮内针、三棱针、滚刺筒等。艾灸、拔火罐、药物贴敷，都是刺激皮部的方法，通过温热刺激以温通气血、疏通经络、振奋阳气，达到治疗疾病的效果。此外还有皮内针法、挑治法、药物敷贴法、推拿疗法、捏疗法，都是对皮肤的直接刺激，通过经气的传导影响脏腑经脉，调整机体的功能状态，起到治疗皮肤疾病、内脏疾病的作用[1]。

可见古人创立的皮部理论，既能通过《黄帝内经》皮部—经脉—脏腑轴的观念，研究外邪入侵人体致病路径的传变机理，也能让人信服地理解外治皮部以疗内脏病的相关治疗机理；还能有效地显示内脏疾病何以在皮部出现病理反应的理由。翻检刘爱民博士的这本著作，无论是"上篇"

---

1 张登本，孙理军.《黄帝内经素问》点评［M］，北京：中国医药科学技术出版社，2020：352–358.

的理论陈述，还是"下篇"45 种皮肤疾病的临床诊治，始终把握着"皮部—经脉—脏腑轴"这一观点，并据此分析每一病种的病变机理，进而指导该病的临床用药（包括内服药物和外用贴敷药物）。

思考之三，《诸病源候论》对皮肤疾病研究的贡献。刘爱民博士的著作，援引了数十种古今文献，有力地支撑书中相关学术立场和具体病种的解析辨证。作为第一部中医"病因病机证候学专著"的《诸病源候论》，其对中医皮肤疾病的研究，也具有奠基性的作用和里程碑意义，这就是刘爱民教授为何在书中多次引用其中原文的理由。

中医学有关皮肤疾病的记载，隋代以前散见于《五十二病方》《黄帝内经》《伤寒杂病论》《刘涓子鬼遗方》《肘后备急方》等文献中，《诸病源候论》则将隋代及其此前各种书籍传载的约 230 个皮肤疾病名称加以整理，通过将数百条相关条文分门别类，使之条理化、系统化，极大地丰富和发展了皮肤病学内容。全书共 50 卷，67 门，1 720 候，涉及皮肤疾病的内容就有 15 卷，15 门，307 候，约占总数的 1/5。这些皮肤疾病的内容，集中在卷二十七"毛发病诸候""面体病诸候"，卷三十"四肢病诸候"，卷三十一"瘿瘤等病诸候""丹毒病诸候"，卷三十五疮病诸候等多处。正因为巢氏对皮肤疾病研究的贡献尤为突出，并且至今仍然有效地指导着中医皮肤病的研究和临床治疗，这才是刘爱民博士于书中处处引用该书原文作为论证依据的理由。

如果将刘爱民博士书中引用的《诸病源候论》原文，并结合原著对皮肤疾病研究贡献的内容予以整合，其在中医皮肤病学方面的成就可以概括为如下几点。

一是奠定了中医多种皮肤疾病分科立名。巢氏书中第 32、33、34、36 卷主要论述外科疾患，而第 31、35 两卷则专论皮肤疾患，而且卷 35 记载的常见皮肤病证候多达 65 候，可见巢氏已关注并有意识地对皮肤疾病予以分科立名，这在中医皮肤病学史上是首见的。

二是率先对皮肤病证进行分类命名。书中共载皮肤病证候 300 余候，病证名称 230 余种。其中白癜、脑湿、牛癣、蛇身、鬼舐头、手足逆胪、鼠乳等近百种病证名称均为首次出现。

三是详细描述皮肤疾病的皮部损伤状态。巢氏在皮肤病症状方面的描写，其精密细致是历代医书中最突出的。如对麻风病的记载："初觉皮肤不仁，或淫淫苦痒如虫行"，似属麻风的早期症状，发展到中期则"令人顽痹，或汗不疏泄……顽如钱大，锥刺不痛"；到后期则"眉睫脱落……鼻柱崩倒，肢节堕落"。其描述的症状表现由初发到晚期几乎网罗殆尽，从髭眉脱落，知觉、出汗障碍，皮疹的形态与颜色，鼻、喉、眼等部位的改变，及麻风病的组织反应症状诸方面都有着详细的记录，试想如果没有长时间的观察研究，是难以得出这些确切结论的。

四是重视皮肤疾病的鉴别诊断。巢氏对于容易混淆的疾病也进行了分候并加以鉴别，如白癜（白癜风）与疬病（花斑癣）均以皮肤变白、无痒痛为共有症状，但白癜"面及颈项身体肉色变白，与肉色不同"，指出白癜风可发生于面、颈及身体任何部位，色白鲜明与正常皮肤界限清楚；而花斑癣则"人有颈边、胸前、掖下，自然斑剥，点相连，色微白而圆，亦有乌色者"。认为花斑癣以躯干为好发部位，色微白，有的是乌色，圆形，而且有自然鳞屑脱落。又如胼胝是"人手足忽然皮厚涩而圆短如茧者"，指出胼胝手足均可发生，皮厚粗糙，圆形如茧状；而肉刺（鸡眼）则"脚趾间生肉如刺"，认为鸡眼仅发于足部，形如锥刺。巢氏将这类容易混淆的疾病鉴别得十分清楚。现代医学家亦认为这两组疾病需要在临床上加以鉴别，而且其鉴别要点正如《诸病源候论》所载。

五是丰富了皮肤疾病的病因内容。巢氏在继承前人六淫致病理论的同时，指出"癞""疥""癣"等病有虫寄生存在，此处之"虫"与现代医学所指的真菌、疥虫类似；还通过对"风瘙瘾疹""漆疮"的描述，初步指出患病的个体差异性和发病与致敏原有关，拓宽了皮肤疾病的病因学视野。

六是重视皮肤疾病脏腑经脉气血失调的病机。专注疾病诸候的病机研究，是《诸病源候论》的基本学术立场和特色，因而，巢氏对皮肤疾病诸种病候的研究也不例外。如对"癞风候""鬼舐头候""手逆胪候""白秃候""风瘙身体瘾疹候",均从皮部—经脉—脏腑轴来探讨病邪乘虚侵袭的思维路径,描述相关病候的病变机理[1]。此处结合刘爱民博士书中引用的《诸病源候论》原著条文,凝练其在中医皮肤疾病研究中的六点贡献,既是中医皮肤科学学科发展沿革的里程碑,也是当今该领域必须参考借鉴的重要资料,这就是刘爱民教授在书中多次引用巢氏研究成果作为依据的缘由。

思考之四,《皮肤病逆向思维辨证与治疗》一书,以临床实践为其立题主旨。中医药学是一门实践性很强的学科,临床实践是中医药理论发生的原点,没有临床实践,就不可能产生中医药学科,临床实践是中医药学的立命之本,是其发生、存在、发展的动力源泉,没有临床实践的理论,必然因为没有活力而自行消亡。《黄帝内经》之所以历经两千多年,仍能有效地指导中医药学学科的发展,就是因为其在系统阐述中医学理论的过程中对 380 余种病症的临床表现进行了实录。因此,中医药学学科的理论都是在临床实践的基础上形成、发展的。而中医皮肤科学是在中医外科学基础上的分支学科,很自然地体现着以临床实践为根基的本性。刘爱民博士深谙临床实践对于中医皮肤科学的重要意义,所以,书中"下篇"45 节内容都以临床实践知识予以支撑,以临床治疗真实病例和临床用药为依据,畅述疾病的发生机理,使每节内容显得鲜活而生动。即或"上篇"内容,也是处处浸润着临床实践的浓郁气息。可以说,临床实践实为该书的灵魂。

当然,研读刘爱民博士著作的每一章节,都可能引发我的思考,但以上四点最为深刻,这既是我在《皮肤病逆向思维辨证与治疗》一书付梓之前的感触,也是我对作者的钦佩和祝愿,顺颂是书顺利出版,发行成功。

陕西中医药大学　张登本
2022 年 5 月 9 日于古都咸阳

1　孙理军,李翠娟. 诸病源候论发微［M］,北京:中国中医药出版社,2019:224–232.

自　序

　　皮肤病的中医辨证治疗与内科疾病相比，具有其特殊性，既要注重整体辨证，又要注重局部皮损辨证。二者若能有机地联系起来，找到因果关系，乃是精细或精准的辨证。然而，就目前的皮肤科临床来看，辨证要么重视局部，要么重视整体，二者的内在联系总是有些"脱断"，进而影响了临床疗效。

　　譬如，以湿疹为例，见舌质红，苔黄腻，皮损为丘疱疹、红斑或有渗出，就认为是湿热，动则予以龙胆泻肝汤或萆薢渗湿汤，此类辨证治疗或有短效，或无效，终不能治愈其疾，乃其必然也。诚如明代李中梓所言："见痰休治痰，见血休治血，见汗不发汗，有热莫攻热；喘气毋耗气，精遗勿涩泄，明得个中趣，方是医中杰。"（《医宗必读》）透过现象见本质才是"上工"。再如，医者根据其整体表现辨为某证，而不考虑此整体证候与皮损是否有内在的因果关系，其结果或无效，或有效，或侥幸治愈，终不能为人所信服。以上乃目前临床并不少见的辨证思维，我们称其为"顺式思维"或"正向思维"，亦可称为"常规思维"。这种思维下的治疗对一些普通的患者或许有效，但对于特殊的病例则多无效验。其缺陷也是显而易见的。湿疹患者若不查看皮损分布于伸侧、屈侧及其部位，则如何知道湿热源于体内或体外，又如何分辨病属何脏何经？更复杂一些，假若患者的病情属于寒热错杂，我们如何知道寒在何处，热在哪里？然而，假若我们反过来，从皮损辨证入手，不仅辨皮损的形态、色泽、软硬、大小、部位深浅，还要看皮损的分布——在伸侧还是屈侧及所属经脉，就可以得知此病的核心病机，进而逆向通过经脉—脏腑—全身—自然界这条路径，当然其中需要察舌诊脉和详细地问诊，得知病变的脏腑、经脉，从而得出比较精准的综合辨证结论。如此则明晰了皮损发生的原因和途径，制定精准的治法和方药。这就是本书所要论述的皮肤病"逆向思维辨证模式"。

实际上，"象思维"是中医重要的原创思维之一，逆向思维则是从皮损这个"象"入手，察知其产生的病因，从而得知局部皮损与整体之间比较清楚的内在联系。

王琦院士在《中医原创思维研究十讲》中指出："任何自然科学要实现理论创新，必然首先要解决思维方法领域的问题，变革思维框架，创造性地提出问题和解决问题，从而不断向前发展。"逆向思维也称逆转思维或反向思维，是指为实现某一创新或解决某一用常规思路难以解决的问题，而采用反向思维寻求解决的方法。在科技发展和生活中有很多通过逆向思维解决常规思维未能解决或取得重大创新和发明的案例，如发电机的发明，这里不一一赘述。

编写本书的目的就是转换常规的思维方向，避免轻视皮损所在及其之所以存在而反映的大量内在信息，而这些信息对我们精准的辨证是十分重要的。当然，本书强调逆向辨证的重要性，并不是不需要常规辨证，而是两者都需要，这在本书中已经充分体现了，两种辨证的有机结合才是精准辨证不可或缺的基础，亦是本书出版的意义所在。

本书各论部分按照西医皮肤病学的疾病分类进行编排，分门别类，对常见皮肤病的逆向思维辨证和治法、方药分别进行论述，所列证候都是临床客观存在的，与已经出版的中医皮肤病学书籍有一定区别。书中所介绍的病案均为笔者临床治疗的真实病例。希望能对启迪中医皮肤科医生的思维起到一定的作用。若能因此而提高临床辨证的精确度，则甚慰吾心！

鉴于笔者学力所限，书中必定存在一些不成熟的观点和谬误，恳请大家批评指正。

在本书编写的过程中，笔者的多位硕士研究生和博士研究生参与了本书的写作，初稿由笔者一个病种一个病种地审阅修改，几易书稿，最终完成。在此，一并致谢门生的辛劳。

刘爱民

2022 年 5 月 11 日于郑州

目　录

上篇　总论

下篇　各论

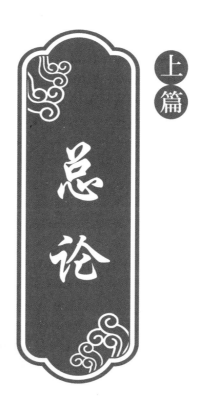

上篇

总论

第一章
皮肤病辨证的思维方法

思维方法指"人的智力活动方法，是人脑借助信息符号，对感性认识材料进行加工处理的方式、途径"，是连通思维主体与思维对象之间的媒介，对人们正确认识世界和改造世界有十分重要的作用。中华民族在几千年文明演变中形成了丰富、系统的本民族思维方法，如象数思维、整体思维、中和思维、顺势思维等。这些独特的思维方法均源于《周易》，并且成为中医思维的内核。

皮肤病的辨证思维是中医临床辨证思维方法之一，都是在古代哲学思维指导下的取类比象，取象运数的象数思维、整体思维、局部思维、顺势思维、正向思维和逆向思维等多种思维方法，用于对生理和病理的观察研究和分析，从而对人体健康和疾病进行判别，得知皮肤病的病因病机。

第一节　象数思维

"象"在中国传统文化中，主要有物象和意象两层意思，是事物表达于外的客观现象以及主观感知的体悟。象数思维最早见于《易经》。《易传·系辞上》曰："圣人有以见天下之赜，而拟诸其形容，象其物宜，是故谓之象。"《易传·系辞下》谓："是故易者，象也。象也者，像也。"《易经》认为万事万物都有其象、其数、其理，最能体现象思维在中医学的运用莫过于《黄帝内经》（简称《内经》）的"藏象"理论，《素问·六节藏象论》曰："藏象何如？岐伯曰：心者，生之本，神之变也，其华在面，其充在血脉……肺者，气之本，魄之处也，其华在毛，其充在皮……肾者，主蛰，封藏之本，精之处也，其华在发，其充在骨……肝者，罢极之本，魂之居也，其华在爪，其充在筋……"临床可根据其外在之"象"察知其"脏"或"内"的生理或病理状况或变化，故王冰注曰："象，谓所见于外，可阅者也。"张介宾亦曰："象，形象也。藏居于内，形见于外，故曰藏象。"象之所以能呈现于外，必有其内在的机理，这就是"理"；藏都有其旺衰时间和存活时间，这就是"数"。"象"思维与"数"思维通常是匹配而不相分离的，万物有象必有数。

象数思维在皮肤病辨证中是无处不用的，早就是辨证之工具了。除了整体辨证需要的形象、面象、舌象、脉象以外，皮肤损害之象数也是不用则无从入手的。《灵枢·五色》首先指出色泽与疾病有关："沉浊为内，浮泽为外，黄赤为风，青黑为痛，白为寒，黄而膏润为脓，赤甚者为血痛。"其还对五色与五脏的配属做了规定："以五色命脏，青为肝，赤为心，白为肺，黄为脾，黑为肾。"这就为五色的脏腑病变归属提供了准绳，尤其是对黄褐斑的病变归脏指明了方向。后世则针对皮肤病的皮损的"形象"和"数"做了较大的发展和创新，如《诸病源候论·瘿瘤等病诸候》："黑痣者，风邪搏于血气，变化所生也。""面及身体皮肉变赤，与肉色不同，或如手大，或如钱大，亦不痒痛，谓之赤疵。此亦是风邪搏于皮肤，血气不和所生也。"《诸病源候论·丹毒病诸候》："丹者，人身体忽然焮赤，如丹涂之状……皆风热恶毒所为。"其后之唐、宋、元、明、清历代对皮肤疮疡之象数论述愈加详细，如元代齐德之《外科精义》认为："凡诸疮疽脓水清稀，疮口不合，聚肿不赤，肌寒肉冷，自汗色脱者，气血之虚也；肿起色赤，寒热疼痛，皮肤壮热，脓水稠粘，头目昏重者，气血之实也。"象数思维与辨证直接指导了皮肤疮疡的治疗指向。皮损辨证的象数思维一般都是相匹配的，而首先呈现出来的是"象"，"数"也是不可或缺的。皮损的色泽、形状、软硬度、部位的深浅，这都是"象"，而皮损大小以及出现时间的长短、周期、数目多少则是"数"的范畴。

可见，象数思维是皮肤病辨证的基本工具，缺之则寸步难行。

第二节 整体思维与局部思维

中医的整体思维源于《易经》的"天人合一"思想，其中的八卦将"天""地"代表的自然现象和"人"代表的人事结合一起，拟象探索自然界万事万物的变化规律，反映出"天人合一"的思想。《易传·系辞上》曰："易与天地准，故能弥纶天地之道。仰以观于天文，俯以察于地理，是故知幽明之故。原始反终，故知死生之说。"《易传·系辞下》云："《易》之为书也，广大悉备：有天道焉，有人道焉，有地道焉。兼三才而两之，故六。六者，非它也，三才之道也。"《周易》每卦有六爻，上二爻为天，中二爻为人，下二爻为地，以此象征"天人合一"的宇宙模式。《易经》的"天人合一"思想对中医的影响深远，《素问·宝命全形论》曰："人以天地之气生，四时之法成。"又曰："人生于地，命悬于天，天地合气，命之曰人。人能应四时者，天地为之父母。"《灵枢·岁露论》："人与天地相参也，与日月相应也。"《素问·六节藏象论》云："天食人以五气，地食人以五味。五气入鼻，藏于心肺，上使五色修明，音声能彰。五味入口，藏于肠胃，味有所藏，以养五气，气和而生，津液相成，神乃自生。"凡此等等，不胜枚举。受《易经》"天人合一"理论的影响，《黄帝内经》构成了"天人相应"的理论框架，从而形成了天、地、人三位一体的整体思维。这种整体思维应用到"论人生命之形成""论生理之功能""论病理之变化""论疾病之诊断""论疾病之治疗""论防病与养生"等各个方面，而且直至当下，即便是今后，依然永远是中医理论体系的核心内容。

就皮肤病辨证而言，非常重视整体思维辨证。皮肤病与内科病不同，除了整体辨证外，还具有局部皮损辨证的特殊性。历代皮肤病的辨证思维都非常注重整体思维。我国现存最早的外科古籍——由晋代刘涓子著、南齐龚庆宣整理的《刘涓子鬼遗方》卷第四在论及痈疽时云："夫血脉荣卫，周流不休，上应星宿，下应经数。寒客于经络之中，则血泣，泣则不通，不通则归之，不得复及，故痈肿。与寒气化为热，热胜则肉腐，肉腐则为脓，脓不泻则烂筋，筋烂则伤骨，骨伤则水髓消，不当骨肉，不泻，筋枯空虚，筋骨肌肉不得相亲，经脉败漏，熏于五脏，五脏伤，故死矣。"显然是沿袭了《素问·生气通天论》"营气不从，逆于肉理，乃生痈肿"之说，从整体思维的角度对痈肿的病因病机进行论述，由内之病变，论及所致的外之病变（痈），并从外（痈）之病变，论及导致"五脏伤，故死矣"之整体病变。论及"肠痈"用"大黄汤"时也谓："肠痈之为病，诊小腹肿，痞坚，按之则痛，或在膀胱左右，其色或赤或白色，坚大如掌，热，小便欲调，时色色汗出，时复恶寒。其脉迟坚者未成脓也，可下之，当有血。脉数脓成，不可服此方。"以反映整体状况的脉象来判别脓之成与未成，其整体思维亦可证也。后世更是重视皮外科疾病的整体思维和辨证，元代齐德之强调疮疡病的整体思维，认为外科疮肿是阴阳不和，气血凝滞所致，临诊时应脉证合参，并结合全身症状，注意外观形色与脉候虚实。曰："原夫疮肿之生，皆由阴阳不和，气血凝滞。若不诊候，何以知阴阳勇怯，血气聚散耶？由是观之，则须信疗疮肿于诊候之道，不可阙也。"（《外科精义》）在其"序"中曰："未有元神虚而癣疥可无虞者，未有癣疥得存而元神不至斫者。"明代陈实功更加注重外科病的整体思维和辨证，其在《外科正宗·自序》中谓："医之别内外也，治外较难于治内何者？内之症或不及其外，外之症则根于其内也。此而不得其方，肤俞之疾亦膏肓之莫救矣。"明代薛己外科著述颇多，将整体思维和辨证论治紧密结合，提倡将"外病内治"和内外治相结合，主张重脾胃和温补治疗。其后之《洞天奥旨》《外科证治全生集》《疡科心得集》等均沿用前辈之整体思维辨治皮外科疾病。

局部思维在本书中是指针对皮损的辨证思维，是与整体辨证思维相对而言，皮损就是局部。皮肤损害多种多样，疮疡种类更是繁多。皮外科的皮损大部分是整体病变在皮肤上的反应，也有一部分是由纯粹的外界因素导致，如疥疮、各种虫咬、创伤等。局部思维辨证依然是利用中医象数思维取象比类，取象运数，将颜色、明暗、形态、疼痛与瘙痒、大小、软硬度、皮损部位等，用于判定皮损的寒热虚实，以及风、燥、瘀血、痰凝、毒热、寒凝等。判别这些因素的属性，都依赖《易经》阴阳理论，尤其是《内经》对各种生理和病理信息的归类，如五脏对应的颜色、方位、季节，五脏的好恶、功能特点，六淫的阴阳属性和特性等。如风胜则痒，燥胜则干，白为寒，赤为热，斑块、色暗为瘀血，寒痛为寒瘀，热痛乃热瘀，脓液清稀为虚，脓液稠厚为实等等，非常详细。明代薛己《外科发挥·溃疡作痛》曰："凡诸疮疽，脓水清稀，疮口不合，聚肿不赤，肌寒肉冷，自汗色脱者，气血之虚也。肿起色赤，寒热疼痛，皮肤壮热。脓水稠黏，头目昏重者，气血之实也。"对于脓之成与不成，也有很多详细论述，如元代齐德之《外科精义·辨脓法》说："按之不甚痛者，未成脓也。若按之即复者，有脓也；不复者，无脓也。"《刘涓子鬼遗方》还论述了各种疽的好发部位、形状等，这也是局部辨证思维的一种方式。如"赤疽发额，不泻，十余日死。……禽疽发如疹者数十数，其四日肿合，牵核痛，其状若挛，十日可刺……柠疽发项……其色黑见脓而痛者死，不可治……丁疽发两肩，此起有所逐恶结血流，内外营卫不通……搔疽发手足五指头，起节其色不变，十日之内可刺"等等。《外科正宗》根据各种疾病的皮损形态及色泽进行局部辨证并推导出疾病的病因病机："脓窠疮，乃肺经有热，脾经有湿，二气交感，其患先从小泡作痒，后变脓泡作疼，所成脓窠疮也。"又曰："手足破裂，破裂者干枯之象，气血不能荣养故也。因热肌骤被风寒所逼，凝滞血脉，以致皮肤渐枯渐槁，乃生破裂。"《备急千金要方》卷二十二说："《素问》云：风邪客于肌中则肌虚，真气发散，又被寒搏皮肤，外发腠理，开毫毛，淫气妄行之则为痒也。所以有风疹瘙痒，皆由于此。又有赤疹者，忽起如蚊蚋啄，烦痒剧者重沓垄起，搔之逐手起。又有白疹者亦如此，赤疹热时即发，冷即止。"《疡医大全》曰："瘾疹热多则色赤，风多则色白，甚者痒痛，搔之则成疮也。"这是对风团属性的局部辨证。《疡医大全》还对斑疹的局部辨证思维做了论述："斑者成片，不分颗粒，一如云朵拱起，淡红者轻，紫红者重，黑者凶，轻者痒而重者痛。疹者如痱，或类蚊迹蚤虱痕而不盛，一日之中起伏隐现不常，隐隐见于肌肤之间，不大起发者是。大约阳证斑疹易看而易治，阴证斑疹挟虚而发，难看而难治，苟不细审，则阴证误以为阳，立至危殆，可不慎欤！"古代皮外科文献还有很多有关局部思维的论述，不胜枚举。

局部思维的基本工具就是象数思维，其理论与方法一直沿用至今，形成了比较成熟完善的皮损辨证方法，是皮肤病辨证不可或缺的重要内容。

第三节　顺势思维

顺势，即顺应自然之势及其规律，是中医治疗疾病和养生防病的常用思维方法之一。《说文解字》说："顺，理也。"《广韵》曰："顺，从也。"《孟子·公孙丑下》云："多助之至，天下顺之。"顺，即顺应、顺从之意。所谓顺势思维，即是指在分析和解决问题时，要顺应事物发展变化的趋势，遵循客观规律。其源于古代人民生产生活过程中对客观世界的认识和思考，经过原始的选择，逐渐形成思维惯性，于中国传统文化土壤中破土而出，并被普遍接受和应用。顺势思维的文化源头是《易经》的"天人合一"思想。因为"天的运行规律和人的运行规律有一致性"。"夫'大人'者，与天地合其德，与日月合其明，与四时合其序，与鬼神合其吉凶，先天而天弗违，后天而奉天时，天且弗违，而况于人乎"。老子、庄子也主张遵循天地的规律。《道德经·第二十五章》说："人法地，地法天，天法道，道法自然。"即是遵从自然，顺势而为。《庄子·渔父》说："道者万物之所由也，庶物失之者死，得之者生；为事逆之则败，顺之则成。故道之所在，圣人尊之。"可见，顺势思维是古代哲学的重要思维方法之一。吕思勉先生认为："古代哲学，最尊崇自然力。既尊崇自然力，则只有随顺，不能抵抗。"

　　《黄帝内经》全面接受《周易》顺势思维的思想，而且是最早论述顺势思维的中医文献。《黄帝内经》对顺势思维的论述涵盖了脏腑气血的生理、病理、养生、治疗与遣方用药、康复等各个方面。《素问·宝命全形论》指出："人以天地之气生，四时之法成。"人类在长期的进化过程中，各种生理功能与天地自然变化之间形成了近乎同步的节律性，故养生当顺应天时自然变化，特别是四时气候、阴阳变化的规律，从精神、起居、饮食、运动等方面综合调理。《素问·四气调神大论》曰："夫四时阴阳者，万物之根本也，所以圣人春夏养阳，秋冬养阴，以从其根，故与万物沉浮于生长之门，逆其根，则伐其本，坏其真矣。"《素问·八正神明论》谓："月始生，则血气始精，卫气始行；月廓满，则血气实，肌肉坚，月廓空，则肌肉减，经络虚，卫气去，形独居。"此是人体气血与月球盈亏的关系，治疗也应顺之。"月生无泻，月满无补，月廓空无治，是谓得时而调之。"有关疾病的治疗，《素问·阴阳应象大论》总结为："故因其轻而扬之，因其重而减之，因其衰而彰之……其高者，因而越之；其下者，引而竭之；中满者，泻之于内。"《素问·六元正纪大论》中的"木郁达之，火郁发之"，均是因势利导的顺势治疗思维。《黄帝内经》对五脏之性常以五味之性合之，从其所欲，并指导用药。《素问·脏气法时论》指出："肝欲散，急食辛以散之，用辛补之，酸泻之……心欲软，急食咸以软之，用咸补之，甘泻之……脾欲缓，急食甘以缓之，用苦泻之，甘补之……肺欲收，急食酸以收之，用酸补之，辛泻之……肾欲坚，急食苦以坚之，用苦补之，咸泻之。"后世伤寒、温病、杂病大家之治疗都沿用并发展了顺势治疗的思想与方法。

　　顺势思维在皮外科也得到了广泛应用。《刘涓子鬼遗方》在疮疡治疗上充分体现了顺势治疗的思想，曰："痈高而光者，不大热，用薄。痈其肉平平无异而紫色者，不须治，但以黄芪并淡竹叶汤伸其气耳。痈平而痛，用八物黄芪薄。大痈七日，小痈五日。其自有坚强色，诊宁生破。发背及发乳，若热，手近不得者，令人之热，熟，先服王不留行散，外散，外摩发背大黄膏。"此是用药的顺势治疗，其对于非药物疗法的顺势治疗也有详细论述，指出："痈疽初发，并宜灸，脓成宜针，出脓之后，人必生之。"又曰："痈大坚者，未有脓。半坚薄，半有脓。当上薄者，都有脓，便可破之。所破之法，应在下逆上破之，令脓得易出，用排针。脓深难见，上肉厚而生肉，火针。"脓成欲出，顺势助其外出，毒热出则病愈矣。而用针之法，亦因痈之肉薄肉厚，薄者用排针刺之即可，肉厚则必须用火针始能洞穿脓出。后世传承了这种治疗思想和方法，元代齐德之《外科精义》谓："若疮肿初生，似有头者，即当贴温热药，引出其热毒，火就燥之义也。"又曰："夫溻渍疮肿之法，宣通行表，发散邪气，使疮内消也，盖汤水有荡涤之功。古人有论：疮肿初生，经一二日不退，即须用汤水淋射之。其在四肢者溻渍之，其在腰腹背者淋射之，其在下部委曲者浴渍之。此谓疏导腠理，通调血脉，使无凝滞也。"《外科发挥》亦曰："肿高焮痛脉浮者，邪在表也，宜托之；肿硬痛深脉沉者，邪在内也，宜下之；外无焮肿，内则便利调和者，邪在经络也，当调荣卫。"此均是顺其病势，给邪出路之法。也就是《黄帝内经》"故因其轻而扬之，因其重而减之，因其衰而彰之"在疮疡治疗上的具体体现。其他皮肤外科专著如《外科启玄》《外科大成》《外科证治全生集》《医宗金鉴·外科心法要诀》《疡科心得集》《洞天奥旨》等都有相关论述和应用，更多的是体现在治法和遣方用药中。

顺势思维还在疮疡顺逆与时令的判别及治疗上得到应用。《刘涓子鬼遗方·刘涓子治痈疽疖神仙遗论》："凡治痈疽疖，亦须顺时，大约以正夏为正。缘天气温和，肌肉缓慢而暖，故易治。其有肉冷者，是病人气虚所致，但以温药调顺气血，外即用温暖溃脓药贴之，候穴抽脓，脓尽即用生肌散长满疮口。若是缓慢延至秋冬，必成漏疮也。或在秋冬发病，因春夏发蒸热毒，遇一阴生，后再伏毒；正秋冬间，或食毒物酒面，劳欲之事，忽然而发，初则微小，数日之间肿大，疼不可忍，大便三七日不过，小便淋沥不止者，是其候也。"指出痈疽疖等症夏季发作为顺，易治，秋冬发作治疗较难。还认为虽同在某一季节发作，但因体质不同，治法也应有区别。明代申斗垣《外科启玄·卷之一》也认为："经云：诸痛痒疮皆属心火。火为阳，宜于春夏，旺于巳午，乃万物蕃秀之时，故为顺。忌秋冬者为阴，乃万物收藏之时，故为逆也。此四时之逆顺也。"

我们十几年前提出用温散法治疗"白疕（银屑病）"的思路也是典型的顺势思维。目前银屑病的经典分型是"血热""血燥""血瘀"三证，治疗都是清热法。而我们根据银屑病"冬重夏轻"的规律和《黄帝内经》"天人合一"思想，认为外界风寒参与了银屑病"冬重夏轻"的重要发病机制。以"寒包火证"为例，暑去冬来，对于"热性体质"患者而言，风寒导致毛窍闭合，内热无以外散，久之内热益甚，最终以出红斑鳞屑的方式散热，银屑病复发或加重。热邪外出导致皮损发作，我们一边清热凉血，一边顺势辛温开宣，腠理宣通，打开热邪外散的通道（汗孔），顺势而为，热邪自内外两条途径消散，显著提高了疗效。

第四节　正向思维与逆向思维

正向思维是人们在创造性思维活动中，沿袭某些常规去分析问题，按事物发展的进程进行思考、推测，是一种从已知到未知，通过已知来揭示事物本质的思维方法。

正向思维在中医学的应用涉及人与自然、生理、病理、养生、辨证、治疗、用药、康复等各个方面。如《素问·至真要大论》之"寒者热之，热者寒之，温者清之，清者温之，散者收之，抑者散之，燥者润之，急者缓之，坚者耎之，脆者坚之，衰者补之，强者泻之"等等，都是经过长期的研究、应用而总结出来，被大众接受的习以为常的思维方式。具体运用的内容不胜枚举，这里不再赘述。其优点就是人们常规应用，容易理解，即使结果不佳，也少有非议。比如癌症患者，经过治疗，依然无力回天，大家都认为是正常的。其缺点就是时间久了，容易形成固化的定式，反而束缚了思维的发散和思维方向的转变，不利于解决疑难问题。

逆向思维也称逆转思维或反向思维法，是指为实现某一创新或解决某一用常规思路难以解决的问题，而采用反向思维寻求解决的方法。逆向思维是一种重要的思考能力，它对于人才的创造能力及解决问题能力的培养具有相当重要的意义。

传统观念和思维习惯常常阻碍着人们创造性思维活动的展开，逆向思维就是要冲破框框，从现有的思路返回，从与它相反的方向寻找解决难题的办法。因而，逆向思维是一种重要的创新思维。有关逆向思维科技创新的事例数不胜数，简单举例如下。

发动机的发明就是一个很好的事例。1820年，丹麦哥本哈根大学奥斯特教授发现了电流的磁效应，英国物理学家法拉第认为，电能产生磁场，反过来，磁场也应该能产生电。经过多次实验，他把一块条形磁铁插入一只缠着导线的空心圆筒里，电流产生了。这就是发电机的发明，一个逆向思维的创新。另一个逆向思维的创新还是发电机，那就是"两向旋转发电机"的发明，也归功于逆向思维。翻阅国内外科技文献，发电机共同的构造是各有一个定子和一个转子，定子不动，转子转动。而我国发明家苏卫星发明的"两向旋转发电机"定子也转动，发电效率比普通发电机提高了四倍。这就是逆向思维，让定子也"旋转起来"。这种"两向旋转发电机"诞生于1994年，同年8月获中国高新科技杯金奖，并受到联合国科技资讯推广系统（Technological Information Promotion System，TIPS）的关注。

另举一个复印机逆向创新发明的事例。复印纸如今被大量使用，随之出现了巨量用过的复印纸，只能回收后打成纸浆重新生产纸张，非常浪费。日本理光公司的科学家通过逆向思维，发明了一种"反复印机"，已经复印过的纸张通过"反复印机"以后，上面的图文消失了，重新还原成一张白纸。如此，一张白纸可以重复使用许多次。这种逆向思维的创新对于正向思维来说，简直就是异想天开。

在中医学中，早在《内经》时期逆向思维就已经作为一种重要的思维方法被广泛论述并被熟练使用了。"藏象"理论、"四诊"方法与思维等，这些通过对事物外在征象的捕捉和研究分析，进而得知事物本质的思维，其实就是典型的逆向思维过程。推而广之，前面论述的"象思维"就是通过表象获取本质的逆向思维。这在《黄帝内经》《伤寒杂病论》等古代著名医籍中的应用比比皆是。逆向思维已经成为中医学基本的辨证思维方法之一。我们认为，通过现象探索未知的科学研究都是逆向思维，刑侦等破案也都是逆向思维的判断。正因为如此，几千年来，这种逆向思维就演变成了常规思维，由"逆"转"正"了。

在《黄帝内经》中，逆向思维在治疗方法方面有较多的应用。常规思维和治法是"热者寒之，寒者热之"，但时常有结果相反者。如《素问·至真要大论》曰："有病热者寒之而热，有病寒者热之而寒，二者皆在，新病复起，奈何治？岐伯曰：诸寒之而热者取之阴，热之而寒者取之阳，所谓求其属也。"王冰所注认为："寒之不寒，责之无水；热之无热，责之无火"；再如"逆者正治，从者反治，从多从少，观其事也……热因寒用，寒因热用，塞因塞用，通因通用"之论述，则更为精辟。《景岳全书·传忠录·反佐论》亦谓："然则何者宜反？何者不宜反？盖正治不效者，宜反也；病能格药者，宜反也；火极似水者，宜反也；寒极反热者，宜反也。"此为热病治以热，寒病治以寒。其他还有"上病取下，下病取上"，《素问·五常政大论》之"气反者，病在上，取之下……病在下，取之上"。《难经·六十九难》之"虚者补其母，实者泻其子"，也是逆向思维在治法上的应用。

逆向思维在中医应用上表现为多种方法，《伤寒论》的"试药法"或"探药法"就是逆向思维的应用实例。《伤寒论》第214条之"阳明病，谵语，发潮热，脉滑而疾者，小承气汤主之。因与承气汤一升，腹中转气者，更服一升；若不转气者，勿更与之。明日又不大便，脉反微涩者，里虚也，为难治，不可更与承气汤也"。209 条之"阳明病……若不大便六七日，恐有燥屎，欲知之法，少与小承气汤，汤入腹中，转矢气者，此有燥屎也，乃可攻之；若不转矢气者，此但初头硬，后必溏，不可攻之。"阳明腑实，以服承气汤后是否"转矢气"为观察指征，"转矢气"者为腑实，否则为不实或虚，不可更服承气汤。使用正治法治疗而出现格拒药物，在正治方中加反佐之味，如《伤寒论》315 条："少阴病，下利脉微者，与白通汤。利不止，厥逆无脉，干呕烦者，白通加猪胆汁汤主之。"治少阴之利，初用白通汤为正治，继因有烦而用白通加猪胆汁汤，即热药寒用的反佐之意。

对中医学产生很大影响的金元四大家学说的创立，也是运用了逆向思维的结果。吴澄《不居集》言："夫有东垣之升，自有丹溪之降。气下陷而不能升者，当用东垣之法为先，火上升而不能降者，则用丹溪之法莫缓。"丹溪反思东垣观点，提出滋阴降火法，既是对东垣学说的补充，又促进了中医学术的发展。

中医之许多医理即是在前人经验基础上通过自身实践，反复思考而悟出。清代程芝田《医法心传》强调："读书者，须从其正面悟出反面，从反面悟出其正面也。知其常，当通其变；知其变，当通其常……仲景治少阳证，因胃实致心肾不交，用大承气下之；严用和治脾虚心肾不交，制归脾汤补之，即从仲景反面悟出也。"张景岳之"善补阳者，必于阴中求阳，则阳得阴助而生化无穷；善补阴者，必于阳中求阴，则阴得阳升而泉源不竭"（《景岳全书·新方八阵·补略》），也是逆向思维之著名论述和临床应用。论虚实，李中梓则有"至实有羸状，误补益疾；至虚有盛候，反泻含冤"（《医宗必读·疑似之症须辩论》）之论。

有关皮肤疾病治疗中也有大量的逆向思维应用，例如笔者曾经提出的银屑病温法散法治疗，就属于逆向思维辨证模式的临床应用。四十年来，"血热""血燥""血瘀"三证是银屑病主要证候，用药皆为寒凉，大部分教材、标准均遵从。故而全国中医界治疗银屑病多用寒凉法。十几年前，笔者多次遇到皮损红，而舌淡胖，苔薄白或腻，服凉药腹泻，畏寒怕冷之患者，乃再三反思，患者病机实际是阳虚外寒，肌肤瘀热，采用麻黄附子细辛汤加味治疗，取得了显著疗效。还有很多患者是肌肤血热兼有脾寒，采用寒温并用之法，一边凉血清热，一边温中健脾，解除了很多顽固性银屑病患者的痛苦。

湿疹的治疗也是如此，通常多用苦寒之剂，龙胆泻肝汤、萆薢渗湿汤等，不少患者用之无效，尤其是多年的湿疹患者。这些患者一般都是伴有畏寒肢冷，秋冬季节病情加重，根据多年的研究，认为是阳虚外寒、湿热蕴肤，采用麻黄附子细辛汤加味治疗，取得了非常好的疗效。

第二章
皮肤病逆向思维辨证的提出

纵观中医皮外科学的发展，早期以外治为主，自晋代《刘涓子鬼遗方》开始，尤其是宋、元、明、清，非常重视整体与局部的关系，主张整体辨证治疗，开启皮外科疾病注重整体观念的先河。元代齐德之《外科精义·序》曰："未有元神虚而癣疥可无虞者，未有癣疥得存而元神不至斫者，此治道善喻也。"明代薛己更是主张以内服药治疗外科疾病的"外病内治"法，其谓："吾切叹夫世之庸医，未尝读书明理，以疮疡试方药，而遂误人者不少也。"强调整体辨证内服药治疗皮外科疾病的思想，对后世影响颇深。

1949 年以后，尤其是近 30 年，西医皮肤病学发展较快，中医外科皮肤科的外治技术逐渐失传而大幅较少，皮肤病的辨证治疗更加重视整体辨证的内服药治疗。近十余年来，经方治疗皮肤病的兴起，更强调了汤证辨证和整体辨证，相应地轻视了皮损辨证以及皮损所呈现出来的大量辨证信息。目前存在的问题是，在不少情况下，皮损和整体的联系不清晰，遣方用药或注重皮损，不问皮损来源，如湿疹皮损，就是清热除湿；或注重整体，兼顾皮损，不清楚整体辨证与皮损的具体联系。这些都导致临床用药的不精准，不贴切，从而影响治疗效果。记得在一次会议上，多位专家谈及中医辨证时一致认为，临证处方既要考虑整体，又要清楚整体与皮损的内在联系，用药标本兼治，直达病所，是比较难的，也是辨证的最高境界，当然疗效也应该是最佳的。笔者认为，达到最高的辨证境界并不是很难，除了必须具备中医基本功扎实、中医临证经验丰富的基础之外，重要的是方法问题。上述辨证模式即为正向模式或常规模式，那么，本书所要论述的就是逆向思维辨证模式，即先辨皮损，而后逆向查找导致皮损的原因，从局部到整体，甚至扩宽到自然界的方法。逆向思维辨证模式的优点在于能综合考虑局部和整体，甚至考虑到了外界对人体的影响，由点到面，由外而内，脉络清晰，针对性很强，因而辨证精准，疗效显著提高。

需要指出的是，正向思维辨证模式在当今中医皮肤科界是主要的辨证思维路径，亦称"常规辨证思维"，是长期以来形成的主导性辨证思维方法、思维方向和思维习惯，基本是"约定俗成"，也就是所谓的"惯性思维"，临床上大部分人都如此辨证，中医本科教材介绍的也主要是这种辨证思维模式。其缺点是可能导致思维固化，影响中医以及中医皮肤科学的学术创新和发展。

正是由于常规辨证思维在皮肤科界的主导作用，加之近几十年来中医外治药物和方法的逐渐减少和失传，业界更是强调整体辨证的作用，较少有人对皮损的辨证和外治进行研究，而对于皮损所反映和提供给医生的大量信息缺乏重视导致未深入探究整体辨证与皮损发生的内在联系，因而辨证不太客观和精准，以至于不少本应效果好的病例疗效不佳。

皮肤科的常规辨证思维具有特殊性，归纳一下，约有以下几种。

1. 只看皮损，确定诊断和性质后即开药。

2. 整体辨证，不注重皮损，根据整体证候制定治法方药。

3. 先看皮损，确定诊断和性质，然后整体辨证，如果整体辨证与皮损性质一致，制定治法和方药。如果整体辨证与皮损性质出现矛盾，综合用药（寒热并用，攻补兼施）。

以上三种辨证思维顺序不同，但都存在同一问题：对皮损提供的信息采集不完整，只定性质，对皮损的部位、经络、发病或加重的季节重视不够，更重要的是习惯性地忽略了皮损与整体的内在联系，回答不了皮损为什么出现在此处，其出现在此处的途径是什么，（有些皮损）为什么总是在某个季节发作等等。

目前皮肤病辨证使用最多的是脏腑辨证、经方汤证辨证、卫气营血辨证、三焦辨证等，都存在上述问题。譬如湿疹，一般是只要舌红苔黄腻，就开"龙胆泻肝汤"或"萆薢渗湿汤"，不关注皮损部位或皮部、经络所属。也有慢性荨麻疹，整体证候为泻心汤证或半夏泻心汤证，就开泻心汤或半夏泻心汤，其结果是也许有效，也许无效，却不能解释有效的机制是什么。还有用小柴胡汤治疗"手部多形红斑"，原因是具备小柴胡汤证，即使治愈了，其治愈的机制仍然无法解释。不少医者的观点是，发现某脏腑有问题，我就根据辨证结果去调理，一边调理内在问题，一边简单地根据皮损的性质给予相应的药物，也许就治愈了皮肤病。应该说这是目前水平相对高的辨证模式（即上述第3种辨证思维模式），但依然存在着不清楚内在问题是否与皮损相关或者有直接联系的疑问。也就是说，也许你解决了内在问题，但皮损可能并不消退。这类辨治案例很多，疗效存在着偶然性。

严格地说，以上这些辨证案例都不能称为精准或精细辨证，其疗效多是短暂的，也可能是无效的或疗效不佳的。

基于此，我们提出逆向思维辨证模式，也就是从皮损辨证开始，认真查看皮损的形状、色泽、部位、大小、质地、自觉症状等大量详细的辨证信息，然后查寻皮部—经络—脏腑—全身，明确人体自身病理机制，涉及和自然界有关的皮肤病还要扩展至人与自然的关系，考察外界对人体疾病形成的影响，以及人体对外界刺激的反应，最后综合辨证，得出比较全面、客观、清晰的皮损发生机制，进而制定治法和遣方用药。我们提出的"皮肤病逆向思维辨证模式"，和前面论述的"逆向思维"略有不同。此处的"逆向"主要是指皮肤病辨证"顺序"方向的反转，由表（皮损局部）及里，再扩展到自然界，即皮部—经络—脏腑—全身—自然界，正是这种与常规辨证思维模式不同的"逆向"模式，可以有效防止大量辨证信息的遗漏，更重要的是可以明晰病源和皮损的内在联系，指导我们更加客观、精准地制定治法和用药。当然，我们强调逆向思维辨证的重要性，并不是轻视常规思维辨证，而是两者都要重视，两种辨证模式的有机结合才是精准辨证不可或缺的前提。如此，则临床辨证思维能力与水平都能得到显著提高，疗效自然也将显著提高。

第三章
皮肤病逆向思维辨证的方法与临床应用

第一节　皮肤病逆向思维辨证的方法

在论述逆向思维辨证方法之前，必须清楚皮损给我们提供了哪些辨证信息。

一、皮损的种类及其提供的辨证信息

（一）原发性皮损

1. 斑　《丹溪心法·斑疹》谓："斑，有色点而无头粒者是也。"指既不高凸也不凹陷于皮面的明显色素改变。根据其色泽不同，分为红斑、白斑、紫斑、黑褐斑等。

（1）红斑：红斑为热邪引起，淡红为热轻，深红为热甚，见于日晒疮、各种皮炎等。红斑兼有水肿者，为水肿性红斑，乃湿热导致，见于湿疮、药毒等。红斑增厚形成斑块者，称为红斑块，系瘀热互结，见于白疕、慢性皮炎等。红斑深红甚至溃破，伴有全身发热者，为热甚蕴毒，多见于药毒。

（2）白斑：多因"气血失和"，但气血失和的原因很多。《诸病源候论》认为是"风邪搏于皮肤"，根据《灵枢·五色》"白为寒"理论，寒邪也是常见的致病因素。此外，王清任认为白癜风是由于"血瘀于皮里"（《医林改错·通窍活血汤所治之症目》），指出白斑为血瘀所致。白斑既有外邪导致者，也有内伤引发者，更有内外合邪所生者。根据临床所见，风、寒、湿、热、瘀、虚、气滞、肝肾不足等都可以导致气血失和。白斑色白如牛乳，见于白癜风。白斑色淡，见于白癜风进展期、单纯糠疹和其他色素减退病，如特发性点状白斑、炎症后色素减退等。

（3）紫斑：有寒热虚实之分。寒者斑色紫暗，局部肿痛发凉。好发于手足面耳，属寒邪外束，气血凝滞，见于冻疮。热邪导致的紫斑多见于过敏性紫癜，系热迫血于血脉之外，溢于肌肤，按之不褪色。紫斑还见于固定型药疹，

亦为瘀热导致。虚者除出现紫斑外，兼见气虚或阴虚证候。实者兼见腹痛，舌有瘀斑等，属气滞血瘀。

（4）黑褐斑：按五色所分，黑属肾，青属肝，黄属脾，故黄褐黑斑多责之于脾、肾、肝，发于面部较多，边界清或不清，见于黄褐斑、雀斑、里尔黑变病（Riehl 黑变病）、颧部褐青色痣等。斑色偏黑，或伴有肾虚者，《外科正宗》认为是"水亏不能制火，血弱不能华肉，以致火燥结成斑黑"。斑色偏青者，或兼有肝经症状者，多属"忧思抑郁，血弱不华，火燥结滞而生于面上"（《医宗金鉴·外科心法要诀》）。若斑色黄褐，面黄无华，神疲乏力，纳少便溏，舌淡胖，脉弱，则多属心脾两虚。以上色斑除了初始病因外，大多都具有血瘀存在，治疗应适当加入活血通络之品。

2. 丘疹 为高出皮面的实体性小粒。古医籍所记载之疹、痧、疣、痣等均属丘疹。丘疹辨证主要以色泽、形态、软硬度为依据。

若丘疹红色，形如粟粒，密集，瘙痒，发病急，多属风热袭表，见于多种急性皮炎。若丘疹扁平，形状或圆或多角形，米粒至黄豆大小，红色、淡红、皮色或淡褐色，为扁平疣（扁瘊），常为风热夹瘀。若丘疹硬实，色灰褐或污黄，表面蓬松枯槁，状如花蕊，好发于手足，无自觉症，为寻常疣（千日疮、枯筋箭），属气血瘀滞。若丘疹半球状，中心有凹陷，状如鼠乳，表面呈蜡样光泽，为传染性软疣（鼠乳、水瘊子），系毒痰结滞。若丘疹色黑或黑褐，呈扁平隆起，小者如黍，大者如豆，或表面生有硬毛，为黑痣。《外科正宗》认为其系"肾中浊气混滞于阳，阳气收束"而致。现在一般采用激光或手术切除治疗，不考虑内服药物治疗。

3. 疱疹 为含有液体，境界清楚，高出皮面的腔隙。根据疱之内容不同，有水疱、脓疱、血疱之分。

（1）水疱：即疱内容为水者。直径小于 1cm 者称为小水疱，直径大于 1cm 者称为大疱。水疱乃湿邪为患，发于躯干四肢，伴有瘙痒，多为湿热蕴肤，见于湿疹、皮炎等；另有如丘疹大小的丘疱疹，更为常见，也是湿热所致。如疱液清晰，病程较长，多数脾虚或阳虚。如水疱密集如蚂蚁窝，发生在皮面以下，且好发于手足掌跖，多为脾虚湿蕴。若水疱簇集，疱液清晰饱满，周围红肿疼痛，发病急骤，属湿热阻滞，不得泄越，多见于带状疱疹（蛇串疮）。大疱疱壁紧张，疱液略浑浊，为湿热蕴毒；疱壁松弛，疱液清稀，多为脾虚湿蕴；二者常见于寻常型天疱疮和大疱型类天疱疮。

（2）脓疱：疱内容物为脓液者。疱液浑浊而黄，周边红晕，疱壁薄易破，为湿热蕴毒，好发于幼儿至儿童头面胸背，多见于脓疱疮（黄水疮）。脓疱发于全身，伴有红斑、高热，系毒热燔血，常见于脓疱性银屑病。脓疱限于掌跖，成批出现，多为脾经湿热蕴毒，或阳虚毒热并存。若脓疱小而散在，伴有疼痛，见于单纯性毛囊炎或疖子。

（3）血疱：疱内容物为血液者。血疱多为热毒迫血或湿热特盛，迫血外溢所致。常见于药物性皮炎、丹毒等。

4．**结节**　为大小不一，界限清楚的实质性损害。或陷没于皮下，或高出皮面。若结节色红或紫红，按之疼痛，多为湿热阻滞，见于结节性红斑（瓜藤缠）。若结节黄豆至蚕豆大小，色红或褐红，伴有剧烈瘙痒，经久不退，多见于结节性痒疹（马疥）。若结节皮色，大小不一，摸之有分叶，质中软，乃气滞痰凝，常见于脂肪瘤（肉瘤）。《外科启玄·肉瘤赘》记载："凡肉瘤初生如粟如桃，久则如馒头大。其根皆阔大，不疼不痒，不红不溃，不软不硬，不冷不热，日渐增加。"

5．**风团**　是皮肤上的局限性隆起，伴有瘙痒，几小时内可自然消退，不留痕迹。因其来去迅速，其性类风，故名风团。风团多为红色，也有白色者。一般认为红色风团多为风热所致，白色风团多属风寒。临床所见，风团病因病机复杂，寒热虚实皆可导致，临床应在风团之外详辨细审。风团还有条状者，称为条状风团，常因划压引起。风团是急慢性荨麻疹（瘾疹）的主要症状。

（二）继发性皮损

继发性皮损系原发性皮损在疾病过程中发展演变的表现，或由于外界因素以及因治疗影响所形成的结果。

1．**鳞屑**　为表皮角质层脱落物。其形状多种多样，如糠秕状、云母状、领口状、破袜套样等。多继发于多种急慢性皮肤病。中医辨证根据鳞屑的性质分为油腻性鳞屑和干燥鳞屑二种。油腻性鳞屑乃湿热蕴蒸，常见于脂溢性皮炎（面游风），干燥鳞屑常因血热风燥或血虚风燥所致，常见于干性脂溢性皮炎（白屑风）、银屑病（白疕）、扁平苔藓（紫癜风）、玫瑰糠疹（风热疮）、慢性湿疹等。

2．**糜烂**　指黏膜或皮肤表皮的浅表缺损，露出潮红湿润面，无明显凹陷，愈后不留瘢痕。多为水疱、脓疱破损或急性湿疹抓搔所致。糜烂面鲜红，渗液黏稠，属湿热停聚；若糜烂面淡红，渗液清稀，属于脾虚湿盛。

3. **痂** 系由皮肤损害的渗出液如浆液、血液、脓液干燥后形成，浆痂为蜜黄色，属于湿热为患；血痂呈暗红色或棕黑色，乃血热导致；脓痂呈污黄色，为湿热或毒热所致。

4. **抓痕** 为搔抓所致的线状损害。发生在皮损处或正常皮肤上。"风胜则痒"，"热微则痒"，故抓痕多因风、热所致。因于风者，抓痕周围无红晕；因于热者，抓痕或其周围发红。此外，血虚和虫淫也可导致瘙痒抓痕。血虚者，肌肤失养，常见抓痕发生在原皮损或正常皮肤上，皮肤肥厚，干燥，少量脱屑，但不糜烂流水；虫淫者，抓痕或抓痕旁常流滋水，痒如虫行，且相传染。另外，湿热也常导致瘙痒抓痕，症见抓痕流滋，瘙痒无度，入夜或遇热尤甚，常见于急性湿疹等。

5. **皲裂** 是皮肤弹性减低或消失后，由外力作用而产生的皮肤断裂。常发于手掌、指背、足跟、肛周、口角等处。发于手掌、足跟、指背者，秋冬常见或加重。皮损特点为皮肤增厚，裂隙较深，行走或活动时导致不同程度的疼痛。证属阴血不足，皮肤失却濡养，复加外寒相侵。发生于口角、肛周者，裂隙较浅小，周围皮肤干燥，多系内热血燥所致。

6. **苔藓样变** 为皮肤增厚、粗糙、皮纹加深加宽、局限性边界清楚的大片或小片的皮革样损害。系长期瘙痒抓搔所致。若皮损抓之无渗液，或抓之结血痂或抓痕，属血虚风燥。常见于神经性皮炎、慢性湿疹等。本症虽多属于血虚风燥，但其血虚风燥也可因阳气虚亏，无力气化水湿而形成，所以，见此症，务必整体辨证，研究分析出真正的病因，对因治疗，不可"见燥治燥"，犯"虚虚实实"之戒！

7. **瘢痕** 瘢痕是溃疡愈后新生的结缔组织修复所形成。其表面光滑，无皮纹，组织内无汗腺、皮脂腺及毛发。临床所见的瘢痕有三种：①平滑瘢痕：即一般损害愈合的瘢痕，与皮肤等平；②萎缩性瘢痕：略低于正常皮肤，触之柔软；③肥厚性瘢痕（增生性瘢痕）：高出皮面，但只在瘢痕的面积上增殖肥厚，不向四周扩展。肥厚性瘢痕新生时呈红色，日久颜色变淡。中医称之为"肉龟""蟹足肿"，属气血瘀滞。

8. **萎缩** 系退行性病变。可原发也可继发于某些炎症性皮肤病。萎缩发生于表皮或真皮，或二者同时受累。皮肤变薄，表面光滑，紧张或松弛。表皮萎缩者皮纹消失，真皮萎缩者皮纹尚存。皮肤萎缩多属于气滞血瘀，但导致气滞血瘀的根源应该与气虚、阳虚等有关，应当认真辨识。萎缩常见于特发性皮肤萎缩、硬皮病后期、盘状红斑狼疮等。此外，临床还常见脂肪萎缩，其皮肤正常，仅表现为脂肪受累，多数虚实夹杂，虚瘀共存。见于幼儿腹部脂肪萎缩、面部偏侧萎缩等。

二、自觉症状及其提供的辨证信息

自觉症状是患者的自我感觉，属于疾病的终端表现，与皮损一样，都属于逆向思维辨证必须涉及和研究的内容。

1. **瘙痒** 瘙痒是很多皮肤病的主要症状，按照中医辨证，虚实寒热均可导致瘙痒的发生。实证瘙痒多为风热、风寒、湿热毒邪等客蕴肌肤，不得泄越；虚证瘙痒多因阴血亏虚，不能濡养肌肤或兼夹外邪引起。责之于五脏，瘙痒多与心、肝有关，因此前人有"诸痛痒疮，皆属于心""风气通于肝""风胜则痒"之论。

2. **疼痛** 不通则痛。各种原因导致的气血运行受阻均可引发疼痛。寒、热、湿、瘀是疼痛常见病因。按疼痛的性质，有冷痛、灼痛、胀痛之分。冷痛者，局部皮温低，寒邪导致者多。《素问·举痛论》："寒气入经而稽迟，泣而不行，客于脉外则血少，客于脉中则气不通，故卒然而痛。"常见于冻疮、雷诺氏病、多种血管炎等。灼痛者，热邪导致者多，湿热阻滞或热邪燔灼，血脉闭而疼痛，常见于红斑肢痛症、带状疱疹。胀痛者，多为气滞所致，多发于脏腑之痛，常见于带状疱疹后遗神经痛。

3. **麻木** 麻为血不运，木为气不通。故气虚则木，血虚则麻，总由气血不足，不能濡养肌肤所致。常见局部皮肤粗糙、皲裂、肥厚、脱屑，见于手足皲裂、银屑病、带状疱疹后遗神经痛等。

4. **灼热** 为毒热火邪蕴于肌肤所致，常伴有红肿水疱，常见于日光性皮炎（日晒疮）、丹毒等多种急性热性皮肤病。

三、皮损的部位、经络及其提供的辨证信息

皮肤病的发生发展，人体有自己严密的调控系统和机制，是人体对外界或内生病因调控的结果。只要我们认真观察就会发现，皮损的分布各有特点：有头部较多者，也有下肢或足部较多者；有躯干四肢伸侧较多者，也有与之相反屈侧较多者；有好发于面部者，更有好发于手足者，林林总总，十分复杂。目前，医生对皮损分布规律研究得较少，这对于中医皮肤科医生而言，的确是一

种缺憾。此种现状，让我们漏掉了十分丰富、重要的辨证信息和要素，漏掉了全面、精准辨证的重要依据。我们从十年前开始重视皮损分布的规律研究，已经积累了不少经验和体会。多年来由于关注皮损分布，显著提高了临床辨证水平和治疗效果，促使笔者萌生了提醒大家共同关注和研究皮损分布规律，并分享研究成果，共同提高的心愿。

有关皮损的分布，西医也早有研究和报告，有的甚至是诊断疾病的重要依据。如太田痣，发于三叉神经分布区域（眼睑、颧部、颞部、额部等）的褐青色无浸润的斑片就是其特征，发于其他部位者就不能诊断为本病。额部三角形白斑，周边有色素沉着，通常是斑驳病的特征性皮损和分布部位，凡此等等。

临床上患者的皮损发于人体的某个部位是有其内在机制的，《素问·皮部论》说："皮有分部……皮者，脉之部也。"脏腑在内，而其经脉络于皮表，十二经脉皆有其皮肤分部。皮部作为十二经脉的体表分区，与经脉的区别在于经脉呈线状分布，络脉呈网状分布，而皮部则着重于"面"的划分，其范围大致属于该经脉分布的部位，而比经脉更为广泛。在中医学中，脏腑—经脉—皮肤，乃是一个完整的组织功能系统。就皮肤病而言，病生于外者，病邪可由皮表通过经络侵入脏腑，如《素问·皮部论》说："邪客于皮则腠理开，开则邪入客于络脉，络脉满则注于经脉，经脉满则入舍于腑脏也。"病生于内者，脏腑之病沿经脉外传于脏腑经脉所主之皮肤分部，发为各种皮肤疾患。《灵枢·百病始生》云："风雨寒热，不得虚，邪不能独伤人。"疾病的形成一般是内外合邪或邪犯其虚，两虚相得，乃客其形。也有脏腑病变循经发于皮表者。皮损发于某处，表明其处所主的脏腑经络不健康，故外邪择"虚"而犯之。这是皮损发生于某部位的理论解释，验之于临床，按照此理论进行辨证治疗，的确取得了良好的疗效，反过来又证明了理论的正确性。

譬如银屑病多具有冬重夏轻的规律，其皮损多分布于头皮、躯干和四肢伸侧，提示外界的风寒参与了发病，因为风寒犯人首犯阳经，寒邪外束，血热不得外散而益甚，形成"寒包火证"，提示我们在凉血清热的同时添加辛温发散之品，可以给热邪以外散的出路，此即《素问·阴阳应象大论》所谓"其在皮者，汗而发之"之法。还有，我们经过十多年的临床研究，确认了"肝经郁热"是其常见证候，观察发现，银屑病肝经郁热证患者的皮损多分布于躯干和四肢外侧，这正是少阳经分布的区域，肝胆互为表里，故其热沿经络外发于其分布之处。反之，我们注意观察银屑病的皮损分布情况，可以推测导致皮损的病变脏腑，对于提高辨证论治的精准水平、提高疗效有重要的指导意义。如果我们忽视皮损部位分布规律，容易遗漏宝贵的辨证信息。

一部分湿疹患者发病非常有规律，每至秋冬季节，湿疹发作，其皮损总是在面部或手背，或小腿伸侧等阳经部位，很多医生不考虑皮损发病于何处，多单纯从湿热论治，给予苦寒清利之品，以致很多患者效果不佳。我们根据发病季节和皮损在阳经分布的特点，认为风寒参与了发病，采用麻黄连轺赤小豆汤治疗，很快治愈了患者。

对于斑秃的患者，脱发区的分布对于辨证也很有意义。如脱发区位于头皮两侧，结合患者其他症状表现，从肝胆论治，或许会有好的疗效。斑秃分布于枕部者，加入羌活，引药入太阳经，也会提高临床疗效。

其他如湿疹发于小腿外侧，应考虑是胆经湿热；发于胫前，应考虑与阳明胃经有关；发于小腿内侧，应考虑与脾、肝、肾有关。当然，按照小腿在下部，而湿邪趋下，小腿湿疹多属于湿热下注，若再根据皮损的具体分布选择归经之清利湿热之品，其辨证自然精准了许多，其疗效自可显著提高。

发于耳部者，多与少阳胆经有关；发于面部者，多与肺经有关；发于腹部、手部者，多与脾经有关，发于乳房者，多与肝经和胃经有关。诸如此类，不胜枚举。总之，临证时我们应注重皮损分布，这对于察知病变所在及其发病途径，提高临床辨证的精准度，从而提高临床疗效，具有十分重要的意义。

四、发病季节提供的辨证信息

《素问·四气调神大论》云："夫四时阴阳者，万物之根本也……故阴阳四时者，万物之终始也，死生之本也。逆之则灾害生，从之则苛疾不起。"《灵枢·顺气一日分为四时》亦谓："夫百病之所始生者，必起于燥湿、寒暑……"疾病与季节具有密切的关系，皮肤病自然不会除外。譬如，冬季好发的疾病有银屑病、带状疱疹、水痘、冬季湿疹、冻疮、手足皲裂、皮肤瘙痒症等，春夏好发的皮肤病如光线性皮肤病、白癜风、黄褐斑、过敏性皮炎、白色糠疹、夏季皮炎、湿疹、痱子、癣、脂溢性皮炎等，秋季则常见汗疱疹、湿疹、慢性荨麻疹、脱发等。

与季节相关的皮肤病会给我们辨证透露哪些信息呢？冬季发作的皮肤病与外界风寒有关，春季、夏季发作的皮肤病则与外界的风热或湿热有关，秋季发作的皮肤病与秋寒之风有关，夏季和长夏发作的皮肤病和暑湿有关，这些外邪或直接侵犯人体，或与体内病邪合邪致病。外邪导致或参与导致的皮肤病，其皮损常发于阳经分布或暴露部位，这是季节性皮肤病的主要特征。如冬季湿疹每至秋冬即发病，其皮损好发于暴露部位（风寒侵袭之处），且常发于阳经分布之皮部（肢体伸侧），如手足背、胫前，或眼周、口唇、上胸部"V"字区等皮肤虚窠之处，皮损色红，多为丘疱疹或红斑，皮损边界相对清楚。如素体脾肾阳虚较著，则足太阴、足少阴经脉所过之皮部也常出现皮损，但皮损为暗红或黑褐，日久形成斑块。银屑病好发于冬季或常于冬季加重，其皮损多分布于躯干四肢伸侧和头皮（阳经），此与外界风寒密切相关，提示风寒外束，血热内蕴是其重要的病因病机，其发病机制乃夏去冬来，汗孔因外寒而闭合，内热无法外散，则只能以出皮损的方式散热，红斑脱屑出现，银屑病发作或加重。这就是我们提出的寻常型银屑病辨治新体系的证候之一"寒包火证"。冬季发作的银屑病证候还有"阳虚外寒，肌肤瘀热证"，是因为素体阳虚，复感外寒，且肌肤瘀热，形成表里同病、寒热错杂、虚实夹杂之证。黄褐斑好发于春夏，发病与日光照射有关，故其色斑分布于鼻背、面颊、上唇等日光所能照射之处，虽然本病与脏腑病变有关，但日光的参与也是重要的致病因素。临床所见，并非所有因季节引发的皮肤病都发生于阳经部位，也有分布于阴经者。汗疱疹常发生于夏秋季节，但其皮损部位多为手足屈侧，脾湿是发病的内在因素，季节性的外界湿热却是其发病的重要引动因子或促进因素。带状疱疹冬季多发，其皮损分布并非都在阳经，而是阴经、阳经都可出现。其病因主要是肝胆经或其他经脉及脏腑蕴有湿热，复因外寒所闭，湿热内盛而随经外发，形成簇集性水疱、红斑，治疗除了清除内蕴的湿热之外，还应加用辛散之品，如荆芥、防风等，以收到内清外散之效。

诸如上述，还有很多皮肤病与季节相关。虽然都是季节性皮肤病，但其病因病机却各不相同。冬季发作的皮肤病有外寒内热，有外寒内亦寒，更有外寒内热兼有虚寒，非常复杂。夏秋季皮肤病也是一样，外界病邪相同，但体质不同，其发病机制就差别较大。所以，先辨体质，掌握其体质特性，再根据病因侵袭，就相对容易推测其"从化"方向，明晰病因病机。因此，临床注重季节与皮肤病发病的关系，十分重要，如因疏忽而致辨证失误，必定影响临床疗效。

五、皮损辨证的基本定律

综上所述，皮损分布的不同，以及皮损的形态差异、色泽差别、大小多少、质地软硬等，给我们提供了丰富的辨证素材和信息，据此可以得出核心的病因病机，之后沿皮损—经脉—脏腑—全身—自然界的路径逆向查寻病因，结合体质辨证而综合得出辨证结论，指导临床治疗——确定治法和拟定方药。

根据长期的临床研究，我们发现并总结出了皮损辨证的基本规律：伸侧皮损多为阳经所病，实证较多；屈侧皮损多为阴经所病，虚证较多。如果皮损与季节有关，则伸侧（阳经所主）皮损的发生与外界淫邪（六淫之一或二）相关，或外内同病，或虚实夹杂；而屈侧皮损则与外界淫邪相关的五脏功能有关，亦可内外同病，虚实夹杂。客观地说，这些规律只是一般规律，疾病是复杂的，特殊的情况也应注意，不可刻板拘泥，宜灵活应用。

第二节　皮肤病逆向思维辨证的临床应用

皮肤病的逆向思维辨证模式是一种全新的辨证思维与方法，其优势是能让皮损和人体整体与自然界联系起来，明晰发病的原点和终端以及其中间环节，进而达到精准地制定治法并遣方用药的目的。逆向思维辨证模式的临床应用并不复杂，兹以下图（图1）说明逆向思维辨证与常规思维辨证的区别。

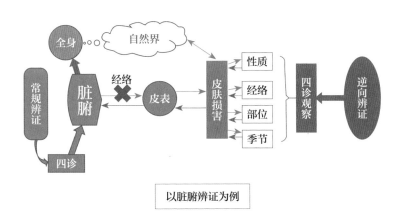

图1　逆向辨证与常规辨证示意图

如图所示，常规思维辨证与逆向思维辨证的起始方向不同，其得出的辨证结论可能就不尽相同，后者由于不会忽略皮损与病因、经络的关系，其辨证精确性将明显提高，而常规思维辨证在很多情况下通常会轻视或忽略整体与皮损的关系。

仍以湿疹为例。湿疹患者进入诊室后，我们先远观患者的形体、气色、声音、胖瘦、羸弱或盛壮，对患者的整体状况有个大致的了解。然后重要的是看皮损发于何处。

1. 皮损发于阳经　①首问其发病时间和季节：夏季发病者，外界湿热必定参与了发病，冬季发病者外界风寒参与了发病，春秋季则根据地域和季节的不同阶段，或风热，或风寒，或风燥参与发病。具体可根据皮损形态加以判定，如夏季湿疹皮损多为密集丘疱疹、红斑或伴有渗液，色鲜红，皮损边界不清；冬季湿疹也可以是和夏季基本相同的，但色泽偏暗，边界相对清楚。②明确了皮损在阳经部位，再看皮损具体分布于哪条经脉或哪几条经脉，根据发病经脉判定是何脏腑的病变。比如，皮损夏季发作，分布于项背、腰臀部，则属于足太阳膀胱经皮部，因此就可辨识为足太阳经湿热证。还要诊察患者整体情况，内无虚证者，径可疏风清热除湿，方选萆薢渗湿汤；内有虚证者，则需要辨证明确是何种虚证，这种虚证也许和外来的湿热侵犯有关系，外邪择虚而犯之。理当内外同调，即一边补虚，一边疏风除湿清热。如果皮损部位相同，但转为冬季发病，病因病机就不同了，属于风寒外束、肺气失宣而导致湿热蕴肤。内无虚证者，宜辛温宣肺，清热除湿，方选麻黄连翘赤小豆汤加减。内有虚证者，最常见的是肾阳虚，当温阳发表，除湿清热，方选麻黄附子细辛汤加除湿清热之品。再如手部湿疹，皮损发于手背者（阳经），涉及手三阳经，一般不需要再分清属哪一条经脉之皮部。在特殊情况下，皮损的确分布于某经，则可以判定为某经病变。手背湿疹于夏季发作，内无虚证者，其病因病机与发于太阳经大致相同，唯应注意其发病部位不同，侵犯的经脉之皮部不同，用药应有所区别。疏风除湿之品选择荆芥、防风为宜。内有病证者，因脾主四肢，一般与脾胃病变有关。虚者多属脾虚湿蕴，实者多属脾胃湿热或实热，当分别采用不同方法内调结合疏风清热除湿治之。

2. 皮损发于阴经　多属于脏腑病变所致。与季节无关或部分有关。如手掌指湿疹，则为阴经皮部损伤，有些患者就和季节有关，皮损常于夏秋季发作或加重。其病因病机为外界湿热引动内湿。治疗应健脾化湿，兼散风除湿。方药选择参苓白术散加防风等。发病与季节无明显关联者，根据四诊的信息加以辨证，应根据其属于脾虚湿蕴还是脾阳不足、水湿内生分别予以"对证"治疗。如皮损为干燥角化、皲裂，皮损为燥，但必须查找"燥"的成因，是脾虚血弱化燥，还是脾阳虚导致水湿停聚，津气不得布散而生燥，分别"对证"、对因治疗。不可见燥润燥，不然必致愈润愈燥。

以上是以湿疹为例，其他如银屑病、扁平苔藓、结节性痒疹、荨麻疹、多形红斑等，均可以此类推，所不同者，皮损而已。银屑病皮损为血热或血瘀，扁平苔藓为瘀热，结节性痒疹为湿热瘀滞，荨麻疹为风，多形红斑为湿热，等等。面积较大甚至全身泛发的皮损，应询问患者最早出现皮损的部位，可以提示我们探析病从何经、何脏开始，再根据皮损形态和性质辨证治疗。总之，根据皮损辨证，抓住核心病机，再根据季节（无季节因素者忽略）、经络、部位查询核心病机的成因。笔者曾辨治一例儿童患者，患有慢性荨麻疹二年，多处求医，经中西医治疗依然复发。经查其风团发作只出在双眼睑下承泣穴处，一侧一个风团，十分特殊。采用疏散阳明经风热的方法治疗，很快治愈，随访十年没有复发。

对于面部的皮损所属经络脏腑的辨别，由于面部脏腑分属历代并无一致性意见，也是见仁见智。我们以《素问·刺热篇》中指出的面部五脏定位为基础，结合历代医家和现代医家研究成果，尤其是结合笔者的临床经验，认为存在以下规律：额部（颜）属心，左右面颊均属肺，口鼻属脾胃，颏属肾，耳前、下颌角（含左右颈部）属肝胆（图 2）。如此划分比较符合临床实际，尤其是对于痤疮的中医辨证具有"按图索骥"式的指导意义。我们趣称此面部脏腑经脉分属为"痤疮面部地图"，采用此图可快速判定病变脏腑及经脉，再结

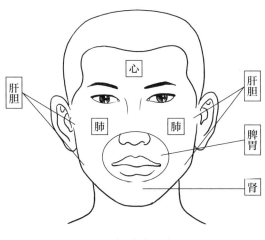

图 2　面部脏腑经脉分属

合舌、脉、症等，容易得出较为准确的辨证结论，进而取得良好疗效。我们临床采用"痤疮面部地图"辨证治疗痤疮十余年，显著提高了辨证的准确度和治疗效果。

关于黄褐斑、白癜风等色素性疾病的皮损辨证，一般认为色素沉着类皮损，其核心病机是气血瘀滞。根据色斑的不同，偏青色者多与肝有关，偏黑色者多与肾有关，偏黄色者多与脾有关。还要看色斑的分布，其在面部分布的脏腑归属可参考上图的划分。白斑的核心病机是"气血失和"，但气血失和的原因很多，《诸病源候论》认为是"风邪搏于皮肤"，根据《灵枢·五色》"白为寒"理论，寒邪也是常见的致病因素。此外，王清任认为白癜风乃"血瘀于皮里"所致。根据白斑分布的具体皮部，可以大致判定为何经何脏病变，尔后根据四诊得出综合的辨证结论，选择相应的治法、方药。

皮损的种类很多，只要抓住皮损的"核心病机"，其逆向思维辨证的方法同上，不再一一赘述。

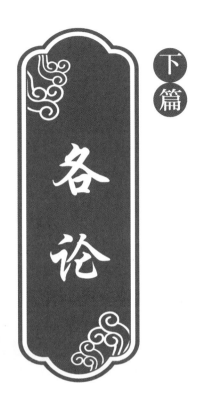

下篇

各论

第一章
变态反应性疾病

第一节　湿疮（湿疹）

湿疮是皮肤科常见多发病，古代医籍对本病的命名较多，如"浸淫疮""旋耳疮""肾囊风""血风疮""纽扣风"等，都是以皮损形态和部位命名的。为了统一疾病名称，中医教材多称之为"湿疮"。本病诊断容易，治疗却难。赵炳南先生说："善治湿者，可治皮肤病之半。"可见，祛湿在皮肤科是个大问题。本病具有皮损呈多形性，对称分布，易于渗出，自觉瘙痒，常反复发作，病程较长等临床特征。皮损为丘疱疹、红斑、渗出、糜烂、结痂、脱屑，日久可形成苔藓化。男女老幼皆可罹患，而以先天禀赋不耐者为多。本病相当于西医学的湿疹。

【病因病机】

中医认为，湿疮的皮损多由皮肤湿蕴或湿热所致，湿热由何而来，病位是何脏、何经，如何从根本上清除湿热，是辨证治疗必须解决的问题。

关于湿疮的逆向思维辨证，首先应根据皮损来确定湿疮的核心病机。根据临床所见，湿疮的核心病机就是湿热蕴肤。湿热由何而来？首先要看皮损的部位，发于体表阳经循行部位者，多属外界因素参与；发于体表阴经循行部位者，常为脏腑病变导致。此外，根据皮损部位，可以得知受累的脏腑经络或脏腑病变通过经络湿热犯及皮肤。如果湿疮发病与季节无明显相关，或于长夏加重，且有面黄、纳差、便溏、苔腻等症，多责之于脾，脾虚则湿邪内生，外溢肌肤，乃发湿疮。或肾气、肾阳不足，不能气化水湿，畏寒肢冷，腰膝酸软，则应温肾化水，以绝湿源。

明确了湿疮的病变脏腑和经脉之后，必须要问患者皮损的发病时间或加重及复发时间（季节）。冬季加重或复发者，多与外界风寒有关；夏季加重或复发者，多与外界湿热有关。了解这一点对于明确湿疮的病因病机十分重要。这也体现了《内经》"天人相应"思想，说明人与自然以及疾病与自然的联系是不可分割的。既往那种不考虑外界与湿疹发病相关的思路是狭隘的和不客观的。湿疮发病与季节相关者，表明外界的风寒或湿热参与了发病。冬季发作的湿疮，外有风寒；夏季发作的湿疮，湿热或从外来，或外界湿热引发内湿，导致湿热蕴于皮肤。

通过如此的辨证模式和顺序，可归纳出与现行教材中不同的中医证型，而这些证型却是客观的，能真实反映湿疮的病因病机。

湿疮的发病既往不注重"肺"和"肾"的病变。我们知道，人体水液代谢主要由肺、脾、肾三脏掌管，在《中医外科学》教材中，湿疮的辨证分型只涉及了脾，而忽略了肺和肾，显然是不全面的。在临床上，实际上肺气闭阻、宣发失畅导致的湿疮十分常见，尤其是在秋冬季节发病率更高。《素问·经脉别论》曰："饮入于胃，游溢精气，上输于脾，脾气散精，上归于肺，通调水道，下输膀胱。水精四布，五经并行。""肺"是水液代谢的重要脏器之一，肺的宣发使津气等营养物质敷布全身，一旦外邪（如风寒）使肺气闭郁，津气即凝集成水疱，形成湿疮。肾主水，为阳气之根，肾阳虚亏导致的湿疮最常见于冬季，由于肾阳虚亏不能温化水液，加之外界风寒闭肺，水湿不得气化，湿疮乃发。

【诊断要点】

一、急性湿疮

1. 急性发作，初起时常局限于某一部位，瘙痒，很快发展为对称性，甚至泛发全身。

2. 皮损呈多形性，由丘疹、丘疱疹和水疱组成，集簇分布，边界不清，常伴有红斑，因搔抓常导致糜烂、流滋、结痂，合并感染可出现脓疱。

3. 自觉瘙痒剧烈。

4. 易于复发，容易转为慢性。

二、亚急性湿疮

常由急性湿疮治疗不当迁延而致，亦可初发即为本型。皮损以丘疹鳞屑为主，并有少量丘疱疹，可伴有小点片样糜烂。

三、慢性湿疮

1. 由急性或亚急性湿疮发展而来。
2. 皮损境界较清楚，为暗红色斑块或斑丘疹，常常融合增厚呈苔藓样变。
3. 任何部位均可发生，常好发于小腿、手足、耳后及面部。
4. 病程较长，在一定诱因下可急性发作。

【鉴别诊断】

1. **漆疮、膏药风（接触性皮炎）** 与急性湿疮鉴别。有明确的接触史，皮损边界清楚，形状与接触物一致。病程短，去除病因后易于治愈。
2. **摄领疮、牛皮癣（神经性皮炎）** 与慢性湿疮鉴别。皮损多见于颈、肘伸侧、尾骶等处，初起为密集丘疹，日久形成苔藓样变。无丘疱疹和水疱，无流滋。
3. **体癣** 与亚急性湿疮鉴别。皮损为红斑脱屑，常呈环形，边界清楚，边缘有丘疱疹，中心向愈。皮损常先于一处出现，后逐渐增多，皮损与皮损之间有传染性关系。真菌镜检可明确诊断。

【逆向思维辨证治疗】

一、中医证型与治疗方案

（一）风寒外束，湿热蕴肤

病因病机： 风寒束肺，肺气闭郁，水湿凝结于肌肤。

主症： 皮损为密集丘疱疹，抓破糜烂渗出，剧痒，好发于阳经循行部位（肢体伸侧），严重者泛发全身。皮损常冬季发作或加重，典型者皮损发于受寒部位，界限清楚。饮食如常。舌红，苔白腻或黄腻，脉浮滑或紧滑。

逆向辨证分析： 湿疮辨证要注意看发病部位，询问发病或加重季节。本证皮损好发于头面、颈部、四肢暴露部位，或以上述部位为主，亦可延及全身，常发于秋冬季。皮损为丘疱疹、红斑、渗出，剧痒，辨证属于湿热蕴肤，其原因乃是风寒导致肺气不宣，水湿凝结而成。

治法： 宣肺散寒，除湿清热。

方药： 麻黄连翘赤小豆汤（《伤寒论》）加减。麻黄 9g，连翘 15g，炒杏仁

9g，防风 10g，赤小豆 15g，生桑皮 15g，苍术 15g，薏苡仁 20g，陈皮 9g，黄柏 10g，白鲜皮 30g，益母草 15g。

（二）风热夹湿

病因病机： 风湿热侵犯肌肤。

主症： 皮疹以密集丘疹为主，少许丘疱疹，无渗出，痒剧。春夏多发，皮疹好发于颜面、耳周、上臂、颈部等处，皮损边界不清楚，但以阳经分布为主。伴口渴，心中烦热，小便黄赤。舌质红，苔薄黄，脉浮数。

逆向辨证分析： 本证乃外来风热夹湿导致，故多见于躯干或肢体伸侧，风热犯人与风寒不同，风寒犯人界限清楚，风热则界限不清。

治法： 祛风清热，凉血除湿。

方药： 消风散（《外科正宗》）加减。荆芥 10g，防风 10g，蝉蜕 10g，火麻仁 12g，苦参 10g，苍术 12g，知母 10g，生石膏 30g（先煎），牛蒡子 9g，白鲜皮 30g，生地 10g，茯苓 20g，通草 9g，甘草 6g。

（三）湿热蕴肤

病因病机： 外来湿热侵犯或内生湿热溢于肌肤或内外合邪。

主症： 皮损为密集丘疱疹、红斑、抓破糜烂、流滋、瘙痒，多发于夏秋季，可伴有口苦口黏，心烦。舌红，苔黄腻，脉滑。

逆向辨证分析： 皮损局限者，可根据皮损部位查知湿热侵犯何脏何经，或湿热源于何脏何经，便于有针对性地用药。

治法： 除湿清热。

方药： 龙胆泻肝汤或萆薢渗湿汤（《疡科心得集》）加减。龙胆草 10g，栀子 12g，黄芩 10g，柴胡 10g，生地 10g，益母草 15g，川萆薢 12g，薏苡仁 20g，云苓 20g，滑石 15g（包煎），通草 9g，白鲜皮 30g。

（四）脾虚湿蕴

病因病机： 肌肤湿热或湿邪多由脾虚所生，或由外来湿邪困脾所致。

主症： 发病无明显季节性，或长夏多发。发病较缓，病程长，皮损为密集丘疱疹，水疱不多，无明显渗出或少量渗出伴有结痂，瘙痒。伴面黄形瘦，纳少，神疲，腹胀便溏，易疲乏或困倦。舌淡胖，苔白腻，脉濡弱或弱。

逆向辨证分析： 本证为脾虚失于运化水湿导致，故皮损不如湿热蕴肤证发病急且红，病程较长，皮损多分布于腹部、四肢、手足等处，且多为屈侧。

治法： 健脾除湿或除湿健脾。

方药： 脾虚湿蕴者，参苓白术散（《太平惠民和剂局方》）加减。党参10g，白术12g，防风10g，白扁豆15g，陈皮9g，山药15g，砂仁9g（后下），桔梗10g，薏苡仁18g，云苓18g，甘草6g。湿邪困脾者，除湿胃苓汤（《外科正宗》）加减。防风12g，苍术15g，白术12g，茯苓20g，厚朴10g，陈皮9g，黄柏10g，滑石15g（包煎），木通6g，炙甘草6g。

（五）湿瘀阻滞，肌肤失养

病因病机： 湿热或湿邪久居肌肤，或因气虚、阳虚，水湿与气血交阻于肌肤，形成肥厚斑片及干燥脱屑，瘙痒。

主症： 皮损为暗红色或略具水肿样肥厚斑片，表面干燥脱屑，或苔藓化斑块，瘙痒，常因瘙痒抓挠而渗出、糜烂，病程长，常由急性或亚急性湿疹转化而来。皮损好发于小腿及足踝部。舌淡红或胖大，苔白腻，脉沉细。

逆向辨证分析： 本证从皮损的表现来看确似由血虚风燥引起，但常因瘙痒抓挠而渗出、糜烂，表明其为湿在下而燥在外，湿瘀阻滞，肌肤失养而生"燥"。

治法： 益气通阳，除湿活血。

方药： 黄芪桂枝五物汤（《金匮要略》）加减。黄芪20g，桂枝15g，白芍15g，茯苓18g，陈皮9g，炒苍术12g，当归15g，益母草15g，川牛膝12g，蜈蚣2条，甘草6g。湿热明显者，加黄柏；斑块较厚者，加全蝎6g或乌梢蛇10g。

（六）阳虚外寒，湿热蕴肤

病因病机： 素体阳虚，复感风寒，肺窍不宣，阳虚不化，水湿凝结于肌肤。

主症： 皮损为以分布在头面或躯干、四肢伸侧为主的密集丘疱疹，伴瘙痒，渗出，外寒明显者皮损界限清楚。阳虚较重者，亦常见于肾、脾经分布的大腿内屈侧处。秋冬季发病，畏寒怕冷，手足不温，常伴纳差、便溏，易感冒，形体虚胖或瘦弱。舌淡胖，苔薄白腻，脉沉弱。

逆向辨证分析： 本证乃素体脾肾阳虚，水湿难以温化，加之复感风寒，肺气宣降失职，水湿凝集而为丘疱疹、红斑或有渗出，其皮损常分布于脾、肾经脉所主之体表处或易于受寒之处。

治法： 温阳解表，宣肺化湿。

方药： 麻黄附子细辛汤（《伤寒论》）加减。生麻黄9g，制附子9g（先煎），细辛6g，炒苍术15g，茯苓20g，陈皮9g，白鲜皮30g。皮肤湿热明显者，加黄柏10g；脾胃虚寒，大便溏薄者，加干姜6g。

二、辨治发挥

1. 湿瘀阻滞，肌肤失养　此证型的临床表现即《中医外科学》教材所述之"血虚风燥证"，皮损为暗红色，干燥、肥厚、脱屑甚或皲裂，伴有瘙痒，根据笔者多年的临床观察，外观确似血虚风燥，但常因瘙痒抓挠而渗出、糜烂，表明其是湿在下而燥在外，湿瘀阻滞、肌肤失养而生"燥"，治疗不能养血润燥，必须除湿化瘀，湿除瘀化则肌肤得养，燥乃去之。若一味地养血润燥，则湿愈盛而燥亦更甚，误之久矣！

2. 湿热久居，其阳多虚　临床所见顽固性湿疹，皮损久久不消退者，虽舌红苔黄腻，但脉必弱，或畏寒怕冷，此乃湿热久居，阳气已虚之证，单纯用苦寒清热除湿之剂屡用无效，医者常皱眉挠首，苦于无奈。此仅在苦寒除湿方中添加温阳之品如桂枝、附子即可，湿为阴邪，常损伤阳气，阳虚则湿邪难化，湿热久居。寒温并用，是解决此证的妙法。

3. 外阴湿疹，久治不效，常责之于肝脾阳虚　外阴湿疹包含阴囊湿疹和女阴湿疹，均顽固难治。初起多属湿热下注或肝经湿热，日久不愈则阳气受损，单纯除湿清热无效甚或导致腹泻。皮损外观灰暗肥厚，瘙痒剧烈，其原因在于久服苦寒之品，首伤脾阳，后伤肝阳，而肝经"过阴器"，脾经亦"上膝股内前廉，入腹"，距外阴很近，且肝经、脾经在三阴交交汇，患者多舌淡胖，苔白腻，证属肝脾阳虚，顽湿久蕴，应温肝脾，除湿瘀，可获良效。

4. 冬季眼睑湿疹，风寒所致　临床所见湿疹，尤其冬季发生者，眼睑湿疹十分常见。常见患者冬季外出受寒后，突发眼睑红肿瘙痒，有的患者久治不效，形成慢性眼睑湿疹，皮损色转灰暗、肥厚。此证断不可用龙胆泻肝汤之类苦寒清利，否则不仅无效，且易导致恶心、腹泻等变证。此证多见于年老或体弱之人，女性多见，素体脾肾阳虚，复感风寒，眼睑乃虚寒之处，极易感受风寒，所谓"得虚而伤"。此类应温脾肾，散风寒，麻黄附子细辛汤最为适合，用之无不应手。

【外治法】

1. 湿敷法　适用于急性湿疹或亚急性湿疹皮损的治疗。尤其适用于渗液的治疗。方法：选择清热利湿的中药如龙胆草、马齿苋、蒲公英、野菊花、苦参等煎成药液，置冷后，以八层纱布或干净毛巾蘸取药液，拧至不滴水为度，溻于皮损处，几分钟药液蒸发干后再蘸取药液复溻，持续 20 分钟为 1 次，日 1~2 次。具有立竿见影之效。若为冬季湿疹，或患者属脾肾阳虚、湿热蕴肤者，宜温湿敷，并应在中药中加桂枝等，以散寒通阳，提高疗效。若皮损肥厚者，药液温度可适当提高到立即止痒为度，不可烫伤。

2．**涂搽法** 用黄连软膏、普连软膏、除湿止痒膏等外抹，日 2~3 次。适用于干燥或丘疱疹少的皮损。

3．**撒药法** 适用于轻度糜烂，渗液较少者。青黛散、新三妙散直接干撒于皮损。

4．**吹烘法** 适用于皮损肥厚伴有色沉的慢性湿疹的治疗。方法：以蛼黛软膏适量涂于皮损后，用电吹风机适温吹化药膏，促其渗入皮损生效。1 日 1~2 次，1 次 5 分钟左右。也可以用神灯代替电吹风机，原理一样。

5．**药浴法** 适用于皮损全身泛发，渗液不多者。黄柏、苍术、薏苡仁、苦参、白鲜皮各 30g，防风 20g，水煎置温后泡浴，每日 1 次。每次 20 分钟。

【其他疗法】

1．**梅花针扣刺** 适用于慢性肥厚性皮损。每日 1 次，以充血为度。

2．**毫火针法** 以 1 寸毫针用酒精灯烧至红白，浅刺皮损并迅速出针，深度 1~2mm，针距 3mm，3~7 天 1 次。

【病案举例】

1．**急性泛发性湿疹案** 王某，男，43 岁，2009 年 10 月 29 日初诊。主诉：全身出现密集丘疱疹伴剧痒半个月余。现病史：半个月前不明原因地全身出现密集丘疱疹，剧痒，自服马来酸氯苯那敏（扑尔敏）等未效，曾在某省级中医院就诊，服用中药数日后反见症状加重，后到某省级医院皮肤科就诊，予服醋酸泼尼松片（强的松）已 4 天（20mg/d），皮损无明显好转，现仍在服醋酸泼尼松片。经友人介绍来家中求诊。诊见全身密集丘疱疹，以面部、耳部暴露部位较重，痒甚，痛苦异常。纳食可，二便如常，形体壮实，性格豪爽。舌淡红，苔白腻，脉浮弦有力。诊断：湿疮（泛发性湿疹）。患者发病于深秋之际，风寒外束肌表，腠理闭塞，肺失宣畅，津气不得敷布，聚集而为湿热，则为丘疱疹及瘙痒，舌淡红、苔白腻乃湿邪内蕴之征，形体壮实、脉浮弦说明正气不虚，秋寒束表。风寒乃致病之因，湿热是其标也。证属外寒束表，湿热蕴肤。

治应辛温通散，除湿清热。方药：生麻黄 9g，桂枝 12g，防风 20g，苍术 15g，生薏苡仁 30g，陈皮 10g，黄柏 10g，生黄芪 18g，生桑皮 15g，白鲜皮 30g，通草 9g。3 剂，水煎服。2009 年 11 月 2 日二诊：服药半剂即明显见效，3 剂服完，皮损全部消退，痒止，皮肤恢复正常而愈。随访至今，未见复发。

按： 本例皮损以面、耳部等暴露部位较多，显然与外界因素有关，且发病于深秋季节，风寒为致病之因，肺主皮毛，又为秋季所主之脏，风寒令毛窍、腠理闭塞，肺之宣发、敷布津气的功能失常，本应成为"雾露"之津气聚而形成水湿、水疱，发为湿疮。秋寒—皮毛（部位）—肺是其发病机制主要路径之一，治以辛温散寒，宣肺除湿，则皮损很快消退。可见，只要辨证正确，用药丝丝入扣，疗效胜于抗组胺、激素等西药，而且没有复发。

2. 大腿内侧湿疹案 赵某，男，64 岁，2010 年 3 月 16 日初诊。主诉：全身出现密集丘疹、丘疱疹伴瘙痒 20 余年。现病史：20 年前全身出现密集丘疹，伴瘙痒，曾在东北多家医院采用中西药治疗未效，迁延至今。现为控制症状，每日服醋酸泼尼松片 10mg，马来酸氯苯那敏（扑尔敏）4mg。刻诊见双下肢尤其是大腿内侧密集丘疹，伴瘙痒，可见抓痕及血痂，面色晦而不华，纳可，大便可，舌淡，苔薄白，脉右弦细，左沉弦。有胃溃疡、胃炎病史多年。诊断：湿疮（湿疹）。辨证：肝脾虚寒。治法：温肝健脾，除湿养血。处方：炒吴茱萸 6g，干姜 9g，柴胡 12g，白芍 15g，防风 18g，当归 12g，苍术 15g，地肤子 20g，大枣 5 枚，炙甘草 6g。7 剂，水煎服。二诊：密集丘疹基本消退，痒亦减轻。舌淡，苔白，脉右沉细弦，左沉弦。中药原方继服 7 剂，醋酸泼尼松片减为 5mg/d。三诊：瘙痒基本消失，皮损消退，舌淡有齿痕，苔白，脉右细弦，左稍弦。原方炒吴茱萸增为 9g，再进 7 剂。停用醋酸泼尼松片等西药。四诊：皮损消退，无新疹出现，舌淡红，苔薄白，脉左稍弦。处方：炒吴茱萸 9g，干姜 9g，柴胡 10g，白芍 15g，防风 15g，苍术 15g，当归 15g，地肤子 20g，生黄芪 15g，生甘草 5g。水煎服。此方连服 21 剂，皮损完全消退，无新发皮疹而愈，以附子理中丸和逍遥丸巩固疗效。

按： 患者长期居住在东北寒冷之处，随孩子而迁居郑州。初诊见其皮损部位属肝脾二经所过之处，又诊得脉弦，舌淡，面晦，认为其辨证属肝脾虚寒之证。本例患者于东北寒冷之地发病，就诊时也是春寒时节，皮损分布于肝脾所属部位，素体肝脾虚寒，又兼外寒相侵，其病乃发。方用吴茱萸汤合逍遥散加减，肝脾得温，外寒驱散，皮损很快痊愈。其之所以 20 余年多处治疗无效，想必多是从湿热论治而致。本例皮损为干燥之丘疹、红斑，无渗出，乃内外皆寒，阳虚不能气化，津气不得温润肌肤之故，并非血虚风燥导致。临床体会，皮损对辨证有帮助，但要深究其形成之原因，不可冒然把表象视为本质。

3. **大鱼际湿疹案**　候某，女，19岁，2009年3月16日初诊。主诉：双手掌大鱼际及上肢出现密集丘疱疹伴瘙痒1年余。现病史：1年余前始于右手掌大鱼际出现少量丘疱疹，色红，渐延及上肢，后左上肢亦出，抓后有渗出，曾在当地医院治疗数次，疗效欠佳。畏寒，春季皮疹常加重，舌尖红，苔薄白，脉沉。诊断：湿疮（湿疹）。证属肺卫不足，湿邪留恋。治法：益气温阳，除湿祛风。方药：生黄芪18g，桂枝10g，防风15g，荆芥10g，苍术15g，生薏苡仁30g，白鲜皮30g，地肤子30g，益母草15g，赤芍12g，陈皮9g，甘草5g。15剂，每日1剂，水煎服。二诊：皮损基本消退，轻微痒，舌尖稍红，苔白，脉弱。处方：中药原方去赤芍、甘草、荆芥，加制附子9g（先煎）、黄芩12g。15剂，每日1剂，水煎服。三诊：皮疹完全消退，无新发皮损。舌淡红，苔薄白，脉平。继服上方7剂，以巩固疗效。

按：手太阴肺经"起于中焦，下络大肠……循臂内上骨下廉，入寸口，上鱼，循鱼际，出大指之端"。郑州地处北方，三月依然是春寒之际，其皮损发于肺经所主之皮部，发病与外寒及肺之阳气不足有关，平素畏寒即其阳虚之象，故应益气温阳，辛温散寒，除湿祛风，不可见丘疱疹即清热除湿，而应考虑患者是素体阳虚复遇外寒所致，温阳益气复其正，辛温散寒除外邪，药证相合，1年多的湿疹很快治愈。

4. **慢性湿疹案**　孙某，女，45岁，2011年9月13日初诊。主诉：全身出现密集丘疹、皮损苔藓化伴剧痒十余年。现病史：十余年前全身出现密集丘疹、皮损苔藓化伴剧痒，多处治疗无效，每晚因剧痒难以成寐，痛苦不堪。诊见全身淡褐色米粒至绿豆大小密集丘疹，皮损苔藓化，尤以腰腹部较重，剧痒。面色黧黑，形瘦，畏寒肢冷，纳食欠佳，大便溏，舌淡胖，苔薄白腻，脉细沉。诊断：湿疮（泛发性慢性湿疹）。辨证：阳虚外寒，脾虚湿蕴，肌肤瘀滞。治法：温阳散寒，健脾祛湿，化瘀散结。方药：生麻黄9g，制附子12g（先煎），细辛5g，干姜9g，茯苓30g，炒白术15g，陈皮9g，当归12g，白鲜皮20g，蜈蚣2条，乌梢蛇12g，炙甘草9g。水煎服，每日1剂。上方连续服用3周，皮损减轻，瘙痒也减，原方略事加减连续服用10个月，皮损完全消退，瘙痒消失，肌肤也较前白皙。随访至今，未见复发。

按：此患者病程十余年，且皮损均呈苔藓化，多处治疗无效，属于顽固难治性慢性湿疹。通常对于干燥脱屑之皮损，中医一般认为是血虚风燥，采用养血润燥之法。本例则系阳虚脾湿，肌肤瘀滞，是由于阳虚不能气化，津液不能濡润肌肤导致，其病机与血虚风燥大相径庭。皮损以腰腹部为甚，乃脾肾阳虚，兼有外寒，只有温脾肾，使阳气旺盛而气化，津液布散，则干燥自去。方药选用麻黄附子细辛汤加干姜、白术、茯苓等温脾肾、散外寒，当归、白鲜皮、蜈蚣、乌梢蛇等润肤祛风通络散结，十分贴切。所以，中医辨证一定要透过现象抓住本质，否则治疗不当反而加重病情。此外，本例认准证候后，守方十分重要，不可随便改弦易张。

5. 手足湿疹案　刘某，男，41岁，2005年4月12日初诊。主诉：手足出现水疱一年。现病史：一年前手足出现深在性水疱，伴脱屑、瘙痒，水疱此起彼伏，甚则糜烂，迁延不愈，遂到某大学附属医院皮肤科就诊，诊为"湿疹"，俾服多种抗组胺药无效，又转请多位名家诊治，均令其长期服用"曲安西龙片（阿塞松）"，外搽多种强效激素药膏，服药则皮损消退，停药后则皮损发作。连续服用曲安西龙片一年后，血压升高，满月脸、体重增加等激素副作用均出现，遂自行停药，血压渐恢复正常，体型也渐趋正常，但手足水疱依然不断出现，痛苦异常，乃转至我处寻求中医治疗。查其形体瘦削，面黄不华，兼有黄褐斑。手足深在性水疱、脱屑、瘙痒，皮损以手掌指较甚。伴有纳食欠佳，大便经常溏薄，日2~3次，腹痛不适（肠易激综合征）。舌淡黯而胖，有齿印，苔白稍腻，脉滑弱。诊断：湿疮（手足湿疹）。辨证：脾阳不足，湿邪内蕴。治法：益气健脾除湿。方用参苓白术散加减：党参12g，炒白术12g，云苓20g，干姜6g，炒薏苡仁30g，炒扁豆15g，防风12g，桔梗9g，砂仁9g，炒山药20g，白鲜皮30g，炙甘草9g。7剂，水煎服。去炎松霜（内部制剂）外用。药后水疱减少，瘙痒减轻，腹中较前舒服，舌脉同前。原方续服14剂。皮损完全消退，脱屑已无，十分高兴。唯大便仍稀溏，日2~3次，拟以治肠病为主。党参12g，炒白术12g，云苓20g，炒薏苡仁30g，炒扁豆15g，防风12g，桔梗9g，砂仁9g，煨肉豆蔻15g，桂枝9g，白鲜皮30g，炙甘草9g。21剂，水煎服，日1剂。用上方加减持续治疗近1年，患者原患有的手部湿疹基本痊愈且较稳定，而且其多年的肠易激综合征也治愈，大便恢复正常，面部黄褐斑也基本退净。异病同治，此之谓也。

【预防与调摄】

1. 饮食有节，起居有常，少食鱼虾蟹。
2. 根据天气情况，注意衣服增减，预防感冒。
3. 适当锻炼，增强体质。

附：冬季湿疹的病因病机与证治

冬季湿疹是湿疹的一个特殊类型，临床占有一定比例，其特点是每至冬季皮损发作或加重，非常准时。其发病的病因病机及证候都有其特点，治疗也和其他湿疹不同。但现今无论中医、西医都没有提及。因此，有专门对其进行研究和探讨的必要。

1. **冬季湿疹的概念**　所谓冬季湿疹，就是指每至冬季即湿疹发作或加重的一类湿疹。对于冬季的划分，一般采用气象学对季节的划分方法。科学的划分方法是，用5天平均气温的高低作为划分四季的指标：平均气温稳定在10℃以下，称为冬季，稳定在22℃以上，称为夏季，稳定在10℃至22℃之间，就是春季或秋季。所以，冬季湿疹就是指气温连续5天在≤10℃时发作或加重的湿疹。还有一部分患者，一到秋季即皮损发作或加重，亦即气温连续5天在10℃至22℃之间时发作或加重的湿疹，称为秋季湿疹。为了命名方便简明，将秋季湿疹并入冬季湿疹内，统称为"冬季湿疹"。

2. **冬季湿疹的病因病机**　查阅历代文献，湿疹的命名较多，如"浸淫疮""旋耳疮""肾囊风""胎敛疮"等不下十余个命名，都是按照皮损部位、皮损特征或发病年龄命名的。中医现代称湿疹为"湿疮"，其称谓是现代为教学方便统一上述诸多湿疹中医病名而命名的。其病因病机多称为"湿热"，未查到古籍关于湿疹发病与季节有关的记载。截至目前，西医也没有特别提出冬季湿疹的概念。

临床发现，相当多的湿疹发作或加重是具有季节性的，多年前，我们即提出湿疹与季节的关系，并根据季节的不同采用不同的治法和方药。我们之所以提出冬季湿疹的概念，就是因为冬季湿疹的病因病机与其他湿疹不同，如果都按照普通湿疹遣方用药，却少有疗效，甚或加重。

冬季湿疹的发病与气温降低有关，这就说明风寒参与了湿疹的发病，并且是重要的致病因素。《素问·宝命全形论》云："人以天地之气生，四时之法成。"《内经》还对季节与发病做了具体论述，《素问·生气通天论》说："是以春伤于风，邪气留连，乃为洞泄。夏伤于暑，秋为痎疟。秋伤于湿，上逆为咳，发为痿厥。冬伤于寒，春必温病。四时之气，更伤五脏。"众所周知，湿属于水，人体水液代谢的主要脏器是肺、脾、肾，"天气通于肺"，外寒伤人，首先犯肺，肺气失于宣降，则肺气的宣发敷布功能丧失，原本的"雾露"就会变成水疱而形成湿疹，这是冬季湿疹最明确的病机之一。假如人体本身具有湿热（或因脾，或因肾，或其他），肺气失宣就会与之形成多个复杂的证候，导致湿疹的发生。正是因为既往没有考虑到外界对人体的影响，历版本科教材均忽略了"肺"在湿疹发病中的重要作用，所列的湿疹证候没有涉及"肺"，也没有涉及"肾"，有待补充完善。

冬季湿疹外因常为风寒所致，风寒伤人常先伤阳经部位，故冬季湿疹常见皮损发于受寒之头面、颈、手足露出部位及躯干四肢伸侧，典型者可见皮损与非皮损区有清晰的边界。临床还应注意分辨皮损是发于伸侧（阳经所主）还是屈侧（阴经所主）。发于阳经者，多属实证；发于阴经者，多属虚证。可以作为临床判别内外因的一般依据。

冬季湿疹的证候和治疗见前文所述"风寒外束，湿热蕴肤"和"阳虚外寒，湿热蕴肤"，不再赘述。

（刘爱民）

第二节　奶癣（婴儿湿疹）

奶癣病名首见于明代《外科正宗》，亦称为"胎敛疮"。《外科正宗·奶癣》曰："奶癣，儿在胎中，母食五辛，父餐炙煿，遗热与儿，生后头面遍身发为奶癣，流脂成片，睡卧不安，瘙痒不绝。"《医宗金鉴·外科心法要诀·胎敛疮》说："此证生婴儿头顶，或生眉端，又名奶癣。痒起白屑，形如癣疥。"本病是婴儿常见皮肤病。常发生于头面部，重者可延及躯干和四肢，皮损呈多形性，常伴有渗出及剧烈瘙痒。本病发生于2岁以内，是湿疹中的特殊类型，发病率较高，尤其好发于出生后1个月或数个月内，病情轻重不同。相当于西医学的婴儿湿疹。

【病因病机】

多属于母体湿热遗留所致。《幼幼集成·胎病论》曰："成胎之后，其母之关系尤繁。凡思虑火起于心，恚怒火生于肝，悲哀火郁于肺，甘肥火积于脾，淫纵火发于肾。五欲之火隐于母胞，遂结为胎毒。凡胎毒之发，如虫疥流丹，湿疮痈疖结核。"奶癣病因与禀赋不耐，饮食失宜有关，多因内生湿热之邪所致，与外界关联较少。湿热来源主要是母体遗留，同时伴有脏腑问题。本病多以头面部出红斑、丘疱疹、水疱、渗出、脱屑为临床表现，严重者红斑鲜艳，水疱密集，糜烂流滋，全身其他部位均可发病，伴有瘙痒，甚者患儿夜间瘙痒，用手搔抓，烦躁哭闹不止，影响健康和睡眠。母体湿热遗留加之小儿脏腑娇嫩，形气未充，脾失健运，则湿邪内生，肺通调水道功能失司，湿邪滞于肌腠，郁而化热，则发为丘疱疹、糜烂、渗出等。此病与肺、脾、心、肝有关。肺为水之上源，肺脏受邪，则宣发肃降失司，水液代谢失常，水湿不能宣发，流注肌肤而发湿疮；小儿禀赋不耐，脾胃虚弱，易为湿困，或喂养不当，令脾失健运，生湿化热，而为湿疮；心主血脉，肝主情志，五志不遂可生热化火，血热与湿热互结，浸淫肌肤，发为奶癣。

【诊断要点】

1. 患儿常有家族过敏史。

2. 皮损多发于头面部，重者可延及躯干和四肢，皮损呈多形性，为簇集或散在的红斑、丘疹、水疱、糜烂，常伴有渗出。

3. 自觉瘙痒剧烈。

【鉴别诊断】

1. 瘾疹（荨麻疹）　皮损为形态不一、大小不等的红色或白色风团，境界清楚，发无定处，骤起骤退，退后不留痕迹。自觉灼热、瘙痒剧烈。无丘疹及小疱，与年龄、季节无关。

2. 黄水疮（脓疱疮）　多发于夏秋季节，儿童尤为多见，有传染性。皮损以脓疱、结痂、流黄水、浸淫成片，瘙痒为主要表现，血常规见白细胞总数及中性粒细胞升高。

3. 面癣　夏秋好发。皮损为边界清楚的红斑，脱薄屑，瘙痒，始小渐大，边缘可见小丘疱疹，真菌镜检可见孢子和菌丝。

【逆向思维辨证治疗】

一、中医证型与治疗方案

（一）心肝火旺，湿热蕴肤

病因病机： 多因心肝火盛，加之母体湿火遗留所致。

主症： 额部、耳部最早出现红斑，水疱，流滋，瘙痒，患儿性急，暴躁，哭闹不安，严重者皮损全身泛发。纳少便干，舌尖红，苔白厚腻，指纹紫红。

逆向辨证分析： 额部属心经所主，耳部乃胆经所系，肝胆互为表里。或因先天禀赋，心肝火旺，杂合母体遗留湿热，发于肌肤。随着疾病的发展，皮损可泛发全身。

治法： 清心泻肝，除湿止痒。

方药： 龙胆泻肝汤（《医方集解》）加减。龙胆草 5g，栀子 4g，黄芩 4g，柴胡 3g，灯心草 3g，生地 5g，薏苡仁 6g，云苓 6g，滑石 6g（包煎），通草 3g，白鲜皮 6g。

（二）脾肺湿热

病因病机： 母体湿热遗留，困阻脾肺而发病。

主症： 头面部及四肢、胸腹部丘疱疹，红斑鲜艳，渗出，瘙痒，严重者泛发全身。常伴有大便溏，唇红，舌稍红，苔薄黄腻，指纹紫。

逆向辨证分析： 肺主头面，脾主四肢与腹部，脾肺湿热则其所主之处出皮损，湿热困脾则唇红，大便溏，舌红，苔薄腻，乃湿热之征。

治法： 清脾宣肺，除湿止痒。

方药： 除湿胃苓汤（《外科正宗》）加减。防风 5g，苍术 5g，白术 5g，茯苓 6g，厚朴 3g，陈皮 3g，黄柏 5g，桑白皮 6g，黄芩 5g，白豆蔻 3g，炒麦芽 5g，山药 6g。

（三）脾虚湿蕴

病因病机： 后天脾胃不足，运化失司，湿邪内留，加之母体湿火遗留，则皮损形成。

主症： 面部丘疹、丘疱疹，水疱不多，无明显渗出或少量结痂，瘙痒，或伴脱屑，面黄形瘦，纳少，大便溏，舌淡，苔白腻，指纹淡。

逆向辨证分析：本证源于脾虚失于健运，无力运化水湿。脾气虚乃其根本病因，病程较长，治疗时注意健脾燥湿。

治法：健脾化湿。

方药：参苓白术散（《太平惠民和剂局方》）加减。党参 5g，白术 5g，云苓 6g，防风 3g，白扁豆 6g，陈皮 3g，山药 6g，砂仁 3g（后下），薏苡仁 6g，白鲜皮 8g，炙甘草 3g。

二、辨治发挥

婴儿饮食不节，脾常不足，在治疗婴儿湿疹时，需注意时时顾护脾胃，不宜过用苦寒，应除湿不伤脾。本病皮损表现为湿热，还要结合舌象、全身情况等进行辨证，如舌红、苔薄腻者，径用清热除湿之剂；舌淡红、苔薄白者，不可过于苦寒，要注意健脾除湿。需要指出的是，婴儿湿疹顽固难治者，常见脾阳不足者，除了皮损外，舌淡，指纹淡，纳差，便溏，补气不应者，添加温脾之品，常可收到良好疗效。此外，对于婴儿的中药运用，要注意中药的口感。因为幼小不能自主纳药，口感过苦不仅小儿入口即吐，况脏腑未充，苦甚伤脾。故可选用功效相同，苦味轻者代替苦味较重者，如用栀子代替黄柏、黄连等，既有疗效，患儿又容易接受。

需要注意，若患儿湿疹连续半年不能痊愈，有家族过敏史或有哮喘、过敏性鼻炎等病史，应考虑是否为特应性皮炎。

【外治法】

参考湿疮一节

【其他疗法】

1. **小儿药浴** 小儿药浴为治疗婴儿湿疹的特色疗法，患儿易于接受。根据患儿皮损情况面积，以清热解毒药浴，可使肌肤湿热快速消退。外用药浴方在辨证时多以局部症状为主，主要以清热解毒燥湿为法，用龙胆草、马齿苋、蒲公英、野菊花、黄柏、土茯苓、白鲜皮等。在给小儿药浴时水温要适度，不宜过热、过凉，注意保暖。

2. **湿敷法** 适用于急性湿疹或亚急性湿疹皮损的治疗。尤其适用于渗液的治疗。方法：选择清热利湿的中药如龙胆草、马齿苋、蒲公英、野菊花、苦参等煎成药液，置冷后，以八层纱布或干净毛巾蘸取药液，拧至不滴水为度，溻于皮损处，几分钟药液蒸发干后再蘸取药液复溻，持续 20 分钟为 1 次，日 1~2 次。

其他疗法参照四弯风一节。

【病案举例】

1. **心肝火旺，湿热蕴肤案** 患儿男，11 个月。主诉：全身出现红斑、丘疹、瘙痒半年，加重 1 个月。现病史：患儿半年前头面、耳部出红斑、丘疱疹，部分糜烂渗出，瘙痒剧烈，搔抓后皮肤破损流血，曾于郑州多家医院治疗，效果欠佳。刻诊除皮损外，伴烦躁哭闹。舌稍红，苔薄白，指纹紫。诊断：奶癣（婴儿湿疹）。辨证：心肝火旺，湿热蕴肤。治法：清心泻肝，除湿止痒。方药（中药配方颗粒）：龙胆草 3g，黄芩 10g，苍术 6g，薏苡仁 10g，厚朴 3g，地肤子 10g。8 剂，水冲服。苦参 30g，蒲公英 30g，龙胆草 40g，马齿苋 30g。5 剂，水煎药浴。二诊：皮损明显减轻，舌尖稍红，苔白腻，脉可。中药原方加通草 3g，7 剂，水冲服。三诊：皮损基本消退，尚有轻痒。以中药初诊方去龙胆草，加茵陈 10g，6 剂，水冲服，巩固疗效。

按：婴儿湿疹是婴儿常见、多发的皮肤病，西医通常用糖皮质激素配合使用，仅能临时控制皮损，停药则复发，而且家长畏惧糖皮质激素的副作用，不愿意接受此种疗法。本例患儿心肝火旺，非苦寒清热之品不能胜任，采用龙胆泻肝汤加减内服，外加燥湿清热之品水煎药浴，皮损很快消退。龙胆草等苦寒之品病去即当停用，注意勿伤脾胃。当然，为了加快疗效，减轻患儿痛苦，可配合弱效糖皮质激素外用，但与单纯外用糖皮质激素的疗法有天壤之别。

2. **脾虚湿蕴案** 王某，男，6 个月，2017 年 2 月 18 日初诊。主诉：面部出现对称性红斑伴渗出、瘙痒 4 个月。现病史：4 个月前，患者面部出现对称性红斑伴渗出、瘙痒。曾于多处治疗，效果不佳。现症见：面部对称性红斑伴渗出、瘙痒，患儿形体偏瘦，纳少，舌淡红，苔白厚腻。诊断：奶癣（婴儿湿疹）。辨证：脾虚湿蕴，兼有食积。治法：健脾除湿清热。方药（中药配方颗粒）：苍术 6g，白术 6g，白豆蔻 3g，黄芩 10g，炒麦芽 6g，山楂 5g，白鲜皮 10g，通草 3g，栀子 6g。7 剂，水冲服；龙胆草 30g，蒲公英 30g，苦参 30g，野菊花 30g。5 剂，水煎外洗。二诊：皮损消退，痒止。舌淡红，苔心白厚腻。又以原方去栀子，加厚朴 3g，5 剂，水冲服。药后皮损全部消退。

按：本例患儿后天脾胃不足，湿邪内生，加之母体遗留湿热，杂合而皮损形成。这也是相当一部分婴儿湿疹的发病机制。治疗时需燥湿、健脾、清热。有食积者，加用消积导滞之品，如麦芽、神曲、山楂；大便干结者，可用牵牛子。

3．湿热困脾案　程某，女，9个月，2015年5月8日初诊。主诉：全身出现散在密集丘疱疹、红斑伴瘙痒9个月。现病史：患儿出生后一周左右全身出现散在密集丘疱疹、红斑伴瘙痒。现症见：胸腹、背部较多红斑、丘疱疹，瘙痒。纳欠佳，舌淡红，苔白腻厚。指纹紫红，过气关。诊断：奶癣（婴儿湿疹）。辨证：湿热困脾。治法：清热健脾，除湿止痒。方药（中药配方颗粒）：苍术10g，防风6g，白豆蔻6g，龙胆草6g，白鲜皮10g，生甘草3g。7剂，水冲服。二诊：皮损全部消退，痒止。

按：患儿湿热较重，以除湿清热为主，兼以健脾祛风。湿热去则脾复健而病愈。

【预防与调摄】

1．饮食有节，起居有常，少食鱼虾蟹。
2．根据天气情况，注意衣服增减，预防感冒。
3．适当锻炼，增强体质。

（徐胜东）

第三节　慢性瘾疹（慢性荨麻疹）

"瘾疹"病名首见于《素问·四时刺逆从论》："少阴有余，病皮痹瘾疹。"《圣济总录》谓："身体风瘙而痒，搔之隐隐而起。"本病还有"痞瘤""风疹块""鬼饭疙瘩"等病名。《证治准绳·疡医》云："夫人阳气外虚则多汗，汗出当风，风气搏于肌肉，与热气并则生痞瘤，状如麻豆，甚者渐大，搔之则成疮也。"瘾疹反复发作，久不痊愈者称为慢性瘾疹。本病是一种常见皮肤病，临床表现为患者躯干、面部或四肢出现风团，色或红或白，形态不一，发无定处，骤起骤退，退后不留痕迹，自觉瘙痒。

西医学称本病为慢性荨麻疹，通常反复发作，每周风团发作≥2次且病程超过 6 周，常难以找到病因。急性荨麻疹治疗不及时或者拖延治疗往往会转为慢性荨麻疹，也可以是患者一发病即为慢性荨麻疹，治疗困难，迁延难愈。但中医辨证治疗具有显著优势。

【病因病机】

中医认为"风胜则痒"，凡有"瘙痒"之症，皆是有"风"。但导致或引发"风"的原因很多，病机复杂，故欲祛除"风"，必须查找导致或引发风的病因病机，然后辨证治疗，最终达到祛除"风邪"，治愈疾病的目的。

风邪致病既可外感，又可内生，且内、外风可合邪致病。①外风侵入：外风侵入人体且能够久稽不去，主要是有"湿"与"虚"的存在。湿性黏滞，风与湿合，则风邪难去；虚则正不胜邪，风邪稽留。《内经》曰："风雨寒热，不得虚，邪不能独伤人。""邪之所凑，其气必虚。"这里的"虚"包括阳虚、气虚、血虚、阴虚等等，不少情况下，"湿"与"虚"往往同时存在是病机关键，并导致临床表现与证候较为复杂。此外，营卫不和也是风邪稽留的重要病机，营卫不和则卫外功能减弱，风邪得以久居。②内风形成：明代薛己首先提出内风之说。《外科枢要》有言："赤白游风属脾肺气虚，腠理不密，风热相搏；或风寒闭腠理，内热拂郁；或阴虚火动，外邪所乘；或肝火风热、血热。"所谓的"肝火风热"即是内风。内风的治疗多用小柴胡汤、四物汤加减，素体血虚或阴虚者，则以六味地黄丸合逍遥散治之，有滋水涵木之功，则火自息，风自定，痒自止。并提出："若用祛风辛热之剂，则肝血愈燥，风火愈炽，元气愈虚。腠理不闭，风客内淫，肾气受伤，相火翕合，血随火化，反为难治矣。"有关荨麻疹的内风之说，近代未见提及，也未论及临证应用，而临床所见之内风导致的瘾疹并不少见，诚为憾事！论及内风，首先要明确自然界"风"产生的机制。即地球上任何地方都在吸收太阳的热量，但由于地面每个部位受热不均匀，空气的冷暖程度就不一样，形成了不同密度的空气。空气之间的密度差形成了压力差，压力差造成空气流动，空气的流动形成了风。类比于自然界，人体内气血阴阳、脏腑功能的失调如同自然界"风"产生的机制一样，内风产生，外发肌肤，形成风团和瘙痒。肝属木，为风脏，内风的产生多与肝有关。"诸风掉眩，皆属于肝"，既往所说之内风多指肢体震颤、头目摇动之中风。这里所述之"风"则为伴有瘙痒，时现时无之风团。内生风邪在脏多与肝有关，肝体阴而用阳，阴血不足，肝气、肝阳则旺而生风，走于肌肤，而为风团。其他如血虚生风、阴虚生风、湿热生风，广义而言，五脏六腑之功能异常亢进皆可生风。慢性荨麻疹"内风"概念的再次提出，是基于临床大量病例的积累和客观发现，解释了部分患者的发病机制，相应也制定出治法和方药，取得了良好疗效。③内外风合邪。机体内部病变化生内风，外风又常常引动内风，内外风合邪致病。比如，素体肝气亢旺，春夏季节感受风热，外风引动肝风，两风相煽，风团和瘙痒发作。

明确了导致慢性荨麻疹之风有外风、内风与内外风合邪之分，还要知道如何判定，才能临床运用。①外风：外界冷热或风吹可导致风团发作，可伴有恶寒、发热等。②内风：生气、劳累、饮酒等常引发风团。③内外风合邪：素有动风之体，复又感受外风而发风团瘙痒。表现为遇冷热或情绪激动均可引发风团。

一般认为，风团的颜色对于本病的辨证有一定意义。风团色红者，为风热为患，色苍白者，为风寒所致者多。临床所见，亦非全然，当四诊合参而定。风团的分布，于临床辨证有一定意义，可根据风团分布的部位属于何经而责之。

【诊断要点】

一、急性荨麻疹

1. 发病突然，本病可发生于任何年龄、季节，皮损可见于任何部位。
2. 皮损为形态不一、大小不等的红色或白色风团，境界清楚，发无定处，骤起骤退，退后不留痕迹。
3. 自觉灼热、瘙痒剧烈。
4. 易于复发，倾向于慢性。

二、慢性荨麻疹

常由急性荨麻疹治疗不当迁延而致，风团发作每周超过 2 次且病程超过 6 周，即可诊为慢性荨麻疹。亦可初发即为本型，反复发作，迁延难愈。

【鉴别诊断】

1. 土风疮（丘疹性荨麻疹） 皮损好发于躯干、四肢伸侧，为群集或散在的风团样丘疹，顶端常有小水疱，遗留暂时性色素沉着，自觉瘙痒；多与昆虫叮咬有关，春秋季儿童多见。

2. 荨麻疹性血管炎 起病常伴不规则发热，皮损主要为风团样皮损，但风团持续时间长，往往 24 小时以上，触之有浸润，有时皮损处可见紫癜。恢复后留有色素沉着，自觉瘙痒感或烧灼感。本病常伴关节痛和关节炎，也可有腹痛，淋巴结肿大。

3. 荨麻疹型药疹　发病前有用药史；皮损较一般荨麻疹色泽更红艳，持续不退，剧痒刺痛，重者出现口唇、包皮等皮肤黏膜疏松部位的血管神经性水肿。

【逆向思维辨证治疗】

一、中医证型与治疗方案

（一）营卫不和

病因病机：营卫不和，风邪留恋而发。

主症：风团发无定处，多见于青少年，风团反复发作，瘙痒。舌淡红，苔薄白，脉象浮缓或正常。

逆向辨证分析：本证外感风寒或风热可导致机体营卫不和。此外，机体阴阳失衡，脏腑功能失调亦可导致营卫失和。临床无症可辨之际，可从调和营卫入手。

治法：调和营卫，祛风止痒。

方药：桂枝汤（《伤寒论》）加味。桂枝 15g，白芍 15g，白鲜皮 30g，生姜 9g，大枣 15g，炙甘草 6g。

加减：本证有三个兼证，①兼气虚证：面色少华，乏力，平素易感冒，脉弱者，加生黄芪 20g。②兼血虚证：少寐多梦，面色黄白，舌质偏淡者，加当归 15g。③兼内热证：舌尖红，口干者，加黄芩 12g。

（二）风夹湿热

病因病机：风湿热蕴于肌表。

主症：风团色红而痒，反复发作，遇热增多，头身困重、口黏，小便黄。舌质红，苔黄腻或白腻，脉滑。

逆向辨证分析：本证由风湿热蕴肤所致，风胜则痒，故风团色红而痒。风湿热三气杂合，湿性黏滞，则风邪久稽，难于祛除。本证多因外邪所致，夏秋季天地湿热氤氲，故夏秋季患者较多。湿性黏滞，易阻碍气机，清气难以上升，则头身困重，口黏腻。舌脉象皆为湿热之征。

治法：祛风清热，除湿止痒。

方药：散风除湿汤（经验方）。浮萍10g，蝉蜕10g，防风10g，黄芩12g，茵陈15g，栀子12g，厚朴9g，苍术12g，薏苡仁20g，益母草15g，通草9g，白鲜皮30g，地肤子30g。

加减：本证也有两个兼证。①兼肺卫不固证：乏力，易感冒，脉弱者，去蝉蜕、地肤子，加生黄芪20g，炒白术12g。②兼卫阳虚弱证：风团遇冷增多，面色萎黄或少华，乏力，易感冒，畏寒肢冷者，去蝉蜕、浮萍，加生黄芪30g，桂枝15g，制附子9g。

（三）血虚风恋

病因病机：血虚气弱，无以御敌，风邪稽留。

主症：风团发作日久，瘙痒，晚间多发，女性月经量少色淡，面色黄白无华，头晕乏力，动则心悸，失眠多梦。舌质淡，苔薄白，脉细弱。本证女性多见。

逆向辨证分析：血气虚亏，荣卫虚空，风邪易于侵犯，且本虚无以御敌祛风，故风邪久稽不去，风团反复发作。

治法：养血益气，和营止痒。

方药：荆防四物汤加味。荆芥10g，防风10g，熟地18g，白芍18g，当归15g，川芎10g，生姜9g，大枣15g，甘草6g。

加减：本证常见两种兼证。①兼肺卫不固证：气短乏力，易感冒，常鼻流清涕，动则心悸汗出，加生黄芪30g，炒白术12g，炙甘草6g，生姜9g，大枣15g。②兼卫阳虚弱证：遇冷风团加重，畏寒肢冷，乏力，易感冒，加生黄芪30g，制附子9g（先煎），桂枝15g。

（四）肝旺风动

病因病机：肝气偏亢，肝风内动，走于肌肤而为风团瘙痒。

主症：生气或情绪紧张时易出风团，多见于长期熬夜、嗜酒者，性格率直易怒，少寐多梦。舌尖边红，苔薄白，脉弦。

逆向辨证分析：本证患者常熬夜、嗜酒，耗伤肝阴且肝热日盛，生气或紧张则肝旺生风，走于肌肤，而为风团瘙痒。肝体阴而用阳，阴血亏虚，无以养心，故少寐多梦。舌尖边红，脉弦，皆为其征象。

治法：疏肝平肝，息风止痒。

方药：柴胡加龙骨牡蛎汤（《伤寒论》）加减。柴胡15g，白芍18g，黄芩12g，桂枝12g，茯苓18g，陈皮9g，生龙骨30g（先煎），生牡蛎30g（先煎），生姜6g，大枣12g，炙甘草6g。

加减： 大便干结者，加生大黄 6～9g（后下）；畏寒肢冷者，加制附子 9g（先煎）；长期便溏，属脾虚者，加炒山药 30g。

（五）肝经郁热

主症： 风团小而密集，遇热或情绪紧张则风团发作，瘙痒或刺痒，心烦易怒，少寐。舌尖边红，苔薄黄或薄白，脉弦。多发于高、初中生。

逆向辨证分析： 患者长期心理压力大，肝郁不伸，久则气郁化火。遇热或情绪紧张时，郁热更甚，故引动内风，发疹肌肤。

治法： 疏肝清热。

方药： 丹栀逍遥散（《内科摘要》）加减。丹皮 12g，栀子 12g，醋柴胡 12g，白芍 15g，薄荷 6g，白蒺藜 15g，白鲜皮 30g，甘草 6g。

加减： 瘙痒剧烈者，加生牡蛎 30g（先煎）；大便干结者，加大黄 6～9g；失眠多梦，加合欢皮 15g；舌苔花剥，口干者，加生地 15g，墨旱莲 20g。

二、辨治发挥

慢性瘾疹病因病机的复杂程度较高，要求无论初诊、复诊都要认真仔细，记录详细，如此才能很快或逐步识破病机，正确用药，取得良效。对于顽固且不能很快看透病机的患者，每一次的复诊如同"擦玻璃"，擦一次，干净一些，玻璃擦净了，病机也就清楚了，疾病也就即将痊愈了。所以，本病的治疗，态度认真、勤于思考是必须的。

本病的辨证要抓住核心病机，围绕核心病机，将机体内外紧密结合，将局部辨证与整体辨证相结合考虑。通常初诊患者以两种证候多见：其一，肺卫不固兼有湿热证，经治疗一段时间后，随着病情的减轻，舌质由红转为淡红或淡白，提示邪有出路。其二，风夹湿热证，通过治疗，风湿热邪祛除，达到痊愈；或风湿热少去，但又出现肺卫不固证。证候多变，难以一一详述，然总由"虚实夹杂"逐渐转为纯虚，或"先实后虚"。故证型的不断变化要求医者辨证精细，适时调整治法方药，效不更方和效必更方运用得当，才能取得满意疗效。

对于慢性瘾疹此类的难治性疾病，千万不能就事论事，这是治疗的大忌。临床发现，在很多时候，湿热往往与阳虚相伴，乍看起来，这似乎是相反的，实际上，对于慢性瘾疹来说，湿热与阳虚共存的情况很多，二者是矛盾的，但正是这种矛盾，才客观地反映疾病的错综复杂。就临床来看，湿热与阳虚共存有多种态势：其一，湿热与阳虚存在因果关系，即阳虚不能温化水湿，郁久化热；其二，素体阳虚，短期内过多进食辛辣肥甘之品；其三，素体湿热，医生过多使用苦寒之药损其阳气；其四，素体阳虚，感受外界湿热；等等。只有把这些具体的情况搞清楚了，用药才能有的放矢，取得良好疗效。

舌象是重要的辨证依据，但对于虚寒证的判定不能仅仅依据舌象。虚寒证的确定一定要综合判断，形体虚胖或瘦弱，手足不温，脉弱，大便溏，畏寒怕冷，中老年人和妇女较多，是非常关键的证候体征。如果患者身强体壮，虽然舌淡或淡胖，也不能轻易断定。

临床体会，当经过较长时间的治疗后，患者风团完全消退且已连续数天未再出现时，说明疾病取得了实质性的疗效，距完全治愈只有一步之遥。此时应注意巩固已有的疗效，勉励或告知患者要再坚持治疗 1 个多月，以免停药过早而致疾病反复。笔者就有这方面的教训，有一患者通过 2 个多月的治疗，风团已多日未出，非常高兴，自认为已经痊愈，自行停药并未再复诊，还主动介绍其他患者前来治疗。可是好景不长，2 个月后病情反复，风团又起，无奈再次接受治疗，而且疗效较第一次慢。因此，基本治愈后必须巩固治疗一段，以免复发而致治疗难度增加和疗程延长。我们专门做过观察，慢性瘾疹患者在治愈后未坚持巩固治疗者，其复发率明显高于坚持巩固治疗的患者。提示当本病达到临床治愈并停服西药抗组胺药后，再单纯吃中药巩固治疗一段时间（根据笔者的经验一般是两个月），具有巩固疗效和抗复发作用。

【外治法】

1. **药浴法** 荆芥、浮萍、徐长卿、苦参、薄荷、苍耳子、蛇床子、白蒺藜等水煎 20 分钟，适温浸泡。每次 20～30 分钟。日 1 次。

2. **涂药法** 止痒酊外涂，日 3～5 次。

【其他疗法】

1. **自血疗法** 用注射器抽取肘静脉血 2ml，快速注射于双侧足三里穴，每侧 1m，每周 1 次。部分患者有效。

2. **脐部拔罐法** 患者仰卧，取合适玻璃罐，将酒精棉球点燃，迅速投入罐内，随即取出，乘势将罐扣在脐部神阙穴，待 3～5 分钟后将火罐取下，再进行第二次。连续拔 3 罐为 1 次，每日 1 次，3 次为 1 个疗程。

【病案举例】

1. 营卫不和案 王某，女，22岁，2015年12月22日初诊。主诉：全身出现风团伴瘙痒4年，复发4个月。现病史：4年前无明显诱因全身出现风团伴瘙痒，经治疗痊愈。4个月前无诱因复发，曾于平顶山某院诊为"荨麻疹"，予地氯雷他定，盐酸左西替利嗪口服，可减轻，不能完全控制。现症见：风团每日出，遇冷热无改变，纳眠可，面黄，二便调。舌淡，舌尖稍红，苔薄白腻，脉右沉左可。诊断：慢性瘾疹（慢性荨麻疹）。辨证：营卫不和兼脾虚内热。方药：桂枝15g，白芍15g，茯苓20g，炒白术12g，陈皮9g，黄芩10g，生姜6g，大枣15g，炙甘草6g。15剂，水冲服。敏奇（盐酸氮䓬斯汀）2mg，日2次，口服。二诊：风团明显减少，西药早已停服，中药一直在服。舌淡，苔薄白，脉左弦，右可。原方去黄芩，加柴胡12g，当归15g，21剂，水冲服。三诊：风团一直未出，偶有轻痒，舌淡，舌尖稍红，苔薄白腻，脉弦。兼有肝热脾寒，改拟桂枝汤和柴胡桂枝干姜汤加减。方药：桂枝15g，白芍15g，干姜6g，黄芩10g，柴胡15g，清半夏12g，茯苓18g，陈皮10g，大枣15g，炙甘草9g，白蒺藜15g。21剂，水冲服。药后风团一直未出，随访至今未发。

按：患者初诊为营卫不和兼有脾虚内热，服用桂枝汤加减后风团明显减少，且将西药停服。二诊见患者舌尖已不红，脉却转为弦，提示内热见去，但肝气不调，原方去黄芩，加柴胡、当归，以疏肝养血。药后风团一直未出。三诊根据病情变化，改方为桂枝汤和柴胡桂枝干姜汤加减，风团未再出现而愈。通过此例可见，慢性荨麻疹通过治疗，或患者自身原因，证候会出现变化。此即《伤寒论》所谓"观其脉证，知犯何逆，随证治之"。

2. 风夹湿热案 周某，男，32岁，2014年4月6日初诊。主诉：全身出现风团伴痒3年余，加重4个月。现病史：3年前无明显诱因全身出现散在小风团，痒，未予重视及治疗，4个月前吃鱼、饮酒后皮损加重，全身出现大片风团，瘙痒剧烈，曾去多家省内中西医院皮肤科就诊，给予氯雷他定、复方甘草酸苷片等口服治疗，可控制，但停药即发。现全身见红色风团，瘙痒明显，纳眠可，二便可，脾气可。舌稍红，苔淡黄腻，脉左弱右沉。诊断：慢性瘾疹（慢性荨麻疹）。辨证：风夹湿热证。辨证分析：患者中年男性，饮食不节，过食辛辣肥甘，脾胃乃伤，蕴生湿热，外风乘之，致风湿热弥漫于肌肤，发为此病。结合脉象，提示卫气不固。当疏风除湿，清热益气。散风化湿汤加减：生黄芪30g，浮萍10g，防风12g，生栀子12g，厚朴9g，生薏苡仁20g，茵陈

12g，白鲜皮 20g，通草 9g。21 剂，水煎服。为减轻患者痛苦，同时给枸地氯雷他定片 8.8mg，每晚服 1 片。2014 年 5 月 3 日二诊：风团每日少许出，舌稍红，苔薄白，脉左弱右沉。仍以原方加减，共连续服药 2 个月余，风团逐渐减少至不出，西药停服后又纯中药巩固月余，风团未再发作。

按： 临床上风湿热蕴肤证最为常见，多为湿热内蕴，外感风邪，风与湿合，致病情缠绵难愈，宜祛风清热除湿。如果患者有气虚之征，应加黄芪益气固表。散风化湿汤是我临床上习用之经验方，方中浮萍、蝉蜕、防风疏风除湿，苍术、薏苡仁、益母草、通草燥湿渗湿，黄芩、栀子清热利湿，厚朴化湿行气，白鲜皮、地肤子苦寒而除肌表湿热，具有较好的临床疗效。

3. 肝旺风动案 李某，女，68 岁，2011 年 4 月 10 日初诊。主诉：全身出现风团伴痒 1 年。现病史：1 年前全身出现风团伴痒。曾在湖北多家医院、北京等地治疗，西药可控制，但停药即常导致喉头水肿、窒息，现每天出风团，口干，脾气急，易怒，头晕，舌嫩稍红，苔薄白少津，脉左弦，右可。诊断：慢性瘾疹（慢性荨麻疹）。辨证：肝旺风动证。辨证分析：患者老年女性，脾气急，易怒，头晕，脉弦为肝风内动之象，喉头水肿、窒息为风夹水湿上乘之象，舌嫩苔白乏津为气阴亏虚之象，证属肝旺风动证。治则治法：滋阴平肝息风，方药：墨旱莲 30g，生白芍 20g，丹皮 15g，白蒺藜 15g，薄荷 6g（后下），蝉蜕 9g，钩藤 12g（后下），山萸肉 18g，白鲜皮 20g，栀子 12g，甘草 5g，桔梗 6g。30 剂，水煎服。西药：盐酸氮䓬斯汀片 2mg，日 2 次，口服。2011 年 5 月 7 日二诊：药后风团一直未出，西药已减为 2mg/d 1 周余，舌红，苔黄腻厚，脉沉弦。中药原方去桔梗、甘草，加川朴 9g，黄芩 12g，30 剂，水煎服。氮䓬斯汀减为 1mg/d。2011 年 6 月 15 日三诊：风团未出，西药停服已 20 余天，风团仍未出，面黄少华，舌稍红，苔薄腻，脉弱。处方：浮萍 10g，防风 12g，丹皮 15g，栀子 15g，钩藤 12g（后下），墨旱莲 20g，蝉蜕 10g，川朴 6g，白鲜皮 20g，生黄芪 20g。30 剂，水煎服。药后风团未出，舌尖边稍红，苔薄白，脉弱。以原方栀子减为 12g，30 剂，巩固疗效。

按： 此例是典型的肝旺风动证，以墨旱莲、白芍、山萸肉甘酸之品以滋阴敛肝，薄荷、蝉蜕、白蒺藜、钩藤、栀子以平肝清肝息风，加桔梗、甘草以开宣肺气，缓解喉头阻塞。二诊舌转红，苔黄腻厚为湿热蕴中之象，去桔梗，加黄芩以清肺中郁热，厚朴以宽中下气除湿。三诊，患者风团未作，提示内风暂息。脉弱，面黄少华，提示中气不足，加用生黄芪以补气建中，一平肝降气，一补气升清，俾气机升降恢复。如此则正气调和，风邪自息而愈。

4. **血虚风恋兼卫阳虚案** 王某，女，32岁，2014年6月24日初诊。主诉：全身反复出风团伴瘙痒2个月余。现病史：患者自4月份起即于晚上七八点钟出风团，瘙痒，头昏，两三个小时后风团消退，症状缓解，曾于当地卫生院及我院就诊，予氯雷他定分散片、中药等口服，风团可控制，但停药后复出。目前未规范口服氯雷他定片，仅于风团出现时服用。风团每日均出。近来饮食清淡，手足不温，眠差，多梦易醒，月经延迟，色稍暗，大便干，2~3日1次，面黄形瘦，食后腹胀。舌淡，苔薄白，脉沉细弱。诊断：慢性瘾疹（慢性荨麻疹）。辨证：血虚风恋证兼卫阳不固，脾虚失运。治当温阳固表，养血祛风，健脾助运。方药：生黄芪20g，桂枝15g，白芍15g，制附子9g（先煎），当归15g，炒白术10g，茯苓18g，陈皮9g，生姜6g，大枣15g，炙甘草6g。21剂，水煎服。氯雷他定分散片5mg，每晚1次口服。药后风团未出，氯雷他定片逐渐减量至停，饮食增进。原方加熟地、夜交藤，去炒白术，连续服用4个月，停服氯雷他定，风团一直未出而愈。电话随访至今未复发。

按：患者眠差，梦多易醒，月经延迟为心肝之血不足之证，夜晚7~8时（戌时）为手厥阴心包经所主，故心血虚则届时风团发作；面黄形瘦，食后腹胀为脾虚失运之象；舌淡，脉沉细弱，手足不温为阳虚之候。根据辨证，采用桂枝加附子汤合玉屏风散、四君子汤，温阳固表，养血健脾，俾阳气复，气血盛，脾运健，则风邪自无可居之处而外出，其病乃愈。

5. **肝旺风动，脾寒湿蕴案** 朱某，女，49岁，2014年9月9日初诊。主诉：全身出现风团伴瘙痒十余年。现病史：十余年来全身出现风团，痒。西药可控制，停药则发。现风团白天好发，腹腰部较多，痒剧，多梦，月经已绝。畏热，易汗出，常烘热汗出，脾气急。舌淡胖，苔白腻厚，脉沉弦。诊断：慢性瘾疹（慢性荨麻疹）。辨证：肝旺风动兼脾寒湿蕴。辨证分析：结合患者年龄，已绝经，伴烘热汗出、烦躁，脉沉弦，提示患者为阴阳失衡，肝气亢旺，舌淡胖，苔白腻则为脾寒湿蕴之象，结合风团发作的部位，多在中焦，当从肝脾治之。方用柴胡加龙骨牡蛎汤加减。柴胡12g，桂枝12g，黄芩12g，清半夏12g，干姜9g，苍术15g，薏苡仁30g，陈皮9g，生牡蛎（先煎）30g，生龙骨30g，炙甘草6g。15剂，水煎服。氯雷他定分散片10mg，每晚1片，口服。药后风团未出，氯雷他定片减为每晚1/4片。原方加减服用1个月后，西药停服，风团未出，继服原方加减巩固2个月，疾病治愈。

按：此案病机复杂，寒热错杂，肝脾同病。既有肝旺生风，又有脾寒湿蕴，慢性荨麻疹反复不愈的原因主要责之于内风，结合患者症状，无明显外风表现，故治疗上主要息内风，用柴胡加龙骨牡蛎汤加减治疗，意在平肝息风，温脾化湿，令肝风息，脾得温而内湿除，风团自退。

6. 眼睑下慢性瘾疹案 杨某，男，3岁，家住武汉市。2011年12月27日初诊。主诉：下眼睑反复出现风团伴瘙痒2年。现病史：近2年来，患者下眼睑反复出现风团伴瘙痒，在湖北省多家大医院中西医治疗，只能临时控制。通过好大夫在线网上联系多次后来诊。患儿来诊时暂无风团出现，纳食尚可，二便如常。舌稍红，苔薄腻，脉略滑。诊断：慢性瘾疹（慢性荨麻疹）。辨证：风热夹湿，处以中药配方颗粒：浮萍、防风、炒杏仁、栀子、茯苓皮、生薏苡仁、川朴、通草、地肤子各1包，15剂，水冲服。二诊：药后风团约数天出1次，痒，纳食二便如常，盗汗，其母出示所拍风团照片，双下眼睑承泣穴处对称性风团，一边1个。舌稍红，略胖，苔薄腻，脉细。根据风团发生的部位，应当采用经络辨证。证属阳明经风热夹湿，当疏解阳明经风热，兼以除湿，处方：淡竹叶6g，生石膏30g，连翘10g，赤芍10g，黄连3g，生薏苡仁10g，茵陈10g，白鲜皮10g，甘草3g，40剂，水冲服。三诊：药后40天来，风团仅出现2次，其中1次还与口服感冒药有关。纳可，舌红，苔心薄白腻，余苔剥脱，脉左弱，右可。上方去赤芍，加生地12g、麦冬6g、丹皮6g、秦艽6g。30剂，水冲服。药后风团未再出现而病愈，随访至今，风团未复发。

按：本例是少见的慢性瘾疹病例，其风团只发生在承泣穴处，初诊来诊时患儿没有出风团，只是按照常规辨证开药，疗效一般。二诊其母出示照片示特殊的发病部位时，立刻采用了经络辨证，认为风团发生在阳明经，自然风热就在阳明经，以竹叶石膏汤加减清解阳明经风热，疾病很快治愈。可见逆向思维辨证在临床是非常重要的。

7. 脾肾阳虚，风湿蕴肤案 刘某，女，60岁，2017年7月5日初诊。主诉：全身反复出现风团伴瘙痒1年余。现病史：患者30年前曾反复出风团伴瘙痒，于河北某医院输液，服用氯雷他定片后风团消退，未再复发。1年前又出现上症，反复不愈，持续至今。口服左西替利嗪片，效可，停药则反复。现全身泛发风团伴瘙痒，严重时双眼睑及唇肿，夜间瘙痒明显，遇冷易出风团，眠差易醒，纳差，食生冷易腹泻，面黄，体瘦，二便正常，舌淡苔厚腻，脉右弱左沉。诊断：慢性瘾疹（慢性荨麻疹）。辨证：脾肾阳虚，风湿蕴肤。辨证分析：患者老年女性，中土渐亏，脾阳不足，水湿不化，湿气困脾，故见纳差，食生冷即腹泻；气血生化乏源，故见面黄，体瘦；患者遇冷出风团，苔厚腻，提示脾肾阳虚，卫外不固，风与湿蕴于肌肤，故见泛发风团、瘙痒。治当温阳健脾，祛风除湿。处方：生黄芪 30g，黑顺片 12g（先煎），干姜 9g，茯苓 20g，陈皮 9g，当归 15g，龙眼肉 10g，炒白术 15g，大枣 15g，炙甘草 6g，防风 12g，桂枝 12g。15 剂，水煎服。盐酸奥洛他定片 5mg，日 1 次，口服。二诊：风团发作次数、数目较前减少，舌淡，苔厚腻淡黄。提示湿蕴化热，原方略作调整：生黄芪 20g，桂枝 12g，干姜 6g，黄连 6g，清半夏 10g，当归 15g，白芍 18g，茯苓 20g，陈皮 9g，炒枣仁 30g，防风 15g，甘草 6g。30 剂，水煎服。药后风团止，舌淡苔腻，脉右弱左可。以此方加减连续服用 1 个半月，西药渐停服，风团连续 1 个月未出而愈。随访至今未复发。

按：患者年届花甲，脾肾阳虚而致卫外不固，风湿侵袭而发风团。治疗始终以温阳健脾，祛风除湿为法。为减轻患者痛苦，加盐酸奥洛他定片半量临时控制，风团逐渐减少，最终达到西药停服，风团止而长期不发之效。

【预防与调摄】

1. 饮食有节，起居有常，少食鱼虾蟹。
2. 根据天气情况，注意衣服增减，预防感冒。
3. 适当锻炼，增强体质。

附：关于辨证口服中药配合抗组胺西药问题

慢性瘾疹是一种顽固难治的变态反应性疾病，患者全国各地多处求治，疗效不佳，治疗信心逐渐丧失，此时亟须控制风团发作，建立其信心，使其坚持治疗，同时还要求得到较好的远期疗效。因此，中西医结合治疗成为"标本兼治"的最佳选择。

一般认为，西药的优点是药物作用靶点清楚，作用肯定，起效快，但疗效短暂，停药则风团复发，以致许多患者几年、十几年每天服药，部分患者出现肝功能损害、肥胖等副作用，不少患者对地市及省级医院不信任，直至求诊到北京、上海、广州等地的顶级西医院，开出的处方与县级医院的处方并无二致，令患者更加绝望，还有顶级专家说出了"掏心窝子"的话：此病无法治愈，请回吧。可见，西医专家的无信心和无奈，直接传递给患者，使患者处于欲放弃治疗，但又因瘙痒难耐不得不四处辗转求治的状态。

中医治疗有其独特的理论与方法，"治病必求于本"是其基本理念，擅长调整功能的紊乱是其优势所在。对于一些病情较重，风团量多剧痒的患者，短时间内控制其症状较难做到，因此，如果不能尽快控制风团发作，患者就对治疗缺乏信心，降低依从性，另寻"高明"，你就无法继续治疗。

鉴于中西医各自的长短，选择中医治本，疗效持久的优点，图其愈后不复发；选择西药治标，当即控制风团发生，迅速解除患者痛苦，恢复并增强治疗信心，继续下一步的治疗。这是十分完美的治疗方案，优势互补，患者受益。需要指出的是，中医治疗是贯彻始终的，西药运用是暂时的，应当在控制风团后逐渐减少西药剂量，直至停药。

在中医辨证治疗的基础上，西药的运用体会：①抗组胺药运用以能控制风团为原则，剂量愈小愈好。一种西药可以控制，就不需要使用两种，利于下一步减药停药。②抗组胺药如果不能控制风团发生，可以加用激素和雷公藤多苷甚至环孢素等，风团控制后根据患者病情先减一种，最后减抗组胺药。③抗组胺药减量方法：一般采用每次减少一半剂量的方法。不建议采用隔天减量的方法，临床观察证明，隔天减量很难达到减停的目的。④我们临床观察发现，中药和西药同时运用于同一患者，其疗效不是 1 + 1 = 2，而是 1 + 1 > 2，尤其是一些顽固、风团多的患者，这种效应体现较为突出。其原理如同一个顽固罪犯的改造，在说服、劝导的同时，适当给予强制性措施，可以当即控制其进一步犯罪，而且，持久的压制可以消其锐气，令其犯罪的冲动逐渐降低，促其恢复平和、正常的状态（时间可以淹没一切）。因此，西药的强行控制既是短期疗效，也是配合中药实现远期疗效的一种方法和措施。

（刘爱民　徐胜东）

第四节　胆碱能性荨麻疹

胆碱能性荨麻疹，属于中医"瘾疹"范畴，临床表现为遇热或精神紧张则皮肤刺痒，风团密集而小，伴有心烦急躁等症。因本病与慢性荨麻疹病因病机和临床表现不尽相同，故单列论述。

【病因病机】

"风为百病之长，善行而数变"，中医认为风邪是荨麻疹的核心病机，且风邪致病既可外感，又可内生。因为胆碱能性荨麻疹的发病多与情志有关，故多从内风论治，厥阴为风木之脏，常是关注的重点。肝主疏泄，喜条达而恶抑郁，若长期情志抑郁或紧张，心理压力过大，则肝经郁闭，日久化热，又因"风气通于肝"，风热相煽，而致风团发作；或因肝经郁热日久而营血虚滞，风邪留恋，营卫不和而发。其典型症状为遇热或情绪激动后出风团，瘙痒，可兼见性情急躁易怒、口干口苦、月经不调等其他症状。

西医学认为胆碱能性荨麻疹是荨麻疹的一种特殊类型，其发病机制尚未完全明确，约占慢性荨麻疹的 5% ~ 7%。青少年尤其是高年级如初、高中生多发，多由学习紧张，心理压力较大导致。

【诊断要点】

1. 遇热、运动、出汗，或情绪激动时易发病，多见于青年人。

2. 皮损为密集细小风团，周围或有红晕，偶尔风团可以融合，或发展为血管性水肿。

3. 自觉皮肤刺痒。

【鉴别诊断】

1. **土风疮（丘疹性荨麻疹）** 多与昆虫叮咬有关，春秋季儿童多见。皮损好发于躯干、四肢伸侧，为群集或散在的风团样丘疹，顶端常有小水疱，遗留暂时性色素沉着，自觉瘙痒。

2. **猫眼疮（多形红斑）** 好发于冬春季节；发病急骤，皮损为丘疹、水疱等多形损害和具有虹膜样特征性红斑，重症可有严重的黏膜、内脏损害。

【逆向思维辨证治疗】

一、中医证型与治疗方案

（一）肝经郁热

病因病机：肝郁化热，久而生风，外达皮肤，发为瘙痒与风团。

主症：多见于学习紧张，心理压力过大之初中生和高中生。遇热或情绪激动后出细小风团，刺痒不适，伴见性情急躁易怒、口干口苦、心烦等，女性患者或有月经不调。舌尖边红，苔薄黄，脉弦。

逆向辨证分析："风气通于肝"，长期心理压力过大，肝气郁久，化热生风，遇热或紧张激动则更易生风而发病。心烦性急，舌尖边红，口干口苦，脉弦等皆为肝经郁热之象。

治法：疏肝清热、祛风止痒。

方药：丹栀逍遥散（《内科摘要》）加减。丹皮 12g，栀子 15g，柴胡 15g，白芍 18g，薄荷 3g，蝉蜕 10g，白蒺藜 15g，生牡蛎 30g（先煎），白鲜皮 20g，炙甘草 6g。

（二）表寒热郁，肝气不调

病因病机：风寒表证未除，加之肝气郁结，郁热生风而发病。

主症：微有恶寒，偶发寒战而汗毛立起如鸡皮状，遇热或紧张则皮肤刺痒并出红色细小风团，汗出则刺痒缓解。性格忧郁或急躁，口干。舌稍红，苔薄白，脉浮弦。

逆向辨证分析：感受风寒后未完全治愈，加之肝气郁结，郁热不得僭越，故生风而变生刺痒。此证与上证相较，添加表证未解而形成的郁热而已。两"郁"相加，故刺痒较甚。舌脉均支持本证。

治法：辛散表寒，疏肝清热。

方药：柴胡桂枝汤（《伤寒论》）加减。柴胡 15g，桂枝 12g，黄芩 12g，生石膏 20g（先煎），丹皮 9g，蝉蜕 9g，生姜 6g，大枣 12g，炙甘草 6g，白鲜皮 15g。

二、辨治发挥

本证除以上两种证候外，还有较多兼夹证，可以临证加减，所谓"知犯何逆，随证治之"。如兼有阳明腹实者，加大黄、芒硝；兼有外感郁热者，加荆芥、连翘、淡豆豉；兼有脾寒者，可加干姜，等等，肝经郁热是最为常见的病机。充分发挥中医辨证施治的优势，方证相合，使肝经郁热得解，内风息而外风散，则疾病自愈。

【病案举例】

1. 肝经郁热案 李某，女，16 岁，学生，2018 年 12 月 2 日初诊。主诉：

运动或情绪激动后出现风团、刺痒2个月余。现病史：患者于2018年9月无明显诱因，运动或情绪激动后出现风团、刺痒，于郑州某三甲医院就诊，诊断为"胆碱能性荨麻疹"，口服枸地氯雷他定、复方甘草酸苷等药物治疗，效可，停药后上症反复。现症见：因运动或情绪激动后出现风团、刺痒，纳眠可，二便调，月经可，口干口苦，口臭，舌尖红，苔薄白腻，脉沉。诊断：胆碱能性荨麻疹。证属肝经郁热，治应疏肝清热息风。方选丹栀逍遥散加减：丹皮12g，栀子12g，柴胡12g，薄荷5g（后下），白芍15g，白蒺藜20g，连翘15g，茯苓20g，白鲜皮15g，白豆蔻6g（后下），甘草6g。21剂，水煎服。

二诊：因故未及时复诊，中药一直连服近3个月，自行停服西替利嗪片。现偶有刺痒，但风团几乎未出，舌尖红，苔白腻，脉右弱，左平。方药：柴胡12g，丹皮9g，栀子10g，白蒺藜15g，防风12g，炒苍术15g，薏苡仁20g，白豆蔻9g（后下），当归15g，生姜6g，大枣15g，甘草6g。15剂，水煎服。

三诊：偶有瘙痒，程度较轻，舌尖红苔薄白，脉右弱，左平。中药初诊方加防风9g，生牡蛎30g（先煎），21剂，水煎服。药后风团、瘙痒症状消失，舌红，苔白，脉弱。中药原方加生地15g，21剂，以巩固疗效。随访至今未复发。

按： 本例患者初诊时，根据其运动或情绪激动后出现风团、瘙痒，口干口苦、口臭，舌尖红等症状，辨为肝经郁热证，给予丹栀逍遥散加减。服药3个月后复诊，风团基本未出，但时有刺痒，舌尖红，苔白腻，湿热之象转重，治疗方案调整为清热除湿，祛风疏肝。三诊时苔由白腻转为薄白，又调整为丹栀逍遥散加健脾除湿类药物，同时加入生牡蛎重镇平肝，很快诸症消失，巩固治疗后痊愈停药。

2. **表寒热郁，肝经郁热，兼有脾湿案** 王某，男，20岁，2015年3月14日初诊。主诉：遇热或情绪激动时出现细小风团，刺痒10个月余。现病史：患者自去年5月份游玩后，遇热或情绪激动时全身出细小风团，刺痒。曾于当地医院就诊，诊为"荨麻疹"，具体用药不详，有效，但运动后仍有针刺感。近15天风团又出，口服西替利嗪片可控制。刻下偶有轻微恶寒，汗出少，遇热或情绪激动时全身出细小风团，刺痒，纳眠可，大便不成形，每日1次。舌淡，舌尖红，苔白腻稍厚，脉沉，右稍弦。诊为胆碱能性荨麻疹，证属表寒热郁，肝经郁热，兼有脾湿。治应微散表寒，疏肝清热，除湿健脾，方用柴胡桂枝汤加减：柴胡12g，桂枝9g，黄芩15g，牡丹皮10g，白芍15g，炒苍术15g，薏苡仁20g，陈皮9g，生姜6g，大枣15g，炙甘草6g，白蒺藜15g。15剂，水煎服。二诊：遇热未痒，舌尖稍红，苔薄白，脉沉。中药原方去白蒺藜，加生牡蛎（先煎）30g，21剂，水煎服。此后以此方加减连续服用2个月余，瘙痒及风团止而未发，又巩固治疗2周，随访至今未见复发。

按： 本例患者病情较为复杂，属于轻微表寒，又有肝经郁热和脾湿，采用柴胡桂枝汤加减，其间又出现不同兼夹证，随证治之，连续治疗3个月，最终治愈。对于此类表里同病，虚实夹杂之证，辨证务必精细，用药主次兼顾，方能取得好的疗效。

3. **肝经郁热案** 尚某，男，22岁，大三学生。主诉：遇热或紧张则皮肤刺痒，出小风团8年。现病史：近8年来遇热或紧张则感觉皮肤刺痒，出现小风团，服西药不能完全控制，形瘦，纳可，舌淡红，苔薄白稍腻，脉弦。诊断：胆碱能性荨麻疹。辨证：肝经郁热。治应疏肝解郁，清热息风。方用丹栀逍遥散加减（中药配方颗粒）：丹皮12g，栀子12g，柴胡12g，薄荷3g，白芍18g，当归18g，阿胶12g，白蒺藜20g，蝉蜕12g，白鲜皮20g，甘草3g。7剂，水冲服。药后风团减少，剧痒亦减，舌脉同前。原方加生龙齿30g，钩藤12g，7剂，水冲服。三诊：病情减轻大半，舌淡红，苔薄白腻，脉弦。上方加减连服月余，风团未再出现而愈。

按： 胆碱能型荨麻疹多见于高中生，尤其以高三生多发。主要原因是心理压力大所致。中医辨证多属肝经郁热，丹栀逍遥散加减常收良效。本病之形成原因是长期的肝气郁结化热生风，疏肝清热是重要且有效的治法。

【预防与调摄】

1. 饮食有节，起居有常，少食鱼虾蟹。
2. 根据天气情况，注意衣服增减，预防感冒。
3. 适当锻炼，增强体质。

（徐胜东）

第五节 四弯风（特应性皮炎）

四弯风病名出自清代祁坤《外科大成》："四弯风，生于腿弯脚弯，一月一发，痒不可忍，形如风癣，搔破成疮。"《医宗金鉴·外科心法要诀》将其编为歌诀："四弯风生腿脚弯，每月一发最缠绵，形如风癣风邪袭，搔破成疮痒难堪。"根据临床所见，四弯应为肘弯、膝关节弯（腘窝）。其特征是四弯常有红斑干燥、脱屑而痒，严重时头面至全身也常累及，并可因抓搔而糜烂流滋。本病西医学称之为"特应性皮炎"或"异位性皮炎"。本病各年龄段均可发病，儿童和青少年高发，多于婴幼儿时期发病，并迁延至儿童期和成人期。皮损以湿疹样皮疹，剧烈瘙痒，反复发作为临床特点。本病病程长，反复发作，缠绵难愈，可对患者身心健康造成严重影响。

【病因病机】

四弯风临床上分为婴儿期、儿童期和成人期。根据本病皮损为红斑、丘疱疹、瘙痒，总属湿热蕴肤。发于四弯者，因脾主四肢，故多属脾经湿热。发于头面者，多属心火脾湿。发于全身者，多属于肺肝湿热。本病的湿热之源，早期（婴儿期）常以头皮黄色脱屑为先兆，以颜面部和四肢红斑丘疹，融合成片，糜烂渗液伴瘙痒等多形皮损为表现，多为父母湿热遗留。儿童期以四肢屈侧皮损如肘窝、腘窝暗红斑、少量渗出为主症，常为脾虚湿热，兼外界湿热侵袭。成人期以肘窝、腘窝、四肢及躯干皮损干燥，局限性苔藓样变为特征，常为脾虚或过食辛辣肥甘，湿热外发或兼湿热侵袭。皮损为红斑干燥肥厚者，多系湿热化燥，日久也可因长期抓搔，津血亏耗，转为血虚风燥。

本病辨证可参照湿疮的辨证思路。可根据皮损的部位确定经络、病变脏腑，以心、肝、脾、肺病变多见。皮损发于体表阳经循行部位者，多属外界因素参与；发于体表阴经循行部位者，常为脏腑病变导致。此外，根据皮损部位，可以得知受累的脏腑、经络或脏腑病变通过经络湿热犯及皮肤。

西医学认为本病与遗传、环境因素、免疫功能失调等有关。

【诊断要点】

根据 Williams 诊断标准，诊断特应性皮炎必须具有皮肤瘙痒史，及以下3条或3条以上标准：①屈侧皮肤受累史，包括肘窝、腘窝、踝前、颈部（10岁以下儿童包括颊部）；②个人哮喘或过敏性鼻炎史（或4岁以下儿童的一级亲属中有特应性疾病史）；③全身皮肤干燥史；④可见的屈侧皮炎（或4岁以下儿童在面颊部或前额和四肢伸侧可见湿疹）；⑤2岁前发病

（适用于 4 岁以上患者）。张建中教授团队提出的"中国标准"则比较简捷：①病程超过 6 个月的对称性湿疹；②特应性个人史 / 家族史（包括湿疹、过敏性鼻炎、哮喘、过敏性结膜炎等）；③血清总 IgE 升高和 / 或外周血嗜酸性粒细胞升高和 / 或过敏原特异性 IgE 阳性（过敏原特异性 IgE 检测 2 级或 2 级以上阳性）。符合第 1 条，另外加上第 2 条或第 3 条中的任意一条，即可诊断。

1. 本病各年龄段均可发病，青少年及儿童最常见。

2. 具有遗传倾向，常合并有哮喘、过敏性鼻炎等疾病。

3. 皮损婴儿期常以头皮黄色脱屑，颜面部和四肢红斑丘疹、融合成片，糜烂渗液伴瘙痒等多形皮损为表现，儿童期以四肢屈侧皮损如肘窝、腘窝暗红斑、少量渗出为主，青年及成人期以肘窝、腘窝、四肢及躯干皮损干燥，局限性苔藓样变为主。

4. 本病病程长，易反复发作，倾向于慢性。

【鉴别诊断】

特应性皮炎属于中医"四弯风""胎敛疮""奶癣""湿疮"范畴，但其与湿疮的发病机制不尽相同。湿疮的发病与自身脏腑功能和外界环境变化都有关系，而特应性皮炎的婴儿期主要与母体湿热遗留和自身因素有关；特应性皮炎儿童和成人期则与湿疮发病机制大致相同，但也存在一定差异，如常兼燥热、心火等。在特应性皮炎的治疗中，一定要结合患者具体情况进行分析，不能一概而论。

1. **湿疮（湿疹）** 无一定发病部位，本人和家族中无哮喘、鼻炎等过敏性疾病史。皮损呈对称分布，多形损害，有渗出倾向。反复发作，易成慢性。

2. **面游风（面部脂溢性皮炎）** 与特应性皮炎婴儿期鉴别。头皮、面部有红斑，上覆白屑，或有灰黄或棕黄色油腻性鳞屑，有时累及肩区、鼻唇沟、耳后，瘙痒轻，或伴毛发干枯、脱落。病程缓慢，常急性发作。

3. **摄领疮（神经性皮炎）** 与特应性皮炎儿童及青年期鉴别。皮损多见于颈、肘伸侧、尾骶等处，边缘清楚，初起为密集丘疹，日久形成苔藓样变。粗糙增厚如牛项之皮。

【逆向思维辨证治疗】

一、中医证型与治疗方案

（一）心火脾湿

病因病机：胎毒遗热，脾虚失运，湿热蕴阻肌肤。

主症：多见于婴儿期。发病迅速，以头面部和四肢常见。皮疹以颜面部红斑、丘疹，融合成片，糜烂渗液伴瘙痒，色鲜红，呈散在性和集簇性分布；烦躁不安，眠差，纳呆，舌尖红，苔白厚腻，指纹紫滞。

逆向辨证分析：头面的红斑、丘疹或水疱等湿热皮损表明为其所主的心肺病变或为母体湿热侵犯心肺，四肢皮损则表明湿热为脾经病变，脾主四肢故也。

治法：清心健脾祛湿。

方药：三心导赤散加减。连翘心 6g，栀子仁 6g，莲子心 6g，竹叶 6g，生地 6g，苍术 6g，山药 9g，太子参 10g，陈皮 6g，黄柏 6g，薏苡仁 9g，麦芽 6g，白鲜皮 10g，生甘草 3g。

（二）肺肝湿热

病因病机：肺肝二经湿热，流于肌肤而发。

主症：红斑、丘疱疹全身泛发，瘙痒剧烈，多处糜烂流滋。患儿哭闹不止，大便干，尿黄。舌红，苔白腻或黄腻，指纹紫或脉滑。

逆向辨证分析：湿热蕴积肺肝，肺主皮毛，则湿热泛发全身。

治法：清肝宣肺，除湿止痒。

方药：龙胆泻肝汤和麻黄连轺赤小豆汤（《伤寒论》）加减。龙胆草 5g，黄芩 6g，荆芥 5g，连翘 6g，赤小豆 6g，桑白皮 6g，柴胡 3g，苍术 6g，茯苓 10g，通草 3g，白鲜皮 10g，甘草 3g。

（三）脾虚湿蕴

病因病机：脾虚运化无力，水湿内蕴化热，湿热阻于肌肤，或外来湿邪困脾所致。

主症：多见于婴儿期和儿童期，病程较长。四肢屈侧如肘窝、腘窝处暗红斑，抓破少量渗出，散在丘疱疹或皮肤色素沉着。可伴倦怠乏力，面黄形瘦，食欲不振，大便稀溏。舌质淡，苔白腻，脉弱或指纹色淡。

逆向辨证分析： 逆向辨证须首看皮损部位，再辨皮损性质。四肢屈侧、腘窝红斑，脱屑或少许渗出乃湿热征象，四肢为脾经所主，脾虚无力运化水湿，流于其所主故也。日久常伴色素沉着。

治法： 健脾除湿，清热止痒。

方药： 参苓白术散（《太平惠民和剂局方》）加减。党参 6g，白术 6g，茯苓 10g，砂仁 3g（后下），炒扁豆 6g，薏苡仁 10g，当归 6g，黄柏 6g，防风 6g，白鲜皮 10g，炙甘草 3g。

（四）血虚风燥

病因病机： 分为两种。①湿热久居肌肤，湿热伤及阴血而化燥生风；②脾气虚或脾阳虚，无力运化水湿，水湿与气血瘀滞于肌肤而成。

主症： 多见于青年与成人期，皮损以肘窝、腘窝、四肢及躯干屈侧局限性干燥，红斑或丘疹融合或丘疹后皮肤浸润肥厚而呈苔藓样变，剧烈瘙痒，抓挠可致轻度糜烂渗出。湿热伤阴化燥者，红斑略红，瘙痒甚，抓之容易流滋少许，舌红，苔腻，脉滑。脾虚水湿与气血瘀滞者，红斑较暗而厚，抓之渗液很少，形体偏瘦，纳差，口干，眠差，或畏寒，大便溏或时干时溏。舌质偏淡或淡胖，苔薄白腻，脉细弱。

逆向辨证分析： 两种病机均为脾经病变。前一种主要为实证，为因实致虚，故红斑较红而燥。后一种为因虚致实或虚实夹杂，故红斑较暗而厚，但对于此种血虚风燥之成因则应深究，不可只看现象，不察根本，否则即有"治标不治本"之虞。病程长久，脾气虚或脾阳虚，水湿蕴积日久，气血运行不畅，湿瘀阻滞与肌肤，故皮损为四弯或其他部位干燥脱屑伴肥厚色沉，形成苔藓样变。本证外观为燥，实则为水湿蕴积，不得气化，湿瘀阻滞肌肤所致。治疗不可只养血润燥，必须健脾通阳，化湿活血，俾湿化血运，则燥去肤润。（更详细解释见"湿疮"一节）

治法： 1. 除湿清热，养血祛风。

2. 健脾通阳，化湿活血。

方药：

1. 二妙丸合当归饮子（《重订严氏济生方》）加减。黄柏 10g，苍术 12g，当归 12g，生地 12g，丹皮 12g，白鲜皮 30g，蜈蚣 2 条。

2. 黄芪桂枝五物汤（《金匮要略》）加减。生黄芪 20g，桂枝 15g，白芍 15g，茯苓 18g，陈皮 9g，炒白术 12g，当归 15g，鸡血藤 30g，蜈蚣 2 条，乌梢蛇 10g，甘草 6g。

二、辨治发挥

四弯风以小儿常见，其发病多与心脾肝肺有关。心火脾湿是常见的中医证型。究其原因，多由母体湿火遗留所致，治疗不宜采用苦寒之品，而应施以辛凉淡渗之剂，以免伤及脾阳。另治疗小儿时，要充分考虑到孩子的口感，不能过于苦寒，否则喂药困难，且易导致脾伤。除了口服中药外，根据患儿皮损情况，配合中药泡洗，以尽快祛除肌肤之湿热，取得良好疗效。

临床也常见皮损较重，采用淡渗清热法无效的患者，遇到此种情况，只要湿热较重，脾胃不虚，可以短期采用苦寒清利法，使用龙胆草、黄柏等，常常收到快速疗效。但应注意中病即止，不可久用，以免苦寒伤脾。

【外治法】

1. 中药湿敷法　用于糜烂流滋者。龙胆草、马齿苋、蒲公英、白鲜皮，各 30g，水煎放凉后，用干净毛巾蘸取药液，拧至不滴水为度，敷于糜烂渗液处。每次 20 分钟。日 1～2 次。疗效确切。

2. 中药药浴法　黄柏、苍术、薏苡仁、苦参、白鲜皮各 30g，防风 20g，水煎置温后泡浴，日 1 次。每次 20 分钟。适用于皮损面积大，以丘疱疹、红斑为主，或有小片糜烂的患者。

3. 皮损干燥肥厚者，青黛散油膏、普连软膏外抹，日 2 次。对于明显苔藓化的皮损，可采用封包疗法，即外涂药膏后，用保鲜膜封包 4 个小时，每天 1 次。也可采用热烘疗法，及外涂药膏后，用电吹风机对准药膏热吹，促使药物渗透。能显著提高疗效。

4. 对于干燥皲裂者，当归紫草油外涂，日 2 次。

【其他疗法】

1. **推拿疗法**　患者取坐位或卧位，全身（包括皮损区和非皮损区）涂抹润肤剂后，辅予以按摩手法。基本手法：发作期：清天河水（施术者一只手轻握患儿手掌，使患儿的手臂放松，另一手使用食指和中指指腹从手腕处往肘弯处轻轻地推动 100～500 次左右），揉中脘，沿两侧膀胱经抚背；缓解期：摩腹，捏脊，揉按足三里。随症加减：疹红，渗液明显者，加强清天河水；皮肤干燥者，揉按三阴交；瘙痒明显，揉按曲池，揉按风池，三阴交；夜眠差，猿猴摘桃；便溏，揉脐，加强摩腹；便干，揉天枢。每个手法操作 3 ~ 5 分钟。隔日 1 次，10 次为 1 个疗程。适用于儿童患者。

2．**敷脐疗法** 青黛油膏或普连软膏敷于脐部，外贴专用空白脐贴。或将黄柏、苍术、苦参等量，超细粉碎装瓶备用。用时取适量，用蜂蜜与陈醋调匀成膏，敷于脐部，外贴专用空白脐贴。2 日换药 1 次。对药物或贴布过敏者，禁用。

3．**乳母服药法** 如患儿喂药困难，而又必须服药治疗，可令乳母服药，药物通过乳汁进入患儿体内而起作用。

【病案举例】

1．**脾虚湿热案** 黄某，女，8 岁，2017 年 5 月 19 日初诊。主诉：四肢手背出红斑，干燥，痒 7 年余。现病史：出生不久，即全身出红斑，干燥，瘙痒，曾去多家医院治疗，疗效不佳。现肘窝、腘窝、手部红斑，干燥，脱屑，纳一般，大便时干。舌红，苔黄腻，脉尚可。诊断：四弯风（特应性皮炎）。根据皮损分布于四肢与手部，责之于脾。证属脾虚湿热，治应健脾清热利湿。方药：黄精 12g，生白术 10g，生地 12g，炒黄连 4g，栀子 10g，丹皮 10g，神曲 15g，北沙参 12g，大黄 4g（后下），川朴 5g，白鲜皮 15g，15 剂，水煎服。0.03% 他克莫司软膏（普特彼软膏）10g×1 支，外用。二诊：皮损大部消退，舌尖红，苔白稍腻，脉弱，大便转正常。中药原方去大黄，加生山药 10g，15 剂，水煎服。三诊：皮损基本消退，面黄不华，舌尖红，苔薄白，脉弱。方药：黄精 12g，山药 12g，竹叶 6g，莲子心 5g，生地 15g，北沙参 12g，鸡内金 9g，玉竹 10g，白鲜皮 15g，甘草 6g。15 剂，水煎服。药后皮损完全消退而愈。

按： 本例患者出生不久即全身出红斑，干燥，痒，病程较长。现其肘窝、腘窝、手部红斑，干燥，脱屑，乃由脾虚引起；大便时干，舌红，苔黄腻，一派湿热之象，需要明确的是，此湿热乃脾虚生湿，蕴久化热而致湿热。所以治疗以健脾除湿为主，佐以苦寒，脾运恢复则湿无来源，皮损自退。本例患儿除了脾气虚外，兼有阴伤，故加用了玉竹、沙参、黄精之类的养阴健脾之品。

2．**风热血燥案** 卢某，男，18 岁，2016 年 6 月 21 日初诊。主诉：全身皮肤干燥十余年。现病史：患者 10 年前出现上述症状，曾在多家医院皮肤科治疗，效欠佳。现全身皮肤干燥，瘙痒，纳眠可，二便调，舌淡红，苔薄白，脉沉细。诊断：四弯风（特应性皮炎）。辨证：风热血燥。治法：疏风清热，养阴润燥。方药：桑叶 10g，防风 10g，黄芩 12g，苍术 12g，陈皮 6g，当归 15g，鸡血藤 30g，白鲜皮 20g，甘草 5g。20 剂，水煎服。二诊：皮损基本消退，恢复润泽，痒几乎消失。舌尖边红，苔薄白，脉可。方药：桑叶 9g，蝉蜕 9g，生地 18g，百合 20g，丹皮 15g，鸡血藤 30g，陈皮 6g，云苓 15g，北沙参 15g，甘草 6g，栀子 12g。20 剂，水煎服。三诊：皮肤恢复正常，已临床治愈。以原方 15 剂巩固疗效。

按： 本例患者患病十余年，曾在多家医院治疗，但效欠佳。全身皮肤干燥，瘙痒，系病程日久，津液营血耗伤，生风化燥，不能濡养肌肤所致。治疗以疏风清热，养阴润燥为法，皮损很快消退。

【预防与调摄】

1. 合理洗浴，清洁皮肤。
2. 饮食有节，少食鱼虾蟹，辛辣、刺激性食物，避免诱发和加重因素。
3. 起居有常，避免熬夜和精神过度紧张。
4. 适当锻炼，增强体质。

（徐胜东）

第六节　土风疮（丘疹性荨麻疹）

土风疮是皮肤科常见病，相当于西医学的丘疹性荨麻疹。隋代巢元方《诸病源候论·疮病诸候·土风疮候》曰："土风疮，状如风胗而头破，乍发乍瘥，此由肌腠虚疏，风尘入于皮肤故也，俗呼之为土风疮也。"根据其皮损特点，也有认为其和古籍记载的"水疥"相似者。《诸病源候论·疮病诸候·疥候》说："水疥者，痞瘰如小瘭浆，摘破有水出。"丘疹性荨麻疹是多发于春、秋季，并与昆虫叮咬有关的迟发型变态反应性皮肤病，好发于躯干、四肢伸侧，典型皮损为群集或散在的风团样丘疹，绿豆至花生米大小，顶端常有小水疱，新旧皮损常同时存在，剧烈瘙痒可影响睡眠，搔抓可引起继发感染，一般病程约 1 ~ 2 周，皮疹消退后可留下暂时性色素沉着。本病好发于婴幼儿及儿童，成人亦可患此病，往往同一家庭中几人同时发病，瘙痒程度轻重不一，严重者可影响日常起居和生活。

【病因病机】

纺锤形红色风团样丘疹及丘疹中心的小水疱，伴有不同程度瘙痒是本病的临床特征，有春夏秋好发的季节性，这就提示丘疹性荨麻疹是主要与外界因素（蚊虫叮咬）相关的疾病。根据皮损和瘙痒，虫咬导致蚊虫毒素侵入皮肤引发的风湿热是其主要的致病因素。此是外因。被侵犯人体内部的环境，对本病的发生发展也是重要的因素。如果体内素有湿热，则内外合邪，可导致病情较重。如果人体气虚或阳虚，则病程较长，或愈后复发，久久难愈。如果儿童或幼儿脾胃虚弱或食积，也会导致病程缠绵。因此，本病的中医辨证非常重要。

西医学认为本病多属于蚊虫叮咬引发的变态反应。

【诊断要点】

1. 好发于春夏秋季，多与昆虫叮咬有关，好发于婴幼儿及儿童，但成人亦可患此病。

2. 皮损好发于躯干、四肢伸侧，为群集或散在的风团样丘疹，绿豆至花生米大小，顶端常有小水疱，遗留暂时性色素沉着，新旧皮损常同时存在。

3. 自觉瘙痒剧烈。

4. 病程长短不一，一般 1 ~ 2 周多自行消退，也有反复发作，病程缠绵者。

【鉴别诊断】

1. 瘾疹（荨麻疹） 皮损为形态不一、大小不等的红色或白色风团，境界清楚，发无定处，骤起骤退，退后不留痕迹。自觉灼热、瘙痒剧烈。无丘疹及小疱，与年龄、季节无关。

2. 水痘 多见冬春季，发疹时常伴发热等全身症状，皮疹主要为红斑、丘疹和水疱，结痂性损害同时存在，瘙痒不著。皮损散发于头、面、躯干及四肢，向心性分布。口腔黏膜可受累。

3. 痒疹 好发于四肢伸侧，米粒至绿豆大丘疹，浸润明显，多对称分布，可见抓痕、血痂、湿疹化等，常伴有淋巴结肿大。患病较久者，皮肤因搔抓常呈浸润性肥厚。

4．鼠乳（传染性软疣） 丘疹性荨麻疹在疾病后期形成小结节时需要与本病鉴别。最确切的鉴别方法是，用镊子或刮匙刮丘疹，有软疣小体者是传染性软疣，否则还是丘疹性荨麻疹。

【逆向思维辨证治疗】

一、中医证型与治疗方案

（一）风热湿蕴

病因病机：风湿、虫毒蕴结于肌肤而发病。

主症：春夏秋三季好发，皮损常见于四肢，为散在性红色风团样丘疹，中心有小丘疹或水疱，瘙痒较重。舌质红，苔薄白腻，脉浮数。

逆向辨证分析：外感风邪，加昆虫叮咬，风湿、虫毒蕴结于肌肤，则发为瘙痒性红色风团样丘疹，中心有小丘疹或水疱。舌质红，苔薄腻，脉浮数等，皆为风湿热蕴肤之象。本证主要是外界虫咬导致，故发于四肢者较多。

治法：清热疏风、燥湿止痒。

方药：消风散（《外科正宗》）加减。荆芥10g，防风10g，蝉蜕10g，苍术12g，生石膏30g（先煎），生薏苡仁20g，厚朴9g，茯苓18g，黄柏10g，栀子10g，通草9g，白鲜皮30g，甘草3g。

（二）阳弱湿蕴

病因病机：素体阳虚，湿热，虫毒相搏，交阻于肌肤，阳不能化湿解毒所致。

主症：病程较长，反复发作。全身较多新旧皮损及色沉，瘙痒，可见丘疹、水疱，部分挠破糜烂结痂，纳少面黄，形体虚胖或瘦弱，畏寒肢冷，大便溏。舌质淡，苔白腻，脉弱或濡。

逆向辨证分析：阳化气，阴成形。素体阳虚不能化湿，外加虫毒湿热之邪外侵，交阻于肌肤则发为丘疱疹、水疱，自觉痛痒。脾阳不足，则纳少面黄，大便溏，且畏寒肢冷。肌肤湿热，阳虚无力化湿解毒，则病程迁延，皮损反复发作。

治法：温阳除湿，疏风清热。

方药： 参芪苓桂干姜汤（《四圣心源》）合消风散加减。生黄芪 18g，桂枝 12g，干姜 6g，炒白术 12g，茯苓 18g，防风 10g，荆芥 10g，薏苡仁 18g，砂仁 6g（后下），黄柏 10g，赤小豆 15g，白鲜皮 30g，炙甘草 3g。

二、辨治发挥

本病看似小疾，临床有不少患儿或成人患者发病后反复发作，此类患者多从西医院转来，病程多在 1 个月以上。通过四诊，发现此类患者都有虚证，而以阳虚为多。儿童患者则以气虚脾虚较常见。需要注意的是，有些患者皮损、舌象都是湿热之象，但久服苦寒清利之品无效，此时需要问患者是否畏寒怕冷，如有明显的畏寒肢冷，则在祛风清热除湿的基础上，加温阳之品如附子、桂枝，皮损很快消退，效如桴鼓。此即阳虚无力化湿抗邪外出，温阳与清热利湿祛风并用，所谓扶正祛邪也。

本病也常见于成人，并非儿童仅有。

【外治法】

1. 中药浴　适合皮损全身较多者。荆芥、防风、苍术、薏苡仁、黄柏、白鲜皮、地肤子、百部，水煎药浴，日 1 次，每次 20 分钟。

2. 百部酊　生百部 10g，75% 酒精加至 100ml，浸泡 1 周后外搽患处，日 2～3 次。

3. 炉甘石洗剂，外搽，日 3 次。

【病案举例】

1. **阳弱湿蕴案**　孙某，男，27 岁，2016 年 10 月 6 日初诊。主诉：全身出散在丘疱疹，痒半年。现病史：半年前全身出散在丘疱疹，痒，在加拿大治疗，仍反复发作。自诉畏寒怕冷，舌尖稍红，苔白腻，脉沉。诊断：土风疮（丘疹性荨麻疹）。辨证：阳弱湿蕴。治法：温阳解表除湿。方药：生麻黄 6g，防风 15g，荆芥 10g，桂枝 9g，干姜 9g，苍术 15g，薏苡仁 20g，陈皮 9g，黄柏 10g，白鲜皮 20g。15 剂，水煎服。二诊：药后丘疱疹明显减少，瘙痒减轻，舌淡，苔薄白，脉沉。原方加制附子 9g（先煎），又服 1 个月余而愈。随访 2 年无复发。

按： 本例患者除丘疱疹等典型皮损外，还兼有畏寒怕冷，舌尖稍红，苔白腻，脉沉。究其原因，为素体阳虚不能温通，运化无力，水湿阻滞体内，日久化热，外加感受虫毒邪气，相互交阻于肌肤。治以温阳除湿，清热止痒为法，扶正祛邪，疾病告愈。

2. **风热湿蕴兼气虚案**　田某，女，5 岁，2015 年 6 月 4 日初诊。主诉：全身出散在丘疱疹，痒，反复发作 3 年。现病史：3 年来至春夏则全身出散在丘疹，痒。曾在当地治疗未效。现面部、四肢见散在红丘疹及小水疱，瘙痒，纳差，大便可，易感冒。舌红，苔薄白，脉细弱。诊断：土风疮（丘疹性荨麻疹）。证属风湿热兼气虚。治当益气祛风，除湿清热。方药（中药配方颗粒）：生黄芪 10g，荆芥 6g，防风 6g，黄芩 10g，黄柏 6g，苍术 6g，生薏苡仁 10g，通草 6g，丹皮 6g，白鲜皮 10g。20 剂，水冲服。炉甘石洗剂外用。二诊：皮损消退，尚有轻痒，面黄，舌淡红，苔薄腻，脉弱。中药守原方 15 剂，加陈皮 6g，水冲服，参苓白术胶囊 1 粒，日 3 次口服。药后皮损消退，原方调整为健脾化湿为主，又服半个月巩固疗效。

按：本例患者 3 年来每至春夏则全身出散在丘疱疹，舌红，湿热之象明显，但伴有纳差，易感冒，脉细弱，气虚之象显然。此乃湿热在表，而气虚脾弱于里，单纯除湿祛风清热难以尽除之，当益气祛风，除湿清热，不足 2 个月，皮损消退，痊愈停药。

3. **阳虚湿热案**　陈某，女，51 岁。全身散在丘疱疹，剧痒半年，多处治疗未效。查其皮损为蚕豆大小风团样红斑，中心有小水疱，散在分布，部分抓破，以四肢为多。舌红，苔黄腻，脉尚可。一派湿热之象，始以疏风清热，除湿止痒之剂半个月，未效。乃觉诧异。问其是否畏寒。答曰：怕冷，双下肢尤甚。此阳虚气化不力，湿热难除矣！改拟温阳化湿，清热除湿之法。制附子 9g（先煎），桂枝 12g，荆芥 10g，连翘 15g，防风 12g，赤小豆 15g，苍术 15g，薏苡仁 30g，厚朴 9g，黄柏 12g，益母草 15g，白鲜皮 30g。水煎服。服药 3 周而愈。

按：由此案得知，皮损和舌脉有时并不能反映疾病全部，自觉症状在辨证时不可轻视。一派湿热征象时单纯除湿清热无效者，多有阳虚或气虚存在，宜寒温并用，阳复则湿热自去。

【预防与调摄】

1. 尽量避免接触宠物，减少动物毛发致敏因素及寄生虫传播。

2. 勤洗、勤换、勤晒。衣物、床单、被褥等按时曝晒，起到杀灭螨虫的作用。

3. 做好环境卫生，对家庭环境应按时清洁、通风，保持室内干燥。

4. 避免接触、食用可疑物质。

（徐胜东）

第七节　蚂蚁窝（汗疱疹）

蚂蚁窝病名出自《疡医大全》，书中记载："蚂蚁窝……或风湿结成，多生手足，形似蚁窝，俨如针眼，奇痒入心，破流脂水。"其临床表现为掌跖、指（趾）侧密集深在性小水疱，常对称分布，瘙痒，严重者可由密集小水疱融合成大疱，反复发作如潮水之涨落，水疱消退后脱屑而愈。本病一般春末夏初开始发病，夏季加剧，入冬自愈，且常每年定期反复发作。相当于西医学的汗疱疹。

【病因病机】

本病常由脾经风湿攻注所致。手足归脾经所主，脾湿浸渍日久，气机阻滞，郁而化热，复感暑湿之邪，内外湿热合邪，熏蒸肌肤，流窜掌跖，则发为汗疱疹。本病多属于脾虚湿蕴，或湿邪阻于脾经，由外湿引动内湿而发病。治疗多从健脾化湿清热，或除湿清热祛风入手。

【诊断要点】

1. 好发于春夏秋季节。

2. 皮损为密集深在性小水疱，常对称分布于掌跖、指（趾）侧，严重者可由密集小水疱融合成大疱。水疱消退后脱屑而愈。

3. 自觉瘙痒。

4. 常每年定期发作。

【鉴别诊断】

1. **湿疮（湿疹）** 皮疹为水疱、潮红、糜烂、流滋等，可合并皲裂，常对称发生，边界多不清楚。手背部湿疹常见水疱、红斑和鳞屑同时存在。病程较长，顽固难愈。湿疮手掌指和手背均可发生，而汗疱疹则仅发生于掌跖和指趾屈侧和侧面，且常定期发作。

2. **鹅掌风、脚湿气（手足癣）**　初发时为局限性水疱，逐渐扩大、融合、脱屑，边界清楚，自觉剧痒；常为单侧发病，从一侧发展到另外一侧，皮损以指、趾缝中更为多见；起病急，多夏天发生冬天消失；真菌镜检可确定诊断。

3. **掌跖脓疱病**　损害为掌跖部起水疱、脓疱，周围有红斑，约小米至绿豆大小，5~7日后脓疱干涸，结痂，不断出现新疹，反复发作，掌跖皮肤增厚、角化、脱屑，伴不同程度的瘙痒。发病多在30~50岁，疱液细菌和真菌培养均为阴性。

【逆向思维辨证治疗】

一、中医证型与治疗方案

（一）湿热困脾

病因病机：外来湿热侵犯，或内生湿热溢于肌肤，或内外合邪所致。

主症：手掌、指侧、指尖处分散或成群分布深在性小水疱，瘙痒，或伴脱屑，舌红，苔薄黄腻或薄白腻，脉可。

逆向辨证分析：手足乃脾经所主，深在性小水疱提示湿热在脾经。舌红苔腻，亦是湿热之象，脉不弱，提示脾不虚，乃湿热困脾。

治法：除湿健脾，清热疏风。

方药：除湿胃苓汤（《医宗金鉴》）加减。苍术12g，炒白术12g，茯苓20g，姜厚朴9g，陈皮9g，泽泻12g，滑石18g（纱布包煎），防风10g，黄柏10g，川木通9g，甘草3g。

（二）脾虚湿蕴

病因病机：脾虚失运，湿邪内蕴，走于掌跖而发。

主症：病程较久，皮损每年定期发作，手足掌跖、指趾侧、分散或成群分布的深在性小水疱，瘙痒，伴面黄形瘦，纳少，大便溏。舌淡红，苔白腻，脉濡弱。

逆向辨证分析：本证与湿热困脾证皮损大致相同，但病程长，关键是伴有面黄形瘦，纳少便溏，脉濡弱，一派脾虚之征。其湿或湿热源于脾虚失运，湿邪内生。

治法： 健脾除湿。

方药： 参苓白术散（《太平惠民和剂局方》）加减。党参 12g，炒白术 12g，茯苓 20g，炒山药 18g，炒扁豆 15g，生薏苡仁 18g，黄柏 9g，陈皮 6g，防风 10g，砂仁 9g（后下），白鲜皮 20g，炙甘草 9g。

二、辨治发挥

1. 要注意湿热的来源。湿热有内生者，有外侵者，内生之湿热还要分是因虚而致，比如脾虚湿蕴，湿邪内生，还是过食辛辣肥甘，或是他脏相传。清楚导致湿热的原因，依法处方给药，则皮损很快消退。

2. 要注意是否阴液已伤。对于脾虚失运、湿热蕴阻日久的病症，要注意是否阴津已伤。对于阴液已伤的病症，用药时要注意选用甘寒或甘淡之品，尽量不用苦温类药，健脾养阴，清热除湿，勿伤脾耗阴。

【外治法】

1. 水疱明显者，马齿苋 30g，野菊花 30g，白鲜皮 30g，枯矾 10g，水煎待温后浸泡手足，每次 20 分钟，日 1 次。

2. 皮肤干裂，脱屑时可外涂黄连膏或润肌膏。

【病案举例】

1. **湿热困脾案** 王某，女，2017 年 6 月 17 日初诊。主诉：手足掌出深在性水疱，瘙痒，反复发作 2 年。现病史：2 年来每至春夏季，手足指趾掌出深在性水疱，瘙痒，曾在郑州某三甲医院治疗未效。2 天前皮疹复发，纳眠可，二便调。舌红，苔薄白，脉可。诊断：蚂蚁窝（汗疱疹）。辨证：脾经湿热。治应疏风除湿清热，方用：荆芥 9g，防风 15g，栀子 15g，黄柏 9g，生薏苡仁 20g，云苓 20g，苍术 12g，陈皮 9g，白鲜皮 30g，通草 9g，丹皮 9g。7 剂，水煎服。二诊：水疱消退，尚有个别新的水疱，舌红，苔淡黄薄，脉可。原方加减又服 3 周，皮损消退。

按： 本例患者无脾虚之征，纳眠可，二便调，湿热应是饮食所化，故治疗只需清热除湿即可。守方用药不过 1 个月余，湿热尽退，皮损随之而愈。

2．**脾虚失运，湿热内蕴案**　程某，女，2017 年 10 月 23 日初诊。主诉：双手出深在性水疱，手汗多，痒，反复发作 3 年。现病史：3 年前每至秋冬即双手掌指出深在性水疱，瘙痒，屡治效不佳。现双手见散在性深在水疱，瘙痒，时痛，少许脱皮，手部潮湿，口干，大便干。舌红，苔薄少津，根部淡黄腻，脉滑。诊断：蚂蚁窝（汗疱疹）。辨证：脾虚失运，湿热内蕴。治法：健脾祛湿，养阴清热。方药：山药 20g，炒扁豆 15g，生薏苡仁 20g，黄柏 10g，生地 20g，黄精 18g，陈皮 9g，白鲜皮 30g，防风 12g，辛夷 10g，桔梗 10g，甘草 g。7 剂，水煎服。二诊：皮损减轻，舌尖稍红，苔薄白，脉弱。中药原方去生地，10 剂，水煎服。药后皮损消退，手汗稍多，舌尖红，苔薄，脉尚可。中药初诊方去生地、白鲜皮，加白芷 10g，7 剂，巩固疗效。

按：本例患者除了手掌、指深在水疱外，饮食基本正常，脉象不虚不弱，而且舌红，根苔淡黄腻，脉滑，很容易让人误辨为单纯的湿热证。但是，患者病程已经三年，其皮损发于屈侧的手掌、手指，脾的运化功能如果正常，则湿无来源，一般不会迁延 3 年之久。经健脾除湿、清热养阴治疗后，皮损很快消退而愈。所以，对于迁延日久的病情，一定要仔细辩证，考虑湿热的来源。

3．**肝郁脾虚案**　杜某，女，21 岁，2014 年 8 月 19 日初诊。主诉：反复掌部密集小水疱，手汗多 15 年余。15 余年来手部出汗多，每于夏季手掌部出密集深在小水疱，未予系统治疗。平素纳眠可，二便调，痛经，形瘦。舌稍红，苔薄白，脉右细左弦。诊断：蚂蚁窝（汗疱疹）。证属肝郁脾虚，治宜健脾除湿，疏肝解郁。方药：党参 12g，炒白术 10g，茯苓 18g，陈皮 9g，柴胡 12g，白芍 15g，生薏苡仁 20g，乌梅 9g，通草 6g，黄柏 9g，白鲜皮 15g，甘草 5g。15 剂，水煎服。药后水疱消失，痒止，舌红苔薄白稍腻，脉右沉弱，左稍弦，手汗亦明显减少。续服半月，巩固疗效。

按：本例之湿乃肝郁脾虚，水湿内生导致，夏季外湿引动内湿，其病乃发。以参苓白术散合逍遥散加减，疏肝健脾，脾气健则水湿化，其病自愈。

【预防与调摄】

1．饮食有节，起居有常，保持心情舒畅。

2．在季节交替时，注意减少接触碰水、清洁剂等，做好保湿工作。

3．适当锻炼，增强体质。

第八节　日晒疮（日光性皮炎，光敏性皮炎）

日晒疮病名首见于明代申斗垣《外科启玄》："日晒疮，三伏炎天，勤苦之人，劳于人物，不惜生命，受酷日晒曝，先疼后破，而成疮者，非血气所生也。内宜服香薷饮加芩连之类，外搽金黄散、制柏散、青黛等治之则自安矣。"清代陈士铎《洞天奥旨》记载："日晒疮，乃夏天酷烈之日曝而成者也，必先疼后破，乃外热所伤，非内热所损也。"日晒疮多发于春夏季日光强烈的季节，皮损好发于颜面、颈项等皮肤暴露部位，皮损表现为密集红斑、丘疹、小水疱、脱屑等，伴有瘙痒、疼痛感，甚则渗出、糜烂，日晒后皮损加剧。本病反复发作或长期日晒者，易成慢性，迁延不愈，严重影响工作和生活，且与皮肤癌关系密切。本病是皮肤科的常见病，相当于西医学的日光性皮炎、光敏性皮炎。

【病因病机】

古代医家多认为日晒疮为夏季热毒外侵，暑热熏蒸皮肤而为病。日晒疮的发病多由肌肤遭受外来风热或热毒引起，也与患者自身的内在脏腑功能失调和体质相关。患者体内湿热蕴积，又受到日光暴晒，热毒之邪侵袭，与体内湿热相搏，阻滞皮肤而成；或禀赋不耐，腠理不密，不能忍受日光暴晒，热毒侵袭，灼伤皮肤，致使局部丘疹、水疱、红斑、脱屑。

【诊断要点】

1. 发病与日光照射有关，且有明显季节性，多发病于春夏季日光强烈的季节，皮损多在颜面、颈项等皮肤暴露部位。

2. 皮损表现为密集红斑、丘疹、小水疱、脱屑等，甚则渗出、糜烂，日晒后皮损加剧。

3. 自觉瘙痒、疼痛。

4. 本病反复发作或长期日晒者，易成慢性。

【鉴别诊断】

1. 湿疮（湿疹）　发病与光线照射和季节的关系不大。皮损呈多形性、对称性，部位不局限于暴露部位，由丘疹、丘疱疹和水疱组成，集簇分布，边界不清，常伴有红斑，因搔抓常导致糜烂、流滋、结痂，合并感染可出现脓疱。自觉剧烈瘙痒。

2．**鬼脸疮（盘状红斑狼疮）** 好发于女性，部位多在面部，皮损为浸润性红斑，呈圆形或不规则形，境界清楚，边缘稍隆起，表面鳞屑固着，有角栓，持续不退。本病呈慢性过程，春夏加重，入冬减轻，消退后遗留潜在性瘢痕。

3．**漆疮（接触性皮炎）** 有接触刺激物史，皮损发于接触刺激部位，形状与接触物一致，边界清楚，与日晒无关，可发生于任何季节。病程短，去除病因后易于治愈。

【逆向思维辨证治疗】

一、中医证型与治疗方案

（一）湿热蕴肤

病因病机： 外界风热毒邪侵袭，内有湿热积蕴，内外相引，皮损乃发。

主症： 暴露部位皮肤日晒后密集丘疹、小水疱、糜烂、渗出，瘙痒；可伴口渴，纳呆，大便黏滞，舌稍红，苔白腻或黄腻，脉平或滑数。

逆向辨证分析： 丘疹，小水疱，渗出，糜烂等属湿热，为机体素有之湿热与外来毒邪相搏发于肌肤所致。此证水疱，渗出明显，湿热之象明显。

治法： 疏风清热利湿。

方药： 消风散（《外科正宗》）加减。荆芥10g，防风12g，黄芩15g，栀子12g，益母草15g，黄柏9g，苍术15g，生薏苡仁20g，陈皮9g，白鲜皮20g，地肤子20g，滑石18g，甘草3g。

（二）光毒蕴肤

病因病机： 机体禀赋不耐，不能耐受日光暴晒而引起。

主症： 暴露部位皮肤日晒后，局部红肿，或见密集红色丘疹，小水疱，灼热，瘙痒；或伴发热，口渴，小便短赤，大便干，舌尖红，苔黄腻，脉数。

逆向辨证分析： 丘疹，红肿，或有小水疱，瘙痒等热毒皮损，为禀赋不耐，光毒之邪侵袭，发于肌肤。

治法： 辛凉疏风，清热解毒，除湿止痒。

方药： 桑菊饮（《温病条辨》）和黄连解毒汤（《外台秘要》引崔氏方）加减。桑叶10g，菊花10g，连翘15g，黄芩15g，黄连9g，黄柏10g，生石膏 30g（先煎），苍术 12g，生薏苡仁 30g，厚朴 9g，地肤子 30g，大黄 6g（后下），生甘草 6g。

二、辨治发挥

本病总属日光之热灼伤肌肤或日光引发机体内在湿热而致，辨证务必注重外因，但内因也必须重视，尤其是病程长，久治不能痊愈者。对于某些患者，兼脾虚者有之，兼阳虚者有之，兼肝热者也常见之。应随证治疗。

据现代药理研究认为，黄芩苷具有遮蔽紫外线的作用，是植物遮光剂，在临床应用中确有疗效。临床经验，凡光敏性疾病，可以根据辨证重用黄芩，使之发挥清热燥湿和遮蔽紫外线的双重作用。

【外治法】

1. 轻症可用凉水湿敷患处，或外用炉甘石洗剂。

2. 糜烂、渗液较多，选用龙胆草、马齿苋、蒲公英、白鲜皮各 30g，水煎放凉后，用干净毛巾蘸取药液，拧至不滴水为度，敷于糜烂渗液处。每次 20 分钟。日 1~2 次。

3. 脱皮、痛痒明显，可外涂青黛膏，日 2~3 次。

【其他疗法】

1. 青蒿饮（《洞天奥旨》）将青蒿 60g 捣碎以冷水冲之，取汁饮之，将渣敷患处。

2. 柏黛散（《洞天奥旨》）黄柏、青黛等份，研为极细末用香油或醋调，敷于患处。

【病案举例】

1. 光毒蕴肤案 患儿男，3 岁，2016 年 8 月 24 日初诊。主诉：面颊、胸、前臂等曝光部位出红斑、脱屑、痒 1 个月。现病史：1 个月前曝光部位出红斑、丘疹、脱屑，皮损以面部、前臂为重，曾在郑州某三甲医院治疗，效欠佳。现症见：面颊、胸、前臂等曝光部位出红斑、脱屑，瘙痒，纳可，舌尖红，苔厚腻淡黄，脉弱。诊断：日晒疮（光敏性皮炎）。辨证：光毒蕴肤。治应辛凉疏风，清热解毒，除湿止痒。方药（中药配方颗粒）：桑叶 6g，连翘

10g，黄芩 10g，黄柏 6g，防风 6g，苍术 6g，生薏苡仁 10g，白豆蔻 3g，白鲜皮 10g，通草 3g。7 剂，水冲服。二诊：药后皮损消退，痒止，舌淡红，苔薄白，脉可。中药原方加丹皮 6g，8 剂，水冲服。药后皮损全部消退，晒太阳亦未出皮疹，纳欠佳，舌稍红，苔心黄腻，脉弱。中药二诊方去防风、黄柏，加神曲 6g、鸡内金 6g，6 剂，水冲服，痊愈停药。

按：本例患儿面颊、胸、前臂等曝光部位出红斑、脱屑，瘙痒，为素体禀赋不耐，不能忍受日光暴晒，光毒蕴肤所致。患者素体无虚象，治以辛凉疏风，清热解毒，除湿止痒，不足 1 个月，皮损完全消退，痊愈停药。由此可见，只要辨证准确，用药精准，中医治疗可取得很好的疗效。

2. **风湿热蕴肤案** 王某，女，43 岁，2015 年 4 月 5 日初诊。主诉：面、耳、手背出红斑，脱屑，痒 2 年。现病史：患者 2 年前面部、耳部、手背出红斑、脱屑，痒，曾在河南某三甲医院治疗未效。现曝光部位均见红斑，少许脱屑，痒，纳可，舌稍红而胖，苔黄腻，脉可。诊断：日晒疮（光敏性皮炎）。证属风湿热蕴肤。治宜疏风清热，凉血除湿。方选自拟方散风除湿汤加减：浮萍 10g，蝉蜕 10g，防风 15g，黄芩 15g，栀子 12g，陈皮 9g，益母草 15g，白鲜皮 30g，地肤子 30g，苍术 15g，甘草 6g。10 剂，水煎服。二诊：皮损基本消退，颧、鼻仅剩消退后淡红斑，下唇干燥，瘙痒停止。舌淡红而胖，苔白腻，脉平。中药原方去栀子、蝉蜕，加生薏苡仁 30g，云苓 18g，10 剂，水煎服。三诊：面部耳部皮损消退，下唇干燥，痒，舌淡红，有齿印，苔白薄腻，脉平。方药：荆芥 10g，防风 12g，黄芩 12g，云苓 20g，苍术 15g，陈皮 9g，当归 15g，白芍 18g，白鲜皮 30g，甘草 6g。10 剂，水煎服。药后皮损完全消退，舌淡红，苔薄腻淡黄，脉平。中药原方去当归，加栀子 10g，14 剂，水煎服。巩固疗效。

按：本例患者常发于春、夏两季，发为面部、耳部、手背出红斑、脱屑，痒，为机体素有湿热，又逢春季风热侵袭所致。治疗始终以外散风热，内清湿热，仅 1 个月余，皮损逐渐消退而愈。

【预防与调摄】

1. 避免烈日暴晒，外出时注意防晒。
2. 适当锻炼，增强对日光耐受性。
3. 对日光敏感者，尽可能避免日光照射。

（徐胜东）

第九节　漆疮（接触性皮炎）

漆疮病名最早见于《诸病源候论·疮病诸候·漆疮候》："人有禀性畏漆，但见漆便中其毒……亦有性自耐者，终日烧煮，竟不为害也。"后世医家皆有不少论述。《外科启玄·漆疮》记载："凡人感生漆之毒气，则令浑身上下俱肿，起疮如痱子，如火刺，刺而痛，皮肤燥烈，三五日似风热疮或疼或痒为异。"《圣济总录》云："论曰漆虽有毒，性有所畏，毒即中之，亦有气适然相迕者，中毒轻者痒，始于面而胸臂腓应之，头面肿起，赤绕于目，搔之随手生，已而细疮如粟，重则遍身作疮，小如麻豆，大如枣李，肿焮痛楚，旋差旋发，如火烔之状是也。"本病是皮肤科的常见病，可发生于任何年龄，皮疹发生部位与接触物、接触部位一致，边界清楚，好发于双手及暴露部位。皮损可为红斑、丘疹，严重时肿胀、水疱、糜烂、渗出、结痂等，自觉瘙痒剧烈，有烧灼的胀感，全身症状多不明显。西医学称之为接触性皮炎。

【病因病机】

中医学认为，漆疮的病机为机体禀赋不耐，皮肤腠理不密，接触某些外界物质后，使毒邪侵入肌肤，毒热与气血相搏，蕴于肌肤。轻者形成风热蕴肤证，重者形成湿热毒蕴证，其证候之形成与个人体质有关。同一种物质，禀赋不耐者接触后发病。《诸病源候论·小儿杂病诸候·漆疮候》言："人无问男女大小，有禀性不耐漆者，见漆及新漆器，便着漆毒，令头面身体肿，起隐胗色赤，生疮痒痛是也。"

西医学认为接触性皮炎发病与皮肤或黏膜接触某些外界物质有关，发病前有明显的接触某种物质的病史，主要包括由接触刺激物导致组织损伤的刺激性接触性皮炎和接触过敏原导致的变应性接触性皮炎两种。前者多因接触细胞毒性或腐蚀刺激性物质，如强酸、强碱或斑蝥等引发，可以直接损害人体细胞；后者主要为迟发型超敏反应，有一定的潜伏期，首次接触后不发生反应，再次接触同样致敏物质引发。

【诊断要点】

1. 本病发病前有明显接触史，一般为急性发病，常见于暴露部位，如面、颈、四肢等。

2．皮损边界清楚，多局限于接触部位，形态与接触物大抵一致。皮疹一般为红斑、丘疹，严重时肿胀、水疱、糜烂、渗出、结痂等，一个时期内以某一种皮损为主。

3．自觉瘙痒，烧灼感，重者疼痛。

4．一般 1~2 周内可痊愈，但反复接触或处理不当，可转为亚急性或慢性，皮损表现为肥厚粗糙，苔藓样变。

【鉴别诊断】

1．**湿疮（湿疹）** 与急性湿疹鉴别。无明确接触史，皮损部位不固定，呈对称性、多形性，由丘疹、丘疱疹和水疱组成，边界不清，常伴有红斑，自觉瘙痒剧烈。易于复发，倾向于慢性。

2．**颜面丹毒** 无异物接触史，全身症状严重，常有寒战、高热、头痛、恶心等全身症状，皮疹以水肿型红斑为主，形如云片，色如涂丹。自觉灼热，疼痛而无瘙痒。

【逆向思维辨证治疗】

一、中医证型与治疗方案

（一）风热蕴肤

病因病机：患者禀赋不耐，接触某种物质后，风热蕴于肌肤而发病。

主症：头面部红斑、丘疹，皮损色红，肿胀轻，自觉瘙痒、灼热；可伴口干，小便微黄，舌红，苔薄白，脉浮数。

逆向辨证分析：伤于风者，上先受之。头面部红斑、丘疹，皮损色红，肿胀轻，自觉瘙痒、灼热，皆风热蕴积面部所致。口干，起病较急，舌红，脉浮数，亦是风热之象。

治法：疏风清热止痒。

方药：消风散（《外科正宗》）加减。荆芥 10g，防风 12g，蝉蜕 10g，牛蒡子 10g，苍术 12g，茯苓 20g，黄柏 10g，苦参 10g，知母 10g，生地 12g，生石膏 30g（先煎），白鲜皮 30g，通草 9g，甘草 6g。

（二）湿热毒蕴

病因病机：毒邪侵入肌肤，与正气相搏而发病。

主症：红斑，水疱，严重者有糜烂、渗出，起色鲜红肿胀，自觉灼热、瘙痒；或伴发热，口渴，大便干，舌红，苔黄腻，脉弦滑数。

逆向辨证分析：本证起病急骤，病情较风热蕴肤证严重，皮损面积广泛，红斑，水疱，辨证当属湿热；发热，口渴，大便干，舌红，苔黄腻，脉弦滑数等，毒热之象明显。

治法：清热祛湿，凉血解毒。

方药：龙胆泻肝汤合化斑汤（《温病条辨》）加减。龙胆草 10g，黄芩 12g，栀子 12g，苍术 15g，生薏苡仁 20g，川朴 9g，生石膏 30g（先煎），知母 12g，水牛角 30g（先煎），丹皮 15g，白鲜皮 30g，地肤子 30g，通草 9g，生甘草 6g。

二、辨治发挥

漆疮有明显的接触某种物质的病史，好发于接触部位，较容易诊断。能够引起接触性皮炎的外源性物质种类众多，根据其性质主要分为动物性、植物性和化学性三类。动物性，主要包括动物的毒素和昆虫的毒毛等，如蜂类，水母，毛虫等；植物性，主要包括某些植物的叶、茎、花、果等，如漆树、荨麻、补骨脂等；化学性，是引起接触性皮炎的主要原因，种类繁多，包括金属及其制品，日常生活用品化妆品，外用药物，化工原料，杀虫剂与除臭剂。对于过敏物质不确定者，做斑贴试验有助于确定过敏原。

本病乃因接触致敏物，毒热侵犯肌肤，导致湿热蕴肤，虽本病外因多相同，但患者体质各异，治疗必须根据四诊，辨证用药。另湿敷治疗红肿性皮肤病疗效确切，尤其是对于糜烂渗液之皮损。本病属于热性，煎好的中药液应置冷后湿敷。

【外治法】

1. 轻度红肿、丘疹、水疱无渗液，三黄洗剂外搽，日 4~5 次。

2. 大量渗出、糜烂，马齿苋 30g，野菊花 30g，白鲜皮 30g，野菊花 30g，煎汤置冷湿敷。

3. 皮损肥厚粗糙，或呈苔藓样变者，青黛散油膏、普连软膏外抹，日 2 次。

【病案举例】

1. 卫阳虚亏，风寒外束，湿热蕴肤案　宋某，女，2015 年 3 月 25 日初诊。

主诉：眼睑红肿、痒、脱屑5个月。现病史：5个月前，自用化妆品后双眼明显红肿、痒、脱屑，甚至渗出，在当地治疗数月现眼睑仍干燥脱屑，有色沉，纳可，口干，大便溏，日1次。舌淡红，苔白腻，脉沉弱。诊断：漆疮（接触性皮炎）。辨证：卫阳虚亏，风寒外束，湿热蕴肤。治法：补气温阳，散寒清热，健脾除湿。方药：党参15g，生黄芪15g，桂枝9g，干姜6g，生麻黄6g，云苓30g，炒苍术20g，黄柏10g，陈皮9g，地肤子20g，生桑白皮12g。15剂，水煎服。二诊：皮损消退，舌淡苔薄白润，脉弱。方药：党参15g，生黄芪15g，桂枝9g，干姜6g，生麻黄6g，茯苓30g，炒苍术20g，陈皮9g，地肤子20g，生桑白皮12g。10剂，水煎服，巩固疗效。

按： 本例患者面部接触化妆品后则出现双眼明显红肿、痒、脱屑，甚至渗出，可明确诊断为接触性皮炎。口干，大便溏，苔白腻等，提示湿热蕴于肌表。脉沉弱，则说明素体卫阳不足。治以补气温阳，散寒清热，健脾除湿。不足1个月，皮损已经全部消退。若不认真辨证，全部使用苦寒之品，必致病程迁延。

2．**湿热壅面案** 王某，女，2017年8月4日初诊，主诉：面部出红斑、丘疹伴痒半年余。现病史：半年前面部出丘疹，痒，外涂当地医院自配药膏后面部红肿，痒，时有丘疱疹、渗出，在河南某三甲医院按激素依赖性皮炎治疗，用美能、雷公藤多苷片等效不佳。现面颊对称性红斑肿胀，红斑上有密集丘疹、小脓疱，边界清，痒，少许脱屑，舌稍红，苔薄腻，脉可。诊断：面部接触性皮炎继发湿疹。证属湿热壅面。治应清热除湿，宣肺达邪。方药：龙胆草9g，黄芩15g，栀子15g，苍术15g，生薏苡仁30g，桔梗10g，防风15g，益母草18g，白鲜皮30g，地肤子30g，通草9g，川朴6g。10剂，水煎服；黄柏40g，蒲公英60g，6剂，水煎冷湿敷。二诊：面部丘疹部分消退，鳞屑已无，水肿减轻，舌淡红，苔薄白，脉可，药后腹泻3~5次，提示苦寒太过，中药原方去栀子、桔梗、川朴，加制附子6g（先煎），紫草18g，砂仁9g（后下）。10剂，水煎服，中药配方颗粒剂5剂，水冲服。三诊：面颊水肿消退，红斑明显变淡，舌尖稍红，苔薄白，脉可。方药：龙胆草6g，黄芩15g，紫草18g，防风12g，赤芍15g，生薏苡仁20g，白鲜皮30g，地肤子30g，通草9g。10剂，水煎服。中药配方颗粒剂5剂，水冲服。药后皮损完全消退，痒止，舌淡红，苔薄腻，脉如常。原方加减再进15剂，巩固疗效。

按： 本例患者病情较复杂，且时间较长，初诊时诊断接触性皮炎继发湿疹，但总览其病机，为湿热蕴面，故以清热除湿，宣肺达邪为大法，采用中药口服配合面部湿敷，皮损很快减轻。可见医者治病，务必问清发病缘由，正确诊断，只要综合辨证，捉住疾病病机所在，病情就会迎刃而解。

【预防与调摄】

1. 明确病因，避免继续接触过敏物质。
2. 忌食辛辣、油腻、鱼腥等食物。
3. 适当锻炼，增强体质。

（徐胜东）

第二章
红斑及红斑鳞屑性疾病

第一节　白疕（寻常型银屑病）

白疕病名出自清代祁坤《外科大成》："白疕，肤如疹疥，色白而痒，搔起白疕，俗呼蛇风。"早在隋代巢元方《诸病源候论》中即有论述："干癣，但有匡郭，皮枯索，痒，搔之白屑出是也。皆是风湿邪气，客于腠理，复值寒湿，与血气相搏所生。"历代以来，论及类似本病发病特点及诊断、治疗的典籍可谓汗牛充栋，如清代肖晓亭《疯门全书》载有"块大如钱，内红外白，刺之无血，白色如银，先发于身，后面部"，更有松皮癣、蛇虱、白壳疮等诸多病名。20世纪50年代，现代名医赵炳南认为"白疕"更能反映本病病情顽固之特点，并于1994年被中华人民共和国中医药行业标准所采纳，多版高等中医院校教材《中医外科学》将"白疕"作为中医病名，沿用至今。

本病相当于西医学之寻常型银屑病，系银屑病四个类型之最常见类型。是皮肤科临床常见病、多发病、顽固病，临床可发生于各年龄段，无性别差异，30%的患者有家族史。其典型临床表现是局限或广泛分布的鳞屑性红斑或斑块，伴或不伴瘙痒，治疗困难，易于反复，患者常罹患终身。

【病因病机】

中医学对本病的认识，现代多宗赵炳南先生"从血论治"观点，认为其核心病机在于血热，随病情发展，病机可能演变为血燥、血瘀，因此，辨证以血热、血燥、血瘀三大证型（以下称为"经典体系"）为核心的经典辨证体系逐渐成为学术主流，并被纳入行业规范和院校教材，很好地指导了教学、临床和科研，基于此的辨证用药确实取得了较好的疗效。然而近十年来，有医家发现一部分患者从血论治效果并不佳，或者初起效果较好，久之疗效则不佳甚或抵抗者，更有人发现了一些患者临床表现与经典体系不相符甚至相悖，引发了关于银屑病病因病机的新一轮思考和争鸣。

白疕具有"冬重夏轻"的特点，这表明外界环境的寒热变化与银屑病显著相关，根据《内经》"天人相应"理论，只有把患者置于人与自然的"大整体"中考量，才能客观发现其病因病机。"经典体系"的特点是辨证思维局限于人体本身（小整体），而银屑病的发生发展却与自然界（尤其是风寒/寒冷）息息相关。所以经典体系辨治思维不符合银屑病客观的病因病机，也无法解释银屑病"冬重夏轻"的客观规律。根据国内外的大量研究，已经确认"风寒/寒冷"是白疕发生或加重的重要因素，我们通过十余年系列研究总结归纳形成的"寻常型银屑病辨治新体系"即是基于"天—地—人"一体的"大整体"思维而形成的。最有代表性的"寒包火证"和"阳虚外寒，肌肤瘀热证"，可以合理解释本病"冬重夏轻"的机制，具体见文中"中医证型与治疗方案"中的这两种证型。

白疕的皮损表现为红斑、丘疹、斑块、鳞屑，肌肤之热、燥、瘀显而易见，但这种热、燥、瘀的形成机制多不相同。目前公认"血热""血燥""血瘀"是白疕的核心病机，但从整体发病角度来看，"血热""血燥""血瘀"仍然只是一种病理结果，而非初始的病因病机。若见血热证只是清热凉血，却不问血热是如何形成的；见血瘀证径用活血化瘀，却不加分析血瘀的成因。这种忽略更深层次的成因和形成机制，只知简单的套用的治法，虽然也可以取得一定疗效，但毕竟是治标之举，即使是有良好的疗效，其疗效必定是短暂的。甚至有些患者治疗后不仅皮损并未减轻，还出现腹痛腹泻等不良反应。

皮肤病变往往是脏腑病变的外在表现，或是外邪侵犯某条经络，导致经络或脏腑病变，白疕皮损多有循经分布特点，通过皮损的经络分布，可以察知是何经、何脏腑病变，从而为辨证用药提供依据，正所谓"知犯何逆，随证治之。"白疕皮损的红斑颜色有深浅、鳞屑有多少、斑块有厚薄、皮损分别部位有不同、皮损范围有大小，这些皮损形态、色泽等所反映的特征信息，也极具辨证价值。

白疕皮损的分布并不是没有规律的，据我们长期地观察和研究，不同证候，不同病因病机，其皮损分布是多有不同的。这就给逆向辨证提供了客观的依据。如皮损均匀泛发或散发全身，表现为鳞屑性红色丘疹或点滴状红斑、脱屑，发病前多有乳蛾等症状，轻微瘙痒，多属于风热蕴毒不解，入里化热所致的血热证；皮损表现为鳞屑性红斑，平素喜食辛辣，或过服热性药物食物，多属脾胃运化不及，热毒蕴积入血所致的血热证；皮损表现为鳞屑性丘疹、红斑，分布于躯干两侧和四肢外侧者，此属于少阳经循行之所在，病与肝胆有关，发病前患者多有紧张或抑郁、烦躁等负性情绪，多属情志所伤，肝失疏泄，郁热入血所致的血热证；皮损表现为肥厚性斑块，鳞屑略黏腻，平素嗜食肥甘厚味，多为日常调摄失宜，脾胃运化失职，湿热内蕴，日久热入血分所致的血热证；病程日久，皮损红斑暗淡，鳞屑较少，口干不欲饮，多为血热日久，耗伤阴血，而致生风化燥，肌肤失养；皮损表现为淡红斑，散在分布，鳞屑薄少，面色黄白不华，头晕乏力，少寐多梦，多为素体血虚津亏，复感风热，而致生风化燥；病程较长，皮损表现为暗红或红斑，面黄不华，头晕乏力，少寐多梦，多为气虚血弱，热邪羁留，瘀滞肌肤，缠绵难去；病程已久，皮损多为大小不等的鳞屑性斑块，暗红肥厚，鳞屑不多，多为血热日久，经络阻隔，气血瘀阻所致；病程日久，皮损多为大小不等鳞屑性斑块，色暗红，鳞屑厚，形体瘦弱，口干目涩，腰膝酸软，心烦少寐，多为阴虚血虚，瘀热阻结所致；每至秋冬即发病或加重，受寒或感冒则皮损加重，热水浴后皮损减轻，且无虚象，皮损多分布于躯干、四肢伸侧，此属太阳经循行之所在，多为素体蕴热，为风寒外束，不得宣散，内热以出皮损的方式散热，疾病发生或复发；皮损暗红或淡红，冬季则病情加重，有畏寒怕冷等阳虚之象，多为阳气不足，风寒束表，肌肤血热三者共存，阳虚则无力驱邪，束表之风寒闭塞毛窍，肌肤之血热郁而更甚，也以出皮损的方式散热，导致疾病发生或复发。

因此，在白疕的辨证论治中，一定要树立"大整体观"，把作为患者的人纳入到自然界，考虑到内外环境的影响，在把握由皮损反映的局部证候及其所在部位、经络等涉及脏腑时，参合舌脉等其他四诊资料，注意查找发病原因或诱因，如有无感染、情绪波动、饮食、药物等辨证要素，进行整体辨证，把握取舍。认真思辨血热、血燥、血瘀从何而来，去思考辨析各种证的成因，形成不同皮损和自觉症状的病机的前病机，在确立治则治法、遣方用药时有所侧重，在整体观念、辨证论治的原则下，真正形成"因—证—法—方"一体的银屑病中医辨证论治模式。

譬如，我们再以血热证为例，如见到确实是血热证，不要动辄清热凉血，应寻找"热源"，是何原因导致了血热？若"热源"不明，因果不清，势必对治法、方药有一定影响。如赵炳南老先生即认为白疕的血热或因七情内伤，久则化火，导致热伏营血；或因过食腥发之物，导致脾胃不调，郁久化热；或因外邪客于皮肤，内外相合而发病。我们则发现血热的形成至少与以下三种原因有关。其一，肝经郁热。发病机制为因情志变化导致肝经郁热，郁热入血则血也热，形成白疕皮损。此类皮损单纯凉血清热很难奏效，必须疏肝解郁与清热凉血并举。其二，风热蕴毒。不少青少年白疕患者是以扁桃体炎为首发症状，皮损特点为点滴状，乃风热蕴毒，毒热入血所致，治疗应当解毒与凉血清热并举，收效迅速。其三，过食辛辣肥甘。辛辣肥甘之品所蕴含之热入血，则导致血热。常表现为患者形壮或胖，舌红，苔黄厚腻。治疗应注重清热消导，凉血除湿。要求患者忌食辛辣肥甘，以绝"热源"，再处以凉血之品，收效较快。另外还有因风寒外束，内热怫郁等其他情况引起血热也是较为常见的。至于血燥证则多来源于热耗阴血、血虚逢热化燥，或气血两虚瘀热留滞。血瘀证则多来源于血热日久而瘀、阴血亏虚瘀热留滞等。通过融合了这种天人合一、整体辨证、审证求因等思想的辨证模式，可归纳出真实反映病因病机的各种证型，从而提高临床诊疗的精准度和有效率。这种新的临床辨证思维模式，可作为临证各种红斑鳞屑性皮肤病时的参考。

西医学认为本病病因涉及遗传、免疫、环境等多种因素，是通过以 T 淋巴细胞介导为主、多种免疫细胞共同参与的免疫反应引起角质形成细胞过度增殖的慢性炎症性疾病。

【诊断要点】

1. 初起皮损为粟粒至绿豆大小淡红色丘疹或斑丘疹，可逐渐扩大，融合成不同形态的斑块，上覆多层银白色鳞屑，刮除后可见薄膜现象和点状、筛状出血。皮损形态多样，可呈点滴状、钱币状、地图状、蛎壳状、混合状等。

2. 皮损可发生于身体各处，多对称分布。初发多在头皮、四肢伸侧，头皮损害可见束状发，指趾甲受累者可见顶针样甲，以及甲盖失去光泽、变形、增厚或剥离。少数可累及龟头、口腔黏膜。

3. 病程慢性，反复发作，多数患者冬重夏轻，有一定季节性，部分病程长者季节性不明显。

4. 病程一般分三期：①进行期：新皮损不断出现，旧皮损不断扩大，颜色鲜红，鳞屑厚，针刺、搔抓、外伤、手术等刺激常引起同形反应；②静止期：病情稳定，无新发皮损，旧皮损颜色暗红、鳞屑较多，既不扩大也无明显消退；③退行期：皮损缩小扁平、颜色变淡、鳞屑减少、逐渐消退，遗留暂时性的色素减退或色素沉着斑。

5. 部分患者有演变为脓疱型、关节病型、红皮病型银屑病的可能。

6. 组织病理：主要为角化过度伴角化不全，角化不全区可见芒罗微脓肿（Munro 微脓肿），颗粒层变薄或消失，棘层增厚，表皮突向下延伸，深入真皮，真皮乳头呈杵状向表皮内上伸，毛细血管扩张延伸并迂曲，周围可见淋巴细胞、中性粒细胞等浸润。

【鉴别诊断】

1. **白屑风、面游风（头面部脂溢性皮炎）** 皮损好发于头面部，红斑边缘不清，鳞屑细薄油腻，无点状或筛状出血，无束状发。

2. **风热疮（玫瑰糠疹）** 皮损好发于躯干、四肢近端，表现为椭圆形红斑，边缘稍隆起，上有糠秕状鳞屑，长轴与皮纹走向一致，无薄膜及点状、筛状出血。

3. **紫癜风（扁平苔藓）** 皮损为紫红色多角形扁平丘疹，表面有蜡样光泽，可见威克姆纹（Wickham 纹），鳞屑细薄，组织病理有特征性。

4. **湿疮（慢性湿疹）** 皮损好发于四肢屈侧，肥厚粗糙，鳞屑较少，表面苔藓样化，瘙痒剧烈，可见色素沉着。

【逆向思维辨证治疗】

一、中医证型与治疗方案

（一）血热证

发病迅速，皮损不断增多，多为鳞屑性红丘疹或点滴状皮疹。临证寻溯血热来源，细分为 4 个证型。

1. **风热蕴毒证**

病因病机： 外感风热，热邪蕴毒入血而致血热。

主症： 皮损为散在或泛发全身的鳞屑性红丘疹或点滴状丘疹及小片红斑脱屑，相对均匀分布，进展较快，可有瘙痒。多为青少年患者，发病前或就诊时常有乳蛾或咽喉肿痛。舌红，苔薄黄，脉数。

逆向辨证分析： 风热蕴毒于咽喉，毒热入血，血热播散于全身，则皮损散在孤立，风热蕴毒和白疕皮损是因果关系，而并非兼夹证。此证应注重解毒凉血并举，毒解则血热亦解，如此对因治疗方可获良效。

治法：清热解毒，凉血活血。

方药：翘根犀角地黄汤（经验方）加减。连翘 15g，山豆根 6g，水牛角 30g（先煎），生地 15g，丹皮 15g，赤芍 15g，栀子 12g，甘草 6g。

2. 肝经郁热证

病因病机：情志内伤，肝郁气滞，郁热入血而成。

主症：丘疹、红斑脱屑多分布于躯干两侧和四肢外侧，常伴有不同程度瘙痒，发病前有心理压力增大或紧张史，心烦易怒，口苦，少寐。舌尖边红，苔薄白或薄黄，脉弦。

逆向辨证分析：少阳胆经分布于躯干两侧和四肢外侧，皮损分布于其经脉循行部位，肝胆互为表里，则表明其经病变。肝为风脏，血热亦常生风，风胜则痒，故常有瘙痒。治疗不可单纯凉血，必须疏肝解郁与凉血并施，郁散则热无所生，血热之源截断，血易凉之，乃治本之法。

治法：疏肝解郁，清热凉血。

方药：丹栀逍遥散合犀角地黄汤（《备急千金要方》）加减。丹皮 12g，栀子 15g，当归 12g，赤芍 15g，柴胡 15g，薄荷 3g（后下），水牛角 30g（先煎），紫草 20g，生地 15g，甘草 6g。

3. 积热入血证

病因病机：素体热盛，或久食辛辣食物及热性药物，所蕴之热入血。

主症：皮损为鳞屑性红斑，不断增多，皮损轻重与季节关系不明显，但往往与饮酒等饮食相关。平素嗜食辛辣，口干喜饮，大便干结。舌红，苔黄厚，脉滑数。

逆向辨证分析：本证皮损分布无明显规律，躯干四肢伸侧、屈侧均有分布。主要因素体热盛，或久食辛辣厚味，积热蕴于血分导致。

治法：清热凉血消导。

方药：栀黄犀角地黄汤（经验方）加减。水牛角 30g（先煎），生地 15g，丹皮 15g，赤芍 15g，紫草 30g，栀子 12g，生大黄 6g（后下），焦山楂 15g。

4. 湿热血热证

病因病机：素体湿热过盛入血，或湿热血热相兼。

主症：红斑略具水肿，鳞屑略黏腻，可伴有轻度潮湿或糜烂，多发于皱褶部位，嗜食肥甘厚味，口苦口黏。舌红，苔黄腻，脉滑。

逆向辨证分析：红斑略具水肿，鳞屑黏腻或潮湿，乃湿热血热之象。湿热久蕴体内，热如血分，则出现具有特殊形态的皮损。临床常兼见脾胃及肝胆病变。

治法：除湿清热，凉血活血。

方药：栀苓犀角地黄汤（经验方）加减。栀子15g，土茯苓30g，水牛角30g（先煎），赤芍15g，生地15g，丹皮15g。

（二）血燥证

所谓血燥，是立足于"血"，皮损和症状具有"燥"的特征。临床表现为红斑较淡，鳞屑薄少，口干，便干等，我们深究病因病机，发现如下几个证候。

1. 热耗阴血证

病因病机：血热伤阴、生风化燥。本证常由血热证演变而来。

主症：病程日久，皮损红斑暗淡，鳞屑较少，素体康健，患病后口干不欲饮。舌淡红或稍红，苔薄白少津，脉细或细数。

逆向辨证分析：皮损淡红，鳞屑较少，肌肤干燥，所谓血燥也。血热日久，耗伤阴血，阴血亏虚，生风化燥、肌肤失养。

治法：清热凉血，养阴润燥。

方药：清营汤（《温病条辨》）加减。水牛角30g（先煎），生地黄15g，玄参12g，竹叶6g，麦冬12g，丹参20g，黄连9g，金银花15g，连翘15g。

2. 血虚燥热证

病因病机：素体血虚，复感邪热，生风化燥。

主症：皮损淡红散在，鳞屑薄少，面色黄白不华，头晕乏力，少寐多梦。舌质淡红或淡白，苔薄白，脉细或细弱。

逆向辨证分析：本证之血燥之象明显，燥从何来？乃素体血虚，阴血亏少、津液不足，复感邪热而成。

治法：养血清热润燥。

方药：当归饮子（重订严氏济生方）加减。当归15g，白芍15g，生地15g，栀子12g，丹皮12g，鸡血藤20g，凌霄花15g。

3. 气血两虚，瘀热留滞

病因病机：素体气血两虚，或久病气血耗伤，且瘀热犹在。

主症：病程较长，多见于妇女。面黄不华，头晕乏力，少寐多梦，皮损淡红或红，鳞屑较薄。舌淡或淡红，苔薄白，脉细弱。

逆向辨证分析：素体气血两虚，或久病耗伤气血，肌肤瘀热，呈现虚实夹杂之象，整体虚而局部实。

治法：益气养血，凉血清热。

方药：栀紫圣愈汤（经验方）加减。炙黄芪 20g，党参 12g，生地 15g，熟地 18g，白芍 15g，川芎 10g，当归 15g，栀子 12g，紫草 20g。

（三）血瘀证

血瘀是第二病因，也是结果。虚、实、寒、热、气滞、外伤皆可导致。但从临床看，银屑病之血瘀都是瘀热互结，而不是单纯的血瘀。临床表现为鳞屑性暗红斑块，舌暗红或有瘀斑，脉沉或涩。此证常由血热证演变而来。

1. 血热血瘀证

病因病机：血热日久导致经脉涩滞而瘀阻。

主症：病程已久，皮损多为大小不等鳞屑性斑块，暗红肥厚，鳞屑不多。舌暗红或有瘀斑，脉沉或涩。

逆向辨证分析：斑块为瘀血之象，而瘀血源于血热日久，灼炼津液，气血循行不畅，日久经络阻隔，气血凝滞肌肤而致瘀热结滞。

治法：凉血活血，化瘀通络。

方药：蜈藤凉血五根汤（经验方）加减。蜈蚣 2 条，鸡血藤 30g，板蓝根 20g，茜草根 15g，紫草根 20g，白茅根 20g，全蝎 6g。

2. 阴亏血瘀证

病因病机：素体阴虚血虚，或久病耗血伤阴，瘀热阻结。

主症：病程久，多见于老年患者。皮损多为大小不等鳞屑性斑块，色暗红，鳞屑厚，形体瘦弱，口干目涩，腰膝酸软，心烦少寐。舌暗红或有瘀斑，苔薄少，脉细或细数。

逆向辨证分析：形瘦、口干目涩，皮损暗红斑块而干燥，瘀热燥并见。乃素体阴血亏损，瘀热犹存。舌脉皆其征也。本证系素体阴虚血虚或因血热邪炽，燔灼阴津，耗伤正气，因实致虚，以致瘀热相结，留滞肌肤不去。

治法：滋阴养血，清热化瘀。

方药：滋阴化瘀汤（经验方）加减。生地 15g，墨旱莲 20g，侧柏叶 15g，玄参 12g，丹皮 12g，赤芍 12g，栀子 12g，蜈蚣 2 条，甘草 6g。

（四）外寒内热（寒包火）证

病因病机： 素体内热或血热之患者，秋冬来临后毛窍闭合，内热无以外散，内热以出皮损的方式外散，形成红斑鳞屑。

主症： 皮损多分布于躯干、四肢伸侧，每至秋冬即发病或皮损加重，热水浴后皮损减轻，受寒或感冒则皮损加重，屡用凉血清热之剂疗效欠佳。舌红，苔黄或白，脉紧或脉无虚象。

逆向辨证分析： 皮损分布于躯干和四肢伸侧，表明外界风寒参与了发病，因风寒袭人，首犯肌表阳经部位使然。寒在外而热在内，形成"寒包火"证。其病因病机是，平素内有蕴热，由于季节变化，外界由热变冷，风寒束表，腠理密闭，内热更加难以外散而炽盛，外发肌肤，而为红斑、鳞屑等。冬季型银屑病之血热证者本质上多属本证。

治法： 辛温解表，清热凉血。

方药： 麻防犀角地黄汤（经验方）。生麻黄 9g，防风 12g，水牛角 30g（先煎），生地 15g，丹皮 15g，赤芍 15g。

（五）阳虚外寒、肌肤瘀热证

病因病机： 素体虚寒，兼有肌肤瘀热，秋冬来临后肌肤瘀热更甚，皮损发作或加重。

主症： 皮损暗红或淡红，多见于躯干、四肢伸侧，也可见于屈侧。冬季皮损发作或加重，畏寒肢冷，易感冒，大便溏薄，清热凉血之剂久服不效，反致胃肠不适。舌淡白或胖，苔薄白，脉沉弱。

逆向辨证分析： 皮损伸侧、屈侧均可发生，提示本体阳虚与外寒并存，且肌肤有瘀热，这是一种病态的共存。内外同病，寒热错杂是本证的特点。夏季毛孔开张，虚寒体质得外界温热而减轻，肌肤瘀热也因之而外达，皮损减轻或不发作。冬季风寒外束肌表，外寒复伤阳气，使虚寒更甚，且肌肤瘀热益甚，病情复发或加重。当在凉血清热的同时，根据阳虚程度，添加温阳之品，并行不悖，振奋阳气，促使血热消散。

治法： 温阳解表，凉血清热。

方药： 加味麻黄附子细辛汤。生麻黄 9g，制附子 9g，细辛 3g，栀子 12g，凌霄花 15g。

二、辨治发挥

1. **关于阳虚外寒证** 此证是阳虚外寒的同时,兼有皮肤瘀热或血热。其形成机制有二:①平素虚寒体质,机体阳气虚弱,经脉运行不畅,又因某阶段过食辛辣或肝经郁热或感受邪热,造成热结不解,阳虚与肌肤瘀热同时存在。②本有血热,过服寒凉之剂,阳气被伐而不能正常运行,热不得解,导致血热与阳虚并存。又值秋冬季节,天气转凉,寒冷太过,寒性收引,寒邪侵袭肌表,毛窍腠理闭塞,机体阳气不足,体内瘀热更难消除,发于肌肤而为红斑、鳞屑,形成一种内有阳虚、瘀热,表有寒束的病理状态。此类患者皮损多为淡红色或暗红色,冬季发或加重,畏寒肢冷,舌淡胖,局部表现为血热风燥,整体则表现为虚寒证,治疗上若从局部而舍整体则阳虚更甚,反之则局部更是火上加薪。故应温阳散寒使毛孔开启,郁热自然外出,针对局部象明显的加清热凉血药促肌表郁热消散。有些患者原本是血热证,但因过服寒凉药造成的阳虚证,往往用麻黄附子细辛汤加减,服药后不久,又转为血热证,应及时转用清热凉血法。对于素体虚寒患者应循序渐进,温阳药和凉血清热药的剂量要适当,在治疗过程中也会出现气虚、血虚等证候,应用心体会,详细参辨,全面把握,及时根据病人皮损及舌象脉象与证候变化调整治法和方药,切勿不知变通,一方到底。

2. **少许皮损长期不退,常责之虚、湿、毒、瘀** 经过治疗,皮损大部消退,但头皮、胫前、手背常有几块皮损长期不消,也就是陈凯教授所论"多皮、多骨、多筋、少气、少血"之处,此种情况临床较为常见。此时,往往有"虚""湿""瘀"的存在,中医基础理论认为久病多虚、久病多瘀、湿性缠绵,"虚"者不补,药力难以布达,补之则正气足,皮损自退。"湿"者黏滞,不除湿则瘀热与之抟结,难以消散。有些患者是"余毒"未尽,毒热不除,则皮损难去。"瘀"者当审其瘀滞之因,对因用药,其瘀自散。也可配合药物封包、刺血拔罐等外治疗法,直达病灶,使局部集聚之邪消散而愈。对于一些顽固难除的皮损,尤其是小腿部位的斑块,虚、湿、毒、瘀往往同时并存,应根据辨证,补、利、解、活四法并用,常可获得较好疗效。

3. **关于皮损色红,凉血清热无效** 执经典辨证模式而善用清热凉血剂者,临床时常会遇到这种令人困惑的情况,皮损红,但采用大量凉血药无效。前已论述,血热是"果",一味清热凉血无异扬汤止沸,要认真提取辨证要素,查找形成血热的原因和机制。如血热是因肝经郁热所致，单纯凉血而不疏肝是徒劳的，疏肝解郁、清热凉血才是标本兼治。再如，冬季皮损红，但凉血疗效不佳，应考虑风寒外束所形成的"寒包火"证，温散与苦寒并用。皮损色红，但舌质淡白，单纯凉血清热无效，且便溏腹泻的患者，冬季遇之，若患者脉弱，畏寒肢冷，属于阳虚外寒证，应当温阳散寒，兼凉血清热。若夏季遇之，则常属于肌肤血热，阳气不振，单纯凉血无效或效不佳，且导致便溏，当在凉血清热的同时，可加少许附子、干姜以振奋阳气，促使血热消散。

4. 皮损频繁发作，病机尤为复杂　一些患者病情顽固且病程较长，治疗有效，但常常莫名其妙地反复加重，难以达到治愈。对于此类患者，病机相对复杂，不可拘泥从血辨证，当结合脏腑、经络等其他辨证方法，务必认真辨证，查找其气血阴阳之不足，以及血热、湿热之经络、部位，补之、清之、除之、散之，还要鼓励患者，提高依从性，增强治疗信心，适当锻炼，增强体质，以达理想疗效。

5. 血热之象，但常便溏，寒温并用　临床时常有皮损红，舌质红甚至苔薄少，但大便稀溏者，形成矛盾。凉血清热则便溏加重，补之温之则可能加重皮损。此为血热与脾虚共存，应凉血与健脾并行，脾阳虚可温清同用，只是寒热剂量需要斟酌。脾气虚则凉血与甘温、甘平并用。若脾阴不足，则宜凉血的同时，添加生山药、莲子，还可加炒黄连、乌梅，苦酸坚阴，清热敛脾，多有良效。

【外治法】

白疕的中医外治法很多，教材、著作以及期刊论文都有详细论述，兹选择我们临床应用确有疗效者加以介绍。

1. 药浴疗法　本法属于中药溻渍疗法中渍法范畴，适用于各期寻常型白疕皮损的治疗。方法：选择清热凉血润肤止痒的中药如生地、当归、大黄、白鲜皮、生槐花、栀子、地骨皮、薄荷等，加水浸泡30分钟后放入自动煎药机，注入10升自来水，煎煮30分钟后将药液倒入药浴桶，加温水适量，患者全身浸入其中适温（35~42℃）洗浴，每次20~30分钟，每日或隔日1次。进展期药浴时间可减少至10~15分钟。老人、孕妇、儿童等特殊人群，药浴时间要短，以10~15分钟为宜，且要专人陪护，以防晕厥、跌倒等意外发生。为提高疗效，也可浸浴完成30分钟后配合窄谱中波紫外线治疗。也可用楮桃叶

250g，侧柏叶 250g，加水 5 000ml，煮沸 20 分钟，适温药浴，每周 2～3 次。急性期不宜用。(赵炳南，张志礼.《简明中医皮肤病学》)

2. **湿敷法** 本法属于中药溻渍疗法中溻法范畴，适用于皮损局限者，或发于腋下、腹股沟等反向型白疕，也可用于部分脓疱型白疕。方法：选择清热燥湿解毒止痒的中药如马齿苋、蒲公英、野菊花、苦参等煎成药液，置冷后，以八层纱布或干净毛巾蘸取药液，拧至不滴水为度，溻于皮损处，药液蒸发干后再蘸取药液复溻，持续 20 分钟为 1 次，日 1～2 次。若皮损肥厚者，药液温度可适当提高，或在含药液的纱布外包裹保鲜膜封包，促进药物吸收渗透。

3. **拔罐疗法** 适用于斑块型白疕。方法：患者选取适当体位，根据不同部位和皮损面积选用不同口径的火罐和拔罐方法。①留罐法：主要用于斑块数量少、分布较为散在者。一般采用闪火法（以镊子或止血钳夹住 95% 的酒精棉球，点燃后在火罐内壁中段绕一圈后迅速退出）将火罐吸附于施术部位，以罐内皮肤被负压吸收突起 3～4mm 为度，留罐 5～10 分钟；②刺络拔罐法：首先消毒拔罐皮损，用一次性注射针头刺破皮损出血，根据皮损大小决定针刺多少，此后拔罐，待出血自行停止后，起罐并清洁敷料或棉球擦净血液和血痂，并再次消毒皮肤。③走罐法：主要用于肩背、腰腹部、四肢肌肉丰厚处斑块相对集中或斑块面积较大者。术者以液体石蜡或凡士林均匀涂抹于皮损处，待火罐吸附后，术者一手按住罐旁近端皮肤，另一手握住罐具，用力向远端推移，并折返重复移动，移动速度为每秒 1～2 个折返，一般每皮损部位走罐 5～10 次后更换火罐，至皮肤出现潮红、微紫为度；④闪罐法：用于斑块位于腹部、胁肋部或肌肉相对松弛处、吸拔不紧或留罐有困难者。将罐子拔上后立即取下，如此反复吸拔多次，至皮肤潮红为度。拔罐疗法每周 3 次，2 周为1 疗程，需注意治疗前后对罐具消毒，术中观察患者即时反应，防止继发水疱或烫伤。空腹、饱食状态及月经期不宜进行治疗。

【其他疗法】

1. **梅花针叩刺** 适用于斑块型白疕。方法：多采用弹性针柄敲击叩刺法，拇指和食指捏住针柄的末端，上下颤动针头，利用针柄的弹性敲击皮肤，刺激的轻重应根据针头的重量和针柄的弹力，靠颤动的力量来掌握。根据患者体质、病情、年龄、叩打部位采用不同力度，均匀而有节奏，频率为 90～120 次 /min。叩刺部位须准确，以皮肤红晕不出血或微微渗血为度。一般每周叩刺 2～3 次，连续治疗 7~10 次为 1 个疗程。

2. **封包疗法** 适用于斑块型白疕，尤其皮损顽固难退或明显肥厚者。方法：清洁患处后，选用自制白疕软膏或市售蜈黛软膏等中药外用制剂，均匀涂抹患处后轻揉按摩，外用保鲜膜或厚层纱布包裹，并根据情况给予包扎，以防脱落。每日 1 次，每次 2~6 小时。涂药时药量应比平常稍多稍厚，封包过程中如有局部瘙痒等不适症状及时停止。

3. **放血疗法** 适用于白疕属血热证者，尤其外感风热、热毒蕴毒入血者。方法：多选取耳尖、大椎等部位，先行皮肤常规消毒，选用三棱针或粗毫针，速刺速出，针刺入一般不宜过深，可挤捏或留罐，放出少量血液。一般每 3~7 天 1 次。进展期需注意同形反应。患有低血压、血液病、孕期、过饥过饱、醉酒、过度疲劳者以及晕血、瘢痕体质者，不宜使用。

4. **耳穴疗法** 适用于各型白疕患者。方法：根据中医辨证结果选取耳穴，酒精消毒后以胶布将王不留行籽贴于对应耳穴处，按压刺激 5~10 下，力道以患者耐受为度，并令患者每日自行按压刺激 2~3 次，每次 5~10 下。每 2 日更换一次，也可双耳轮替治疗。

5. **蒲参净屑滋养洗发水** 市售。按中医辨证组方的纯中药洗发水，具有凉血清热，养阴去屑功能。用法：同普通洗发水，起泡沫后保留 5 分钟后，再用清水冲净即可。

【病案举例】

1. **外寒内热（寒包火）案** 薛某，男，39 岁，2008 年 12 月 28 日初诊。主诉：全身出现鳞屑性红斑伴瘙痒 7 年。现病史：自 2001 年秋季小腿出现鳞屑性红斑、瘙痒，渐扩大增多，延及全身。曾在某省级中医院服中药治疗 2 个月，效不佳。现全身见点滴状或大片状红斑脱屑、瘙痒，皮损主要分布于躯干和四肢伸侧，冬重夏轻，纳食如常，大便干。舌稍红、苔淡黄薄，脉平。诊断：白疕（寻常型银屑病）。证属风寒束表、血热湿热（寒包火证）。治宜外散风寒、内清蕴热。方药：炙麻黄 9g，防风 12g，水牛角 30g，紫草 30g，栀子 15g，土茯苓 18g，赤芍 15g，牡丹皮 15g，生地黄 20g，蜈蚣 2 条。7 剂，水煎服。药后皮损明显减轻，瘙痒亦减，舌暗红、苔转薄白，脉右稍弱、左平。原方再服 20 剂后，皮损大部分消退，无新皮损出现，右脉弱，守原方去荆芥，加黄精 20g，又服 10 剂，皮损消退。

按：本例素有血热湿热，复因秋冬季感受风寒，外束肌表，内热难以散越，郁而更甚，因其体质不虚，辛温发散与苦寒清热之剂共伍，表寒温散，内热得清，收效显著。

2. **阳虚外寒案一** 尹某，女，29岁，2009年2月1日初诊。主诉：全身出现鳞屑性红斑4个月。现病史：2008年10月全身出现鳞屑性丘疹及淡红斑，时痒，曾在某医院治疗无明显疗效。现全身皮疹均为黄豆大小鳞屑性丘疹及小片红斑，轻痒，伴纳差、腹胀、便溏，月经周期短，畏寒怕冷，易感冒。舌淡胖、苔白腻，脉弱。诊断：白疕（寻常型银屑病）。证属阳虚外寒，兼脾胃虚弱。治宜温阳散寒、益气健脾。方药：炙麻黄6g，制附子9g（先煎），桂枝10g，生黄芪20g，防风12g，炒白术10g，茯苓30g，砂仁9g（后下），当归15g，赤芍15g，蜈蚣2条，甘草5g。7剂，水煎服。药后皮损大部消退，仅下肢遗有少许皮疹。舌淡、苔腻淡黄，脉右弱、左平，仍有纳差、腹胀、便溏。中药原方去甘草、当归，加炒山药15g、栀子10g、厚朴7g。又服半个月后皮损消退而愈。

按：本例素体虚寒，又遇秋寒而发病。一般认为红斑属热，本例则整体辨证，温阳益气，辛温表散，皮损顺利消退。可见不能机械地认为红斑一定是热，而不敢再予温阳解表。很多情况是肌表之热与整体虚寒的病态共存！

3. **阳虚外寒案二** 男，81岁，2019年1月12日就诊。主诉：四肢、背部泛发大片鳞屑性红斑1年余，加重2个月。现病史：患者自诉1年前冬季无明显诱因全身出现散在点滴状红斑，在当地医院诊断为"银屑病"，治疗用药不详，皮损消退后2个月内复发，继续以前法治疗效果不佳，1年内皮损逐渐增多，2个月前明显加重。就诊时症见：背部、四肢较厚鳞屑性红斑、大量鳞屑，干燥，上肢伸侧、大腿、臀部皮损融合成肥厚斑片，皮损色暗红，夜间瘙痒明显，畏寒，天冷时皮损加重。纳食可，晨起口苦，大便偏干，2~3天1次，舌质淡，苔薄白，脉稍弦。诊断：白疕（寻常型银屑病）。证属阳虚外寒，肌肤瘀热。治宜温阳解表、凉血清热。方药以麻黄附子细辛汤加减：麻黄6g，制附子6g（先煎），细辛3g，栀子15g，紫草20g，当归15g，鸡血藤30g，槐花15g，连翘15g，蜈蚣2条，甘草6g，7剂，水煎服。药后皮损减轻，皮损色转暗，口苦，大便干。舌淡，苔根部黄腻，脉弦。中药原方加生地15g，神曲15g，21剂，水煎服。药后皮损大部分消退，双髋部、大腿暗褐色色素沉着，小腿及前臂屈侧遗留少许丘疹，舌淡，苔淡黄腻，脉弦。原方续服半月而愈。

按：本例患者年过八旬，阳气已然虚衰，初诊时值冬季，诉初次发病即在冬季天寒之时，提示其发病与外寒和机体阳气有关；且伴有畏寒、天冷易加重，舌质淡，苔薄白，系阳虚外寒之征。初诊时可见大片鳞屑性红斑、斑片，皮损色暗红，是为脉络瘀阻、肌肤瘀热之象，综合考虑属阳虚外寒，肌肤瘀热证。患者本为阳虚之体，又遇外寒侵袭，则腠理郁闭，肌肤瘀热不解。故初诊投以麻黄附子细辛汤以充阳气、散表寒、鼓动气血运转，栀子、紫草、槐花、连翘以清热解毒、凉血活血，当归、鸡血藤、蜈蚣以养血活血、通络散结，切中病机，守方加减治疗月余，皮肤全部消退。

4. 肝经郁热入血案　王某，男，25岁，2008年10月11日初诊。主诉：全身反复出现红斑脱屑伴瘙痒2年，加重5个月。现病史：自2006年四肢出现小片红斑、脱屑，反复发作。5个月前皮损加重，头皮出现大片红斑、脱屑、瘙痒。舌红，苔白薄腻，脉右弱，左脉基本如常。诊断：白疕（寻常型银屑病）。初诊按血热夹湿兼气虚证处方15剂，皮损依然，改用犀角地黄汤加味，甚至重用水牛角，又服1个月，不仅无效，反见许多新皮损出现，瘙痒。此后持续治疗3个月，数易其方未效。患者执着复诊，见患者心急气躁，诉其瘙痒剧烈，心烦多梦，舌淡红、苔薄黄腻，脉右弱、左稍弦。辨为久病肝郁，郁热入血。方药以丹栀逍遥散加减：牡丹皮15g，栀子15g，柴胡10g，白芍15g，紫草30g，薄荷6g（后下），防风12g，鸡血藤30g，红藤20g，土茯苓20g，甘草5g。15剂，水煎服。药后皮损明显消退，红斑转淡，接近消失，痒止。尖边稍红、苔薄黄，左脉已不弦、右弱。原方略事加减，1个月后皮损全部消退。

按：本例病程反复已久，患者求愈心切，却连续3个月治疗，数易其方，甚至凉血重剂依然无效，但患者仍执着来诊，并有心急气躁，遂跳出从血论治之思路，从肝论治，辨证为肝经郁热入血。改用丹栀逍遥散加减，使肝郁得解，郁热尽散，皮损得以消退。

5. 气血两虚，瘀热留滞案　患者女，64岁。主诉：全身反复出现鳞屑性红斑伴痒3年。现病史：3年前无明显诱因患者全身出现鳞屑性红斑，伴有瘙痒，反复发作。现症见全身散发大小不等鳞屑性红斑，痒，纳可，腰痛频发，舌淡暗有瘀斑，苔薄白，脉沉弱。诊断：白疕（寻常型银屑病）。证属气血两虚，瘀热留滞。治宜益气养血，清热化瘀。方用《医宗金鉴》圣愈汤加减：黄芪18g，黄精20g，鸡血藤30g，当归15g，紫草20g，板蓝根20g，蜈蚣2条，白蒺藜15g，白鲜皮30g，生地20，甘草6g。以此方为基本方，复诊加减，

2 个月皮损基本消退。

按：老年患者本就容易气血不足，舌淡暗有瘀斑，苔薄白，脉沉弱，证明其本质属气血不足导致的肌肤失养，更兼有肌表的瘀热留滞，暗耗阴血。正气不充，则瘀热难除，故拟方上要扶正气，养阴血为主，兼活血通络清热。

6. **风热蕴毒入血案** 患者男，7 岁。代主诉：头面、躯干、四肢点滴状鳞屑性红斑伴痒 3 个月。现病史：3 个月前因扁桃体炎症后发生头面、躯干、四肢部散在鳞屑性红斑，逐渐加重，在郑州某三甲医院皮肤科诊断为银屑病，住院给予银屑胶囊、复方甘草酸苷、糖皮质激素、头孢类抗生素等药物治疗，皮损不断加重，发展为躯干部大面积密集的点滴状鳞屑性红斑，部分融合成片，瘙痒明显，咽红，扁桃体Ⅱ°肿大，面色萎黄，纳眠可，大便稀溏，小便正常，舌红苔薄白，脉细弱。诊断：白疕（点滴状银屑病）。证属风热蕴毒，毒热入血，兼有脾虚。治宜解毒利咽，清热凉血健脾。方药采用翘根犀角地黄汤加减：连翘 10g，板蓝根 15g，水牛角 20g（先煎），生地 12g，荆芥 9g，茯苓 15g，炒白术 10g，陈皮 9g，栀子 12g，紫草 18g，太子参 15g，甘草 3g。15剂，水煎服。服用 3 天皮损基本消退，坚持服完药后复诊，仅在四肢部残留数个点滴状皮损，予以外用弱效激素药膏治疗后皮损消退。半年因再次扁桃体发炎伴有低烧，导致皮损再次复发，在此方基础上略作加减，服用 1 周后躯干部皮损完全消退。

按：翘根犀角地黄汤是依据风热蕴毒入血证的发病机制拟定的经验方剂，解毒治本，凉血祛标。该患者在西医院甚至用了糖皮质激素等药物，疗效仍不佳。该患者初诊时不仅风热蕴毒，毒热入血，还兼有脾虚证候，以翘根犀角地黄汤加减，用茯苓、白术、太子参等健脾，见效迅速。可见辨证论治是中医临床的根，辨证准确，疗效就有保证。

【预防与调摄】

1. 饮食宜平淡，忌酒酪辛辣、油腻，起居有节，少食鱼虾蟹类。

2. 根据天气情况，注意衣服增减，预防感受风寒、风热。

3. 适当锻炼，增强体质。

4. 调畅情志，长期保持心情平和，勿发怒或抑郁。

5. 避免熬夜、过劳，房事正常，不可过频。

（张步鑫 刘爱民）

第二节　逸风疮（副银屑病）

逸风疮病名出自隋代巢元方《诸病源候论》："逸风疮，生者遍身，状如癣疥而痒，此由风气散逸于皮肤，因名逸风疮也。"清代祁坤《外科大成》指出："逸风疮，生者遍身作痒，状如瘙疥，此由风气逸于皮肤也，治宜汗之，久之恐变风癞、风癣。"现代著名中医徐宜厚认为，其所描述的疾病与西医学之副银屑病颇多接近之处，可作为该病的中医病名。

副银屑病是一组皮损表现为红斑、丘疹、浸润、鳞屑的皮肤病，好发于青壮年，男性较为多见，无明显自觉症状，或伴有轻微瘙痒，临床表现与银屑病相似，也常称为类银屑病。本病的诊断标准并不明确。一般认为，慢性病程，有红斑、丘疹、脱屑，且难以诊断为其他皮肤病者，可考虑诊断为本病。根据临床表现、病理变化及预后，一般将本病分为点滴型、斑块型、苔藓样型、痘疮样型等类型，部分患者尤其斑块型与淋巴瘤有一定关系，应引起必要的重视。由于急性痘疮样型（急性痘疮样苔藓样糠疹）的发病机制与前三种不同，另文专论（见第五章第五节）。

【病因病机】

皮损形态大多和白疕类似，亦可参考白疕辨治之法。逸风疮的发病虽与风气相关，但其缠绵反复的核心病机则是热、湿和瘀，热、湿、瘀从何而来？如何形成红斑、丘疹、斑丘疹、斑块、鳞屑，甚至丘疱疹、脓疱、坏死、出血、结痂、瘢痕等多样化的皮损？就需要问及患者皮损的发病、复发、加重的时间或季节、病程长短、脏腑受累情况等，全面掌握临床资料，树立整体观念。

本病之发生，多系内外合邪或正虚邪犯所致。皮损呈点滴状，红斑、丘疹颜色淡红或褐红，鳞屑细薄，发病前有咽喉肿痛病史，多因风热蕴毒，毒热入血所致；如无咽喉肿痛病史，则系素体内热，感受外界风热而成血热风燥证。皮损为淡红或红褐色丘疹、丘疱疹或水疱，并可见出血、黑痂等多形皮损，乃湿热蕴肤，久则热入血分而发病。病程已久，秋冬季发病或加重者，常因素体内热，风寒外束，形成"寒包火证"。皮损为小片红斑或黄豆大小丘疹，脱薄屑，以躯干、四肢屈侧为多，伴有畏寒肢冷，舌淡胖等阳虚证者，系素体阳虚气弱，感受邪热或过食辛辣厚味，留滞肌肤。病程较长、发病缓慢者，皮损表现为淡红暗红不一的红斑、浸润，鳞屑细薄，多为热邪久稽，耗伤气阴，瘀热留滞；皮损表现为苔藓样变，或斑块、肥厚，或毛细血管扩张、色素沉着、瘢痕等，多责之久病气虚，瘀热阻滞肌肤而发病。

因此，临证之时，切不可只知搬套工具书上所罗列若干证型，应树立整体观念，由皮损特点、部位、季节、病程等辨证要素入手，再结合其他四诊所得，综合分析主次、因果关系，推导病机之演变，指导临床用药。

【诊断要点】

1. **点滴型** 本型最常见，皮损多为淡红或红褐色浸润性斑疹或斑丘疹，针头至指甲盖大小，覆有细薄鳞屑，剥除后表面光滑，无出血点。皮损好发于四肢、躯干、头面、掌跖，黏膜少见。经数周皮损可逐渐变平而消退，遗留暂时性色素减退斑，但仍可有新疹不断出现，因此新旧皮损可同时并见。一般无自觉症状。

2. **斑块型** 皮损为边界清楚的圆形、卵圆形或不规则的斑片或斑块，淡红、黄红或紫褐色，硬币至手掌大小，部分有轻度浸润，上覆少许鳞屑，不易剥离，无点状出血。皮损对称分布在躯干及四肢近端，头面、手足偶可累及，不侵犯黏膜。一般无明显自觉症状。病程缓慢，一般不会自然消退。部分病例可见苔藓样肥厚或萎缩，类似皮肤异色症的外观，也有演变为蕈样肉芽肿者。

3. **苔藓样型** 皮损为红色、棕红色扁平丘疹，覆有细薄鳞屑，排列成网状或斑马状，伴有萎缩、毛细血管扩张及点状色素沉着，与血管萎缩性皮肤异色病的皮损相似。好发于颈部两侧、躯干、四肢及乳房处，极少见于颜面、掌跖及黏膜。发生于手足者可呈胼胝状。一般自觉症状不明显，但如发生剧痒，常为向蕈样肉芽肿转变的预兆。

4. **痘疮样型** 又称急性痘疮样糠疹。多见于青少年，多急性发作于躯干及四肢近端，不累及掌跖、黏膜，严重时可泛发全身。皮损为淡红色或红褐色针头至扁豆大水肿性红斑、圆形丘疹、丘疱疹或脓疱，有的可见水痘样水疱、出血性坏死、结痂，可伴有发热、乏力、关节痛及淋巴结肿大。愈后留轻度色素沉着或色素减退，也可遗留痘疮样瘢痕。

5. **组织病理** 各型病理上略有差异，总的来看，呈急性炎症和灶性坏死，表皮角化不全，棘层内有坏死角质形成细胞，基底细胞液化变性，真皮浅层及深层血管周围以淋巴细胞为主的浸润，有的可见到淋巴细胞性血管炎改变。

【鉴别诊断】

1. **白疕（点滴状银屑病）** 发病急，常有咽炎、扁桃体炎等病史，皮损呈点滴状红斑，上覆厚层银白色鳞屑，呈云母状，剥离后有薄膜现象及点状、筛状出血。

2. **紫癜风（扁平苔藓）** 皮损为紫红色多角形扁平丘疹，表面有蜡样光泽，可见 Wickham 纹，鳞屑细薄，可见同形反应，自觉瘙痒，组织病理有特征性。

3. **风热疮（玫瑰糠疹）** 皮损好发于躯干、四肢近端，多急性发病，常先出现母斑，后出现子斑，皮损表现为椭圆形红斑，上有糠秕状鳞屑，长轴与皮纹走向一致，有自限性。

4. **痘疮（水痘）** 痘疮样型需与水痘鉴别。后者好发于儿童，一般首先出现于面部、头皮和躯干，呈向心性分布，皮疹数量较多，典型皮损呈卵圆形，壁薄易破，周围绕以红晕，疱疹之间有正常皮肤。疱液初透明后渐转混浊，可伴发热、瘙痒等症状。

【逆向思维辨证治疗】

一、中医证型与治疗方案

（一）风热蕴毒

病因病机： 风热侵犯咽喉，热蕴成毒，毒热入血而发病。

主症： 多见于儿童患者。发病前有乳蛾或咽喉肿痛病史，皮损为淡红色或红褐色针头至豌豆大小的丘疹、斑丘疹，互不融合，鳞屑薄少，刮除鳞屑后无点状出血。皮损好发于躯干，四肢、颈部等，以屈侧为多。舌红，苔薄黄，脉浮数。

逆向辨证分析： 发病前多有咽喉肿痛，皮损为散在分布的丘疹、红斑、脱屑，本证虽由外来风热引发，但患者体内素有内热，两热相合而发病。故皮损屈侧、伸侧均有分布，而以屈侧为多。治疗宜内外热并除。

治法： 疏风解毒，清热凉血。

方药： 翘根犀角地黄汤（经验方）加减。荆芥 10g，连翘 15g，山豆根 6g，水牛角 30g（先煎），丹皮 12g，赤芍 12g，生地 12g，栀子 12g。

（二）血热风燥

病因病机：素体内热，感受风热之邪，搏结于肌肤。

主症：皮损好发于躯干、四肢，伸侧较多，皮损为红色或棕红色丘疹，脱薄屑，轻痒或无自觉症，伴有口干，或大便干。舌红，苔薄黄，脉浮数。

逆向辨证分析：皮损为红斑、脱屑，乃风热与内热搏结客于肌肤所致，因外来风热参与发病，故皮损分布以伸侧为多。口干、便干系内热之象。本证皮损为红斑脱屑，病位在血分和气分之间。

治法：疏风，清热，凉血。

方药：荆蝉犀角地黄汤（经验方）加减。荆芥 10g，蝉蜕 10g，生石膏 30g（先煎），水牛角 30g（先煎），生地 15g，赤芍 12g，丹皮 12g，甘草 6g。

（三）湿热血热

病因病机：素体湿热内蕴，日久入血，搏结于肌肤。

主症：皮损为淡红或红褐色丘疹、丘疱疹、水疱，散在或密集，互不融合，可形成黑痂，愈后留有光滑而微凹陷的瘢痕。皮损陆续成批出现，新老皮损同时存在，多分布于躯干、四肢及腋下，无自觉症或有轻痒。伴有口黏，纳呆，舌红，苔黄腻，脉滑。

逆向辨证分析：皮损为丘疹、丘疱疹或水疱，表明湿热蕴肤，久则热入血分而发病。其湿热之源，多因过食肥甘辛辣。口黏、纳呆、舌脉皆湿热之象。

治法：祛风凉血，除湿清热。

方药：消风散（《外科正宗》）加减。荆芥 10g，连翘 15g，防风 10g，苍术 12g，薏苡仁 18g，栀子 12g，生地 12g，丹皮 12g，木通 6g，苦参 10g。儿童患者兼有脾虚者，可加党参、炒白术、炙甘草等。

（四）外寒内热（寒包火）

病因病机：素体内热，秋冬季风寒束表，邪热郁久外出而发病或加重。

主症：病程较长，秋冬季皮损加重或发作，皮损为红色或淡红色圆形、卵圆形或长条状散在斑片，鳞屑细薄黏着，榆钱至银元大小，对称分布于躯干和四肢，无自觉症或轻痒。舌红或稍红，苔薄白腻，脉浮。

逆向辨证分析：皮损秋冬季加重或发作，提示风寒参与了发病，红斑或淡红斑，鳞屑薄少黏着，提示内热不甚兼有湿热，苔腻亦湿蕴之征。

治法：辛温宣散，凉血清热。

方药：麻防犀角地黄汤（经验方）加减。麻黄 9g，防风 10g，水牛角 30g

（先煎），生地 15g，丹皮 12g，赤芍 15g，炒苍术 12g，白鲜皮 20g。

（五）气虚阳弱，肌肤血热

病因病机： 素体阳虚气弱，感受邪热或过食辛辣厚味，留滞肌肤而成。

主症： 病程已久，皮损为小片红斑或黄豆大小丘疹，脱薄屑，以躯干、四肢屈侧为多，无自觉症。伴有畏寒肢冷，乏力。舌淡胖，苔薄白，脉弱。

逆向辨证分析： 皮损分布以屈侧为多，表明内虚为主要矛盾，兼有肌肤血热，则皮损为丘疹红斑脱屑且正气不足而久不得愈，即阳弱气虚无力驱邪也。畏寒肢冷，乏力，舌脉皆阳虚气弱之征。

治法： 补气温阳，凉血清热。

方药： 温阳凉血解毒汤（经验方）。黄芪 18g，桂枝 12g，炮附子 6g（先煎），茯苓 18g，陈皮 9g，栀子 12g，紫草 20g，荆芥 10g，连翘 15g，凌霄花 12g，甘草 6g。

（六）脾虚湿热

病因病机： 脾虚湿蕴，蕴久化热，复感风热或湿热发于肌肤。

主症： 多见于儿童。患儿面黄形瘦，纳少气弱，全身孤立性丘疱疹或丘疹，轻痒，可见黑痂和皮损愈后形成的浅小瘢痕，大便溏或时干时溏。皮损时轻时重，缠绵难愈。舌淡红或舌稍红，苔薄腻，脉弱。

逆向辨证分析： 皮损为红丘疹或丘疱疹，轻痒，乃肌肤湿热夹风，黑色血痂是瘀热之征。病程长，季节性不明显，加之面黄形瘦，纳少气弱，舌淡红或舌稍红，苔薄腻，脉弱。乃脾虚失运，湿热蕴肤夹风，热迫血分之象。

治法： 健脾化湿，清热祛风，佐以凉血。

方药： 参苓白术散（《太平惠民和剂局方》）加减。荆芥 10g，连翘 12g，防风 10g，赤小豆 12g，党参 12g，炒白术 12g，茯苓 18g，陈皮 9g，炒山药 20g，薏苡仁 18g，黄柏 10g，白鲜皮 20g，丹皮 12g，炙甘草 6g。

二、辨治发挥

本病初发之时多由感受风寒、风热，治疗过程中常新旧皮损相兼出现，缠绵反复的核心病机则多有内热、瘀滞。热、瘀的形成和演变总不离风、寒、毒、虚，分析病情应紧扣关键要素。辨证之时应将皮损作为首要考量，重点注意皮损颜色、形态、分布部位、浸润情况，同时不要忽视病程、诱因、发病季节等要素，结合舌脉、症状等其他四诊资料，整体思辨，厘清寒热虚实，指导处方用药。儿童患者，常见丘疹、丘疱疹或水疱，伴有面黄形瘦，纳少便溏者，应注重补中健脾与疏风清热除湿兼施。病程久者出现阳虚、气虚等病机变化，亦应仔细查知虚实寒热、瘀热之多少，贴切用药，同时还要注意病程中是否有湿邪相兼，切勿拘泥不知变通。总的来说，治疗本病初期应以实证为主，后期应注意扶助正气、祛邪务尽。

【外治法】

逸风疮的中医外治法报道不是很多，我们常参考白疕给予相关治疗，现将常用外治方法介绍如下。

1. **药浴疗法**　本法属于中药溻渍疗法中渍法范畴，各型均可应用，皮损有丘疱疹、脓疱、坏死、出血、结痂者除外。方法：选择清热凉血润肤止痒的中药如生地、当归、大黄、白鲜皮、生槐花、栀子、地骨皮、薄荷等，加水浸泡 30 分钟后放入自动煎药机，注入 10L 自来水，煎煮 30 分钟后将药液倒入药浴桶，加温水适量，患者全身浸入其中，适温（35～42℃）洗浴，每次 20～30 分钟，每日或隔日 1 次。进展期药浴时间可减少至 10～15 分钟。老人、孕妇、儿童等特殊人群，药浴时间要短，以 10～15 分钟为宜，且要专人陪护，以防晕厥、跌倒等意外发生。为提高疗效，也可在浸浴完成 30 分钟后配合窄谱中波紫外线（NB-UVB）治疗。

2. **封包疗法**　适合斑块型。方法：清洁患处后，选用自制白疕软膏、市售蚂黛软膏等中药外用制剂，均匀涂抹患处后轻揉地按摩，外用保鲜膜包裹，并根据情况给予包扎，以防脱落。每日 1 次，每次 2～6 小时。涂药时药量应比平常稍多稍厚，封包过程中如有局部瘙痒等不适症状及时停止。黄连软膏或普连软膏外涂，日 2 次。

【其他疗法】

1. **放血疗法**　适用于热毒内蕴证者。方法：多选取耳尖、大椎等部位，先行皮肤常规消毒，选用三棱针或粗毫针，速刺速出，针刺入一般不宜过深，可挤捏或留罐，放出少量血液。一般每 3～7 天 1 次。患有低血压、血液病、孕期、过饥过饱、醉酒、过度疲劳者以及晕血、瘢痕体质者，不宜应用。

2. **耳穴疗法**　适用于各型患者。方法：根据中医辨证结果选取耳穴，酒精消毒后以胶布将王不留行籽贴于对应耳穴处，按压刺激 5～10 下，力道以患者耐受为度，并令患者每日自行按压刺激 2～3 次，每次 5～10 下。每 2 日更换 1 次，也可双耳轮替治疗。

【病案举例】

1. 风热蕴毒案　金某，男，8 岁，2018 年 5 月 4 日初诊。主诉：全身出红斑、丘疹 1 个月。现病史：1 个月前咽痛，腹部出红斑、丘疹，稍痒。于某院诊为"皮炎"，予复方甘草酸苷、消银颗粒、维生素 C 片口服，外用复方氟米松乳膏等，1 周未效。后于某县人民医院诊为"副银屑病"，治疗未效。现全身出红斑、丘疹，上覆较薄鳞屑、稍痒，纳眠可，大便稍干，1～2 次 /d，易上火，扁桃体易发炎。舌尖红，苔薄白，脉沉。诊断：逸风疮（副银屑病）。证属风热蕴毒。治应疏风解毒，清热凉血。方选翘根犀角地黄汤加减：荆芥 9g，连翘 10g，山豆根 6g，水牛角 20g，栀子 12g，紫草 15g，赤芍 10g，生地 12g，白茅根 15g，甘草 5g。15 剂，水煎服。另开生地 50g，当归 50g，蒺藜 50g，槐花 50g，栀子 50g，地骨皮 50g，大黄 50g，薄荷 20g，8 剂，药浴，隔日 1 次。药后 10 天，皮损大部消退，但数天后皮损又有新出。现皮疹均为小绿豆大小丘疹，少许脱屑，无痒，纳可，大便稍溏，舌红，苔薄腻淡黄，脉可，皮损多发于四肢外侧，臀部两侧。考虑热在少阳，改方为：荆芥 9g，连翘 10g，柴胡 9g，丹皮 10g，栀子 10g，紫草 15g，生地 12g，水牛角 20g，土茯苓 15g，白豆蔻 6g，生甘草 3g。15 剂，水煎服。药浴原方继续药浴。三诊：皮损基本消退，原方继服 1 个月，皮损全部消退而愈。以凉血消银丸（院内制剂）善后。

按：患者发病前扁桃体发炎，皮损为红斑薄屑，显系风热蕴毒之证。治疗以疏风解毒，清热凉血为法，收效较快，但几天后皮损反复，红斑薄屑分布于少阳经所过之处，故考虑热在少阳，改方清解少阳之热，凉血宣散，皮损很快消退而愈。可见，证候是在不断变化的，根据皮损分布，逆向查知热在何经，十分重要。

2. 湿热血热案　韩某，男，6 岁，2014 年 10 月 29 日初诊。主诉：全身出散在丘疹伴瘙痒1年。现病史：1年来全身反复出丘疹，少许脱屑，轻痒。曾去儿童医院等治疗，效不佳。现全身见绿豆至黄豆大小丘疹及红斑，脱屑薄少，纳可，舌红，苔淡黄厚腻，脉沉。诊断：逸风疮（副银屑病？）。辨证：血热湿热。治法：祛风解毒，凉血除湿。方药：荆芥6g，连翘12g，栀子12g，土茯苓15g，厚朴6g，紫草15g，牡丹皮10g，神曲12g，白鲜皮15g，通草6g，白茅根

15g，15剂，水冲服。二诊：皮损部分消退，但又有新出皮疹出现，色红，黄豆大小，有轻痒，舌淡红，苔薄白，脉稍弱。中药原方去土茯苓、神曲，加黄芪15g，桂枝6g，黄柏6g，15剂，水煎服。做组织病理检查，明确诊断。药后皮损基本消退，仅见几个新出皮疹，舌尖稍红，苔薄白，脉弱。大便干结。方药：黄芪15g，荆芥6g，连翘12g，桂枝6g，栀子12g，紫草15g，槐花10g，白鲜皮15g，生地12g，甘草3g。15剂，水煎服。病理结果回示：（背部）被覆鳞状上皮表层过角化，灶状基底层细胞液化变性，真皮浅层纤维增生、胶原变性，小血管周围炎细胞浸润。确诊为"副银屑病"。药后皮损全部消退，上方续服半月善后。

按：根据患者的皮损和舌象，辨证为湿热血热证，采用祛风解毒，凉血除湿法治疗半个月，皮损有所减轻，脉象转弱，原方加补气通阳药后，皮损基本消退，提示病程较长者，多伴有虚证，需及时加用补气通阳之品，以促进湿热祛除。否则有可能导致病程迁延。本例病程1年余，共治疗不足2个月而愈。

3. 气虚阳弱，肝郁血热案 郭某，男，45岁，2015年5月8日初诊。主诉：全身反复出现密集丘疹、丘斑疹，无痒4年。现病史：患者4年来全身反复出现密集红丘疹、丘斑疹，绿豆大小，鳞屑薄，无痒，皮损主要分布于屈侧和躯干两侧。纳可，二便如常。舌淡，苔厚腻，脉右沉弱，左沉弦。诊断：逸风疮（副银屑病）。证属气虚阳弱，肝郁血热。治宜益气温阳，疏肝凉血。方药：生黄芪20g，柴胡15g，桂枝15g，制附子12g（先煎），生薏苡仁30g，云苓20g，陈皮9g，栀子15g，紫草20g，荆芥10g，连翘15g，白鲜皮20g。21剂，水煎服。去炎松乳膏、尿囊素乳膏（内部制剂）用。药后皮损基本消退，舌淡，苔薄白，脉右弱左弦。仍以原方加减续服，开始时有少许新皮损出现，按时复诊，连续服用5个月，皮损全部消退，未再出新的皮损。

按：本例辨证主要依据皮损分布和舌脉象，躯干两侧属少阳经，提示肝胆病变，屈侧则提示脏腑病变或虚证。均是逆向辨证指明了方向。根据辨证采用益气温阳，疏肝凉血之法，很快起效，但不稳定，大法不变，随证化裁持续用药，不足半年，皮损全部消退，无新皮损出现而愈。

4. 脾虚湿热案 患儿，女，7岁，2014年9月9日初诊。主诉：全身散在或密集丘疱疹、丘疹半年。现病史：半年前，患儿全身出现散在或密集丘疱疹、丘疹，偶有瘙痒，外院诊为"急性痘疮样糠疹"。西药治疗数月效果不佳。诊见全身较多绿豆大小丘疱疹、丘疹，腹部稍多，可见少量黑痂和几个瘢痕。

纳少，形瘦面黄。舌淡红，苔薄白腻，脉弱。诊为"急性痘疮样糠疹"。证属脾虚湿热夹风。治宜健脾除湿，清热凉血。方用参苓白术散加减：党参 6g，炒白术 7g，茯苓 12g，砂仁 6g，炒扁豆 12g，薏苡仁 12g，荆芥 6g，防风 6g，赤小豆 10g，黄柏 8g，地肤子 15g，甘草 3g。15 剂，水煎服。药后皮损减轻，饮食增进，以原方加减治疗 3 个月，皮损全部消退而愈。

按：本病儿童多见，多数患儿形瘦面黄，纳差。本例脾虚证明显，兼见皮肤丘疱疹、丘疹等，病程长，乃虚实夹杂，兼感风邪或风热，治当健脾除湿以治本，祛风清热除湿以治标，见效后守原方加减连续服用 3 个月，皮损终得治愈。

【调摄与预防】

1. 饮食清淡，忌过食肥甘厚味、辛辣油腻，少食鱼虾蟹类。
2. 根据天气情况，注意衣服增减，避感风寒、风热之邪。
3. 平素适当锻炼，作息规律，增强体质。
4. 调畅情志，心态平和，避免情绪过度波动。

（张步鑫）

第三节　风热疮（玫瑰糠疹）

风热疮病名出自明代申斗垣《外科启玄》："此疮初则疙瘩，痒之难忍，爬之而成疮，似疥非疥，乃肺受风热，故皮毛间有此症也。"清代陈士铎《洞天奥旨》记载："风热疮，多生于四肢、胸胁。初起如疙瘩，痒而难忍，爬之少快，多爬久搔，未有不成疮者。甚则鲜血淋漓，似疥非疥。乃肺经内热而外感风寒、寒热相激而皮毛受之，故成此症也。"明代陈实功《外科正宗》、清代吴谦《医宗金鉴》称之"风癣"，也有"血疳""母子癣""母子疮"等多种称谓。本病是一种较为常见的皮肤病，好发于青壮年，老人、儿童很少发生。其典型临床表现是躯干和四肢近端发生的长轴与皮纹一致的圆形或椭圆形玫瑰红色的斑片，边缘略隆起，上覆糠秕状鳞屑，伴有不同程度的瘙痒，临床常先见一个较大的母斑，而后出现较多相对小些的子斑，上覆糠秕状鳞屑。相当于西医学的玫瑰糠疹。

【病因病机】

风热疮皮损以圆形、椭圆形的红斑为主，红斑颜色深浅不一，自淡红色、黄红色、鲜红色、褐黄色、灰褐色不等，表面可见少量糠秕状细小鳞屑，其核心病机为风热或素体血热，复感风热。如《医宗金鉴》云："此证由风热闭塞腠理而成，形如紫疥，痛痒时作，血燥多热。"本病皮损为黄豆至核桃大小的红斑，分布具有向心性，颈、胸背四肢近端为多，据皮损分布看，属肺、脾经风热，风热血热，风热夹湿者较多。日久则常伴虚证，如脾虚、气虚等。

临证应辨别红斑之多寡、颜色之深浅、鳞屑之厚薄、瘙痒之轻重，以知邪之轻重、病位深浅。如发病急骤，病程短，皮损表现为红斑稀疏、颜色淡红、或斑疹褐黄、灰褐，瘙痒轻微，多为外感风热所致；如红斑较多而色红、鳞屑量少若糠秕状，心烦口渴，大便干，小便微黄，为风热不解，化燥伤津，肌肤失养；如患者平时喜食辛辣炙煿，积热易入血分，或有情志不遂，五志过极化火，郁热入血等，均致素体血分蕴热，再遇外感风热之邪，热邪郁闭肌肤，更易伤阴化燥，肌肤失养，则红斑密集而色深，鳞屑较多，风邪往来，则瘙痒明显。临床也常见皮损为红斑略具水肿，舌苔黄腻，乃风热夹湿之证。总之，本病虽均为红斑脱屑，但仔细分辨，多有差异，宜皮损与整体综合辨证，得出正确的辨证结论。

西医学认为本病病因尚未明确，最新研究发现，人类疱疹病毒 -7（HHV-7）可能与本病发病相关。

【诊断要点】

1. 典型皮损为一个指甲盖大小或稍大的圆形或椭圆形的淡红、黄红色鳞屑斑（母斑），母斑出现 1～2 周后在躯干和四肢近端出现多数与母斑相似而形状较小的红斑（子斑），皮损呈椭圆，长轴与皮纹走行一致，中心略有细微皱纹，境界清楚，边缘不整，略呈锯齿状，边缘轻度堤状隆起，表面附有少量白色糠状细小鳞屑，多数孤立不相融合。

2. 皮损好发于躯干及四肢近端，以胸部两侧尤为多见。

3. 伴有不同程度的瘙痒，部分患者初起可有周身不适、头痛、咽痛、低热、淋巴结肿大等症状。

4. 本病具有自限性，一般 3～8 周皮损可自行消退，但也有病程迁延半年或数年者。

5. 组织病理　为非特异性慢性皮炎的变化。表皮灶性角化不全和海绵形成，轻度棘层肥厚，细胞内水肿，可有表皮内水疱形成，表皮内有淋巴细胞游走，形成小脓肿，有时表皮内可有嗜酸性，角化不良的角质形成细胞。真皮浅层血管周围有稀疏淋巴细胞及组织细胞浸润，真皮乳头水肿，有数量不等的血管外红细胞。

【鉴别诊断】

1. **圆癣（体癣）**　好发于面部或躯干，皮损数目少，呈环状损害，中心有自愈倾向，边缘有小丘疹或水疱，真菌检查阳性。

2. **白疕（寻常型银屑病）**　皮损为大小不等的红色斑片，上覆银白色鳞屑，除去后有薄膜现象和点状、筛状出血，发病部位不定，病程较长，易复发。

3. **霉疮（二期梅毒疹）**　皮损呈铜红或暗红色，全身分布，手掌及足跖有铜红色的圆形脱屑性红斑。梅毒血清反应阳性。

4. **紫白癜风（花斑癣）**　多发于胸背、颈肩等部位，皮损表现为黄豆至蚕豆大小的斑片，微微发亮，呈淡红、紫赤、灰白、灰褐等不同颜色。一般无自觉症状，或有轻微瘙痒。真菌检查阳性。

【逆向思维辨证治疗】

一、中医证型与治疗方案

（一）风热血热

病因病机：风热、血热，蕴肤伤津。

主症：多发病急骤，皮损呈圆形或椭圆形淡红斑片，表面有少量糠秕状鳞屑，可伴口干，大便干，小便微黄等。舌稍红，苔薄白或薄黄，脉浮数。

逆向辨证分析：红斑分布于胸背颈部，覆细薄鳞屑，边缘略隆起，此为风热血热蕴积肌肤，多属肺经受累。风热伤津，肤失润养，而见少量糠秕状鳞屑。口干，大便干，小便微黄，舌红，脉浮数，乃素体内热复感外界风热之征。此证应注重疏风宣肺，清热凉血，用药宜轻灵。

治法：疏风清热，凉血止痒。

方药：消风散（《外科正宗》）加减。浮萍 10g，蝉蜕 10g，牛蒡子 10g，黄芩 12g，栀子 12g，生地 15g，生石膏 30g（先煎），紫草 20g，白鲜皮 20g，甘草 6g。

（二）风热血燥

病因病机：素体血热，复感风热，化燥伤阴，肌肤失养。

主症：斑片鲜红或紫红，鳞屑较多，皮损范围大，瘙痒剧烈，伴有抓痕、血痂等。舌红，苔薄少，脉弦数。

逆向辨证分析：红斑脱屑向心性分布，瘙痒，平时喜食辛辣炙煿，或情志不遂，抑郁化火，致素体血分蕴热，复感风热，深入营血，伤阴化燥，肌肤失养而致，故斑片鲜红或紫红，鳞屑较多，瘙痒剧烈，伴有抓痕、血痂。舌红、苔薄少，脉弦数均为风热血燥之象。

治法：清热凉血、养血润燥。

方药：凉血消风散（《朱仁康临床经验集》）加减。荆芥 10g，蝉蜕 10g，生地 15g，当归 12g，白蒺藜 15g，苦参 10g，生石膏 30g（先煎），知母 10g，水牛角 30g（先煎），丹皮 15g，甘草 6g。

（三）风热夹湿

病因病机：外界风热湿邪客于肌肤，或风热袭表，与体内湿邪胶合阻于肌肤而成。

主症：常春夏发病，皮损为略具水肿的红斑或黄红斑，上覆薄屑，周边微隆起，伴有瘙痒。舌红或稍红，苔黄腻，脉浮滑数。

逆向辨证分析：略具水肿的红斑，且春夏外界湿热邪盛，瘙痒，均为风热夹湿之征。且舌红，苔黄腻，也是湿热之象。本证既可纯因外邪导致，又可内外合邪致病。

治法：疏风清热，除湿止痒。

方药：散风化湿汤（经验方）加减。浮萍 10g，蝉蜕 10g，防风 10g，黄芩 12g，栀子 12g，益母草 18g，薏苡仁 18g，炒苍术 12g，白鲜皮 30g，通草 9g。

以上诸证型，也常见有气虚、阳虚、阴虚等兼证，应随证加减。

本病还有部分患者表现为不典型损害，如水疱型、紫癜型、荨麻疹型、丘疹型等，可根据皮损形态参照相关疾病类似皮损进行辨证用药。

二、辨治发挥

本病的辨证主要辨素体有无内热，外感风热之轻重，病位之深浅，有无耗伤营血，伤津化燥。初起应以疏风清热为主，可兼用凉血解毒护阴之品，若治疗不当，贻误良机，随病情进展可见内热壅盛、血热生风化燥，应改清热凉血为主，兼养血润燥，并应注意后期有无阴伤，必要时养阴护液、滋阴退斑。临床亦有见斑疹淡红、褐黄、灰褐等，除热势较轻外，还可兼有气虚、表寒、血虚、夹湿等多种病机所致，不可拘泥不变。另外，还有一些病人皮损色红，但疏风凉血清热效果不佳，也要考虑到局部郁热、整体热象不著或脏腑积热外发肌肤等问题。如有患者正值弱冠之年，血气方刚，皮损为红斑、鳞屑，仅就皮损来辨，当属血热夹风，但风热血热来源明显与肺胃热盛、入血生风有关，此时皮损仅为现象，肺胃热盛乃是本质，法当以清泻肺胃为主，佐以凉血祛风。皮肤病的中医辨证论治有其特别之处，相当一部分的皮损辨证与整体辨证并非完全符合，这就要求我们必须审外查内，或取或舍或合，全面把握四诊资料，真正抓住疾病本质，客观辨证。

对于风热夹湿之证，很多患者皮损并无略具水肿样红斑，根据舌苔腻即可判定。

【外治法】

风热疮常用的中医外治法主要有以下几种：

1. **药浴疗法**　本法属于中药溻渍疗法中渍法范畴，适用于多种皮肤病的治疗，对于风热疮可采取辨证药浴的方法。方法：风热蕴肤证、风热血燥证都可选择清热凉血润肤止痒的中药如生地、当归、大黄、白鲜皮、生槐花、栀子、地骨皮、薄荷等，风热血燥证后期阴伤化燥明显者，可选用红花、当归、鸡血藤、黄精、地骨皮、制首乌、苍耳子、蛇床子等，加水浸泡30分钟后放入自动煎药机，注入10升自来水，煎煮30分钟后将药液倒入药浴桶，加温水适量，患者全身浸入其中适温（35~42℃）洗浴，每次20~30分钟，每日或隔日1次。为提高疗效，也可浸浴完成30分钟后配合NB-UVB治疗。

2. **熏洗法**　选择清热燥湿止痒类中药如苦参、蛇床子、黄柏、大黄、甘草等煎成药液，利用热气蒸腾患处，待药液适温后，以纱布或干净毛巾，淋洗患处。每日1~2次。

3. **三黄洗剂外搽**　日3~4次。

【其他疗法】

1. **拔罐疗法** 方法：主穴取大椎、身柱、肩胛冈，皮损上肢多者加肩髃、曲池，下肢多者加肾俞、血海、委中，患者选择合适体位进行操作，可留罐5~10分钟，或在留罐前皮肤常规消毒，配合刺络放血法。每日1次。

2. **针刺法** 方法：取穴合谷、曲池、大椎、肩髃、肩井、血海、足三里，采用泻法，留针10~15分钟，每日1次。

【病案举例】

1. **风热蕴肤案** 袁某，女，33岁，2018年5月4日初诊。主诉：躯干、四肢近端红斑、鳞屑、痒十余天。现病史：十余天前躯干、四肢近端出红斑、糠秕状鳞屑、瘙痒，未治疗，皮损渐增多，余无不适，纳闷可，二便正常。舌淡红、苔薄白、脉浮。诊断：风热疮（玫瑰糠疹）。证属风热蕴肤。治宜疏风清热，凉血止痒。方药：浮萍10g，防风12g，蝉蜕9g，黄芩12g，栀子12g，紫草20g，茯苓18g，陈皮9g，凌霄花12g，甘草6g。15剂，水煎服。配合NB-UVB治疗，隔日1次。药后皮损全部消退，瘙痒消失。

按：本例病程较短，明显系风热初客肌肤，邪尚轻浅，以疏风、清热为主，伍以少量凉血之品，以防暗寇营血，使风热及时消散，收效显著。

2. **风热夹湿案** 魏某，男，12岁，2013年7月22日初诊。主诉：躯干、四肢出丘疹，红斑脱屑，痒20余天。现病史：20余天躯干腹部出密集红丘疹，小片红斑，痒，皮疹渐增多延及下肢，足部，痒。纳可，舌尖红，苔白腻。诊断：风热疮（玫瑰糠疹）。证属风热夹湿。治宜祛风清热除湿。方选散风化湿汤加减：荆芥10g，防风15g，苍术18g，生薏苡仁18g，陈皮9g，黄芩12g，栀子12g，白鲜皮20g，益母草15g，滑石15g。10剂，水煎服。去炎松乳膏、尿囊素乳膏（内部制剂）混匀外用，日2次。药后皮损大部消退，偶痒，舌稍红，苔白腻薄，脉弱。药后大便溏，日2次。原方加健脾之品：生黄芪15g，荆芥6g，防风10g，苍术12g，生薏苡仁18g，砂仁6g（后下），山药15g，栀子12g，地肤子15g，益母草12g，川木通4g。10剂，水煎服。三诊：皮损全部消退，大便转正常而愈。

按：本例属内外合邪致病，素体脾虚蕴湿，与外界风热相合而发病。初诊以疏风清热除湿为法，效果较好，但出现便溏，提示脾虚显现，二诊及时调整方药，加健脾止泻之品，皮损完全消退，大便也恢复正常。临床上经常会遇到治疗中出现兼夹证，需要及时调整，知犯何逆，随证治之。

3. **气虚阳弱，风热蕴肤案**　李某，男，32岁，2014年2月3日初诊。主诉：全身出丘疹、红斑、脱屑，瘙痒半个月余。现病史：半个月前无明显诱因背部出红斑、丘疹，脱薄屑而痒，后渐及上半身。曾于外院就诊，诊为"玫瑰糠疹"，予盐酸左西替利嗪、蒲地蓝口服液口服，未效。现上半身出红色丘疹及红斑，脱屑薄而痒。纳可，眠一般，二便调。舌淡，尖稍红，苔白腻，脉左可右弱。诊断：风热疮（玫瑰糠疹）。辨证：气虚阳弱，风热蕴肤，治法：补气温阳，祛风清热，凉血消斑。方药：黄芪20g，制附子6g（先煎），浮萍10g，防风12g，蝉蜕9g，黄芩12g，栀子15g，紫草20g，槐花15g，白鲜皮20g，甘草6g。10剂，水煎服。去炎松乳膏、尿囊素乳膏（内部制剂）混匀外用，日2次。药后皮疹基本消退。舌淡，苔薄白，脉弱。原方加当归15g，又服5副，痊愈。

按：本例之素体阳虚气弱，虽无明显虚的自觉症状，但舌脉显然。其感受风热后发病，如忽略其虚，而径攻其实，病程迁延，疗效欠佳，诚可期也。故临证务必细查，皮损与整体兼顾，寒温并用，扶正祛邪，大法矣！

【预防与调摄】

1. 戒烟酒，少食辛辣刺激、鱼腥发物。
2. 生活起居规律有节。
3. 注意皮肤清洁，忌用热水烫洗。
4. 调畅情志，保持愉快情绪。
5. 多饮水，保持大便通畅。

（张步鑫）

第四节　紫癜风（扁平苔藓）

紫癜风病名始见于宋代《圣济总录》："紫癜风之状，皮肤生紫点，搔之皮起而不痒痛是也。此由风邪夹湿，客在腠理，荣卫壅滞，不得宣流，蕴瘀皮肤，致令色紫，故名紫癜风。"本病多见于 30～60 岁人群，男女皆可患病。临床表现为皮肤上的紫红色扁平丘疹、剧烈瘙痒，发生于口腔者可能出现糜烂、渗出，现代名医赵炳南认为其口腔损害类似中医之"口蕈"。本病相当于西医学的扁平苔藓。

【病因病机】

本病病机复杂，核心病机是内外合邪、气血凝滞。其皮损多形，临床表现变化多端，发病之初多有风邪作祟，但病机关键总不离湿、热、虚、瘀，因此临证之时，辨证湿热之来龙去脉、虚瘀之前因后果。湿热由何而来？湿热又能引起哪些连锁的病机变化？瘀滞因何而形成？哪些脏器受累虚损？都是需要搞清楚的问题。我们仍然要从皮损出发，逆向分析，根据不同皮损形态、分布部位、病程长短、好发季节、平素体质等辨证要素，局部与整体综合考虑，去寻找答案。

湿热之源，无非内生与外受。内生者，多责之肺、脾、肾和三焦功能失调，水液代谢不利，内生湿热；外受者，多为居处潮湿闷热，或感受外界湿热之气。发病之初，紫红色丘疹大量出现、伴鳞屑、瘙痒，此为外受风邪所致，肺失通调水道，湿热内生，并为四时风邪引动；伴有乳蛾表现者，多为外感风热；夏季发作者，多为感受外来湿热，引起皮肤湿热，也可能因湿热内蕴，复感外界湿热，同气相求而发病。风湿热与气血相搏，阻于肌肤，风胜则痒，热盛则燥，湿盛则易于缠绵；病程久者，皮损增厚、融合，呈暗紫色或颜色灰暗，呈苔藓样，瘙痒剧烈，此多因风湿热稽留不去，郁而不解，阻于肌肤腠理之间，化热成瘀。发于口腔、外阴等特殊部位者，皮损多表现为白色条纹、糜烂等，口腔、外阴均与脾、肝、肾相关，彼此之间有密切的经络联系。若伴头晕，乏力，困顿，口淡，口黏等，病变多在脾，脾虚运化失职，内生湿热，循经络熏蒸或下注口腔、外阴黏膜；若伴头晕，健忘，咽干口渴等，病变多在肝肾，素体肝肾阴虚，输布水液障碍，湿热久稽，进而更伤气阴，虚火循经络炎灼上下，肌肤失养而发病。

总之，临证之时紧扣内外合邪、气血凝滞这一核心病机，依据皮损不同形态、部位、发病季节、病程，厘清风、湿、热、虚、瘀之间的相互联系，以及脏腑病变通过经络产生皮肤损害的机理，再参合整体辨证，区别不同病理阶段、状态，认识疾病的本质，指导临床诊疗。

西医认为扁平苔藓是一种原因不明的慢性或亚急性炎症性皮肤病，目前认为可能与遗传、自身免疫、感染、精神神经、药物、慢性病灶、代谢、内分泌等因素相关。

【诊断要点】

1. 典型皮损为紫红色或暗红色、红褐色大多角形扁平丘疹，粟粒至绿豆大小或更大，境界清楚，表面有蜡样薄膜，可见白色斑点以及互相交错的网状条纹（Wickham 纹）。皮损可互相融合，呈大小形状不一的苔藓状斑片，周围可有散在皮疹，急性期搔抓后出现线状同形反应。

2. 皮疹可发生于全身各处，常对称发生，以四肢屈侧、股内侧、腘窝、臀及腰部为多见，颈部也常发生。自觉瘙痒，程度不一，甚至为剧烈瘙痒，少数无自觉症状。

3. 黏膜可以受累，以口腔和外阴为主。呈乳白色斑点，斑细小孤立，排列成环状、线状及不规则的网状，亦可有斑块、萎缩、丘疹、侵蚀性溃疡和大疱，自觉疼痛、烧灼感。口唇损害可有黏着性鳞屑。部分病例易继发癌变。

4. 甲受累可见甲板变薄、纵嵴和远端裂口、甲纵裂、甲下过度角化，甚至甲板消失。头皮受累多表现为毛囊周围红斑和毛囊角栓，一处或多处脱发，甚至形成永久性脱发。

5. 组织病理　有特征性，可见表皮角化过度，颗粒层楔形增厚，棘层不规则增厚，表皮突不规则延长呈锯齿状，基底细胞液化变性，真皮浅层有带状淋巴细胞浸润等。

【鉴别诊断】

1. **白疕（寻常型银屑病）**　皮损为大小不等的红色斑片，上覆银白色鳞屑，除去后有薄膜现象和点状、筛状出血，发病部位不定，病程较长，易复发。

2. **松皮癣（皮肤淀粉样变）**　皮损多对称分布于双侧胫前，为褐红、褐黄或皮色的平顶或圆顶形的丘疹，密集似苔藓样变，表面粗糙无光泽，无 Wickham 纹。

3. **牛皮癣（神经性皮炎）**　多位于颈部、肘膝伸侧、尾骶部，苔藓化显著，无多角形脐窝状丘疹，常与肤色一致，无 Wickham 纹，不并发口腔与甲的损害。

【逆向思维辨证治疗】

一、中医证型与治疗方案

（一）风湿热证

病因病机： 外感风热、湿热之邪，蕴阻肌肤。

主症： 躯干、四肢突然出现紫红色扁平丘疹，不断增多、泛发，自觉瘙痒明显，舌红，苔薄腻，脉浮数或滑。

逆向辨证分析： 风邪或夹热、夹湿之邪客于肌肤腠理之间，病位轻浅，有些患者可能伴有乳蛾表现。

治法： 疏风清热，祛湿止痒。

方药： 散风除湿汤（经验方）加减。荆芥 10g，防风 10g，蝉蜕 10g，黄芩 12g，苍术 12g，当归 15g，栀子 15g，连翘 15g，紫草 20g，苦参 10g，益母草 15g，蜈蚣 2 条。

（二）脾虚湿热

病因病机： 脾虚湿滞，蕴积化热，湿热熏蒸。

主症： 皮损多见于口腔、唇、外阴等黏膜部位，表现为乳白色点状或网状条纹，严重者可见糜烂，伴头晕、乏力、口淡无味，舌淡胖边有齿痕，苔白腻或黄腻，脉沉濡。

逆向辨证分析： 口唇，脾之所主也，足太阴经筋络于阴器。此类多由禀赋不耐，脾虚湿蕴，或久居湿地，或喜食肥甘，或外感湿邪，氤氲中焦，日久蕴热，湿热上熏于口，或下趋外阴，熏蒸肌腠而成。

治法： 健脾清热除湿。

方药： 四君子汤合四妙丸（《成方便读》）加减。党参 12g，茯苓 18g，炒白术 12g，炒苍术 12g，黄柏 10g，薏苡仁 20g，清半夏 10g，茵陈 15g，厚朴 9g，栀子 12g，滑石 18g（纱布包煎），甘草 3g。

（三）肝经郁热

病因病机： 肝气郁结，郁久化热，灼伤肤络。

主症： 舌边或颊黏膜白色斑纹，灼热或麻木，或糜烂疼痛，口苦咽干，急躁易怒，月经不调。舌尖边红，苔薄白或薄黄，脉弦。

逆向辨证分析： 舌边属肝胆，足厥阴肝经"下行颊里、环绕唇内"，舌边或颊黏膜出白色斑纹则说明肝经郁热循经上灼是其本因。加之口苦咽干，急躁易怒，月经不调，舌边红，脉弦，皆是肝经郁热之征。

治法：疏肝清热，凉血通络。

方药：丹栀逍遥散（《内科摘要》）加减。丹皮 12g，栀子 12g，醋柴胡 12g，白芍 18g，薄荷 3g（后下），郁金 10g，全蝎 6g，茯苓 18g，炒白术 12g，陈皮 9g，炙甘草 6g。

（四）气滞血瘀

病因病机：风湿热蕴结不去，郁阻经脉，气机不畅，气滞血瘀。

主症：病程较久，皮损暗紫、灰暗、增厚，呈多角形、圆形，或融合成片，表面粗糙呈苔藓样变，瘙痒剧烈难忍。舌黯、红或有瘀点瘀斑，脉沉或弦。

逆向辨证分析：本证多因初起失治误治，或禀赋不耐，正虚无力祛邪外出，致风、湿、热邪郁阻经络，气机壅滞肌肤腠理，日久化热成瘀。

治法：逐瘀清热、搜风通络。

方药：通经逐瘀汤（《医林改错》）加减。桃仁 12g，红花 10g，连翘 15g，生地 12g，赤芍 12g，栀子 12g，蜈蚣 2 条，全蝎 9g，地龙 12g，柴胡 12g。

（五）肝肾阴虚

病因病机：肝肾阴虚，虚火上炎。

主症：多见于口腔、唇等黏膜部位，也有见于外阴者，皮损为乳白色点状或网状条纹，唇部常呈紫红、暗红、污灰色，严重者可见糜烂，可伴头晕、健忘、咽干口渴，舌红或绛红，少苔或无苔，脉沉细。

逆向辨证分析：足厥阴肝经过阴器，支脉下向颊里，环绕唇内；足少阴肾经属肾络膀胱，循喉咙，挟舌本。此类多因风热阳邪，稽留日久，耗气伤阴，致肝肾虚损。也有禀赋不耐，素体肝肾阴虚者，输布水液障碍，湿热羁留不去，气阴亏虚，虚火上炎，灼炼经络，耗伤津液，肌肤失养而发病，此类因虚而致病者，病程多长，缠绵顽固。

治法：补益肝肾、滋阴降火。

方药：知柏地黄汤（《医宗金鉴》）加减。知母 10g，盐黄柏 9g，熟地黄 24g，山药 15g，山萸肉 15g，丹皮 9g，茯苓 10g，泽泻 9g，天冬 12g，醋柴胡 9g。

二、辨治发挥

有些临床病例，辨证之时往往除皮损、瘙痒等外，别无临床资料可参。而皮损形态、色泽、部位、自觉症状、发病季节、地域等都是辨证的重要信息，根据皮损以上信息，可以确定核心病机，根据核心病机逆向查寻病机及病变脏腑经络。皮损色红，病程短或处于进展期者，证属风湿热蕴肤者居多，此由湿邪作祟，治疗之时祛邪务尽，以免留寇，使病情缠绵难愈；皮损色紫暗，病程日久，多有成瘀化热者。好发于四肢者，多为瘀、热；好发于口腔、唇、外阴等黏膜特殊部位者，应考虑脏象及经脉络属，多属肝经郁热、肝肾阴虚，或脾虚失运，酿生湿热。另外，也有阳虚、气虚、寒热错杂等，病机复杂，多证候杂合出现，需结合四诊资料，皮损辨证与整体辨证相结合，在总体治疗原则不变的前提下，及时根据病人皮损、舌脉与证候变化调整治法和方药。本病病情多顽固，治疗需时相对较长，应持之以恒。

【外治法】

1. **涂药法** 大风子油（《简明中医皮肤病学》）或蜈黛软膏（市售）涂抹，日 2～3 次。

2. **熏洗法** 适用于皮肤病变为主者。方法：选择清热燥湿、解毒止痒的中药如生石膏、生地、当归、防风、蝉蜕、苦参、白鲜皮、鸡血藤等煎成药液，趁热先熏再擦洗患处，每次 30 分钟，每日 2 次。

3. **撒药法** 适用于口腔病变者。青吹口散或新青黛散撒布疮面，日 2～3 次。也用市售青黛散、冰硼散、西瓜霜等。

【其他疗法】

1. **含漱法** 适用于口腔病变者。方法：选取清热疏风解毒类中药如金银花、菊花、甘草等，适量煎汁含漱，每日 5～6 次。

2. **口噙法** 穿心莲片（市售）1 片，含于口中，待其自然溶解，作用于口腔病变局部，日 2～3 次。

3. **针灸** 体针可选曲池、血海、合谷、三阴交、阿是穴，中强刺激，每日 1 次，留针 15～30 分钟；耳针可选肺、神门、肾上腺、皮质下或敏感点，每日 1 次，留针 15～30 分钟，也可采用耳穴压豆；梅花针叩刺适用皮损肥厚者，每日 1 次，以微微渗血为度。

【病案举例】

1. **风湿热蕴肤案**　郝某，男，4 岁，2008 年 5 月 26 日初诊。主诉：全身出紫红丘疹、鳞屑、瘙痒 1 个月。现病史：1 个月前全身出现紫红色丘疹、鳞屑、瘙痒，自行涂抹复方醋酸地塞米松乳膏效果不佳，皮损渐增多，瘙痒加重。现躯干、四肢可见泛发紫红丘疹，少量鳞屑，瘙痒明显，纳闷可，二便正常。舌尖红，苔薄白，脉浮。诊断：紫癜风（扁平苔藓）。证属风湿热蕴肤。治宜疏风清热，祛湿止痒。方药：荆芥 9g，连翘 10g，栀子 9g，蜈蚣 1 条，当归 6g，陈皮 6g，乌蛇 9g，甘草 3g。30 剂中药配方颗粒剂，水冲服。药后皮损全部消退，仍轻微瘙痒，舌淡红，苔薄稍腻，脉右稍弱。方药改为荆芥 9g，防风 10g，茯苓 15g，炒白术 10g，当归 10g，白豆蔻 6g，白鲜皮 15g，赤小豆 10g，甘草 3g，又服 15 剂中药配方颗粒剂，瘙痒消失，皮损亦未复起。

按：本例初治重在疏风清热，祛湿之品仅陈皮、栀子二味，力有不逮，二诊时皮损消退，风热既清，湿邪显越，遂重用理湿之品，使风热消散，湿亦不得独留，收效显著。

2. **脾虚湿热案**　吕某，女，56 岁，2018 年 6 月 28 日初诊。主诉：口腔糜烂 2 年余。现病史：2 年前患者无明显诱因出现口腔糜烂，至我院口腔科以"口腔扁平苔藓"服用中药治疗，效果不佳，时轻时重，2 年内未有痊愈之时。现见口腔内白色点状、网状条纹，散在糜烂，形体略丰，舌尖红，苔白厚腻，脉稍弦。诊断：口蕈（口腔扁平苔藓）。证属脾虚湿热。治宜健脾清热除湿。方药：茯苓 30g，厚朴 6g，清半夏 10g，栀子 12g，柴胡 12g，益母草 30g，桔梗 10g，滑石 18g（包煎），甘草 3g，桂枝 12g。25 剂，水煎服。复诊见糜烂全部愈合，白色条纹减少，舌淡苔白厚腻，脉平，调整处方：苍术 15g，薏苡仁 30g，厚朴 9g，茯苓 20g，当归 15g，黄芪 30g，法半夏 10g，甘草 6g。15 剂，水煎服。半个月后复诊，口腔白色条纹亦全部消失。

按：本例年过五旬，病变发生于口腔，形丰而苔白厚腻，显为脾胃运化失职，形盛而气弱，日常调摄不当，日久而水湿内伏，氤氲化热，湿热蒸腾而发病。虽湿热之象较著，但初诊时即加入桂枝以振奋阳气，资大气转运，以助祛湿，二诊时又以黄芪补益中气，襄助脾运，治病求本，此之谓也，2 年痼疾 6 周而愈。

3. 肝经郁热案 王某，女，41 岁，2013 年 7 月 16 日初诊。主诉：左腰腹出线状皮疹伴痒 1 年。现病史：1 年前，左腰腹出丘疹、红斑、少许脱屑，痒。曾在外院诊为"扁平苔藓"，外用激素，口服"阿维 A 胶囊"，效可。但停药后常反复。纳可，心烦易怒，舌稍红，苔薄腻淡黄，脉沉稍弦。诊断：紫癜风（线状扁平苔藓）。证属肝经郁热。治应疏肝清热。方用丹栀逍遥散加减：丹皮 12g，栀子 15g，柴胡 12g，赤芍 15g，薄荷 3g（后下），蜈蚣 2 条，生薏苡仁 20g，川朴 9g，白鲜皮 20g。15 剂，水煎服。药后皮损全部消退，痒止，舌边稍红，苔薄腻淡黄，脉左稍弦。中药原方去蜈蚣，加茵陈 15g，15 剂，水煎服，巩固疗效。

按： 本例皮损呈线状分布于左腰腹，而其处乃肝胆经循行之处，据此逆向辨证确定病在肝胆，结合心烦易怒，舌红，脉弦等，肝经郁热证不难断定。根据辨证，施以疏肝清热之法，皮损很快消退。

【预防与调摄】

1. 忌辛辣刺激、肥甘油腻、鱼腥发物，戒烟酒。
2. 适当锻炼，增强体质。
3. 调畅情志，长期保持心情平和，避免精神紧张疲劳，消除负面情绪。
4. 发于口腔内者，要保持口腔卫生。

（张步鑫）

第五节　火丹瘾疹（离心性环状红斑）

中医学对本病论述不多，目前尚无公认病名，明代鲁伯嗣《婴童百问》中的"赤游肿"有所相类："热毒之气，客于腠理，搏于血气，发于外，上赤如丹热，毒与血相搏而风气乘之，所以赤肿游走而遍体"，但又有不尽相同之处。赵炳南认为本病应属"血风疮"范畴。徐宜厚则认为，本病临床表现为环状红斑，逐渐扩大，中央消退，皮损既有火丹的色泽鲜红、又有瘾疹变化较快的属性，应宗明代李时珍《本草纲目》中"火丹瘾疹"之名。虽《本草纲目》中并未详论"火丹瘾疹"，但根据皮损特点，本书赞同徐老之观点。

本病相当于西医学的离心性环状红斑，是一种原因不明的反复发作的呈环形、离心性扩大的红斑性皮肤病，也称远心性环状红斑、离心性环形红斑等。其皮损呈周期性反复发作，病程慢性，可持续数年。本病可发生于任何年龄，以青壮年为多，女性多于男性，夏季相对高发。其典型临床表现为淡红色扁平丘疹，离心性向外扩大，皮损中央消退，边缘略隆起，形成环状或半环状，中央消退区可发生新皮损，形成双环、多环形或地图状，皮损消退后留色素沉着。有些皮损边缘可见鳞屑、小水疱、毛细血管扩大和紫癜等。一般无自觉症状，或有轻微瘙痒，极少数严重者可有咽痛、关节痛等。

【病因病机】

本病皮损为离心性红斑，伴有瘙痒，且皮损部位不断变换，其性类风，属风湿热为患。根据其皮损离心性扩展的特点，乃风湿热较甚，而正气相对不足使然。加之本病常夏季复发，可认为是外界湿热引动体内湿热，蕴阻肌肤所致。本病初发者，皮损红或为水肿性红斑，圆形或椭圆形，边界清楚，或有少量薄屑，瘙痒，为实证，乃风湿热蕴肤所致。若患者禀赋不耐，或有饮食偏嗜，脾胃健运失职，湿热内生，更易与外邪相合，致病情缠绵；如红斑淡红，瘙痒轻微者，多属风湿热较轻，兼有气虚。秋冬发病者，伴有畏寒怕冷，手足不温者，则系阳气不足，湿热稽留。

临证也应根据皮损分布确定其病变经络和脏腑，发于躯干两侧者，系肝胆病变；发于胸腹者，乃脾肺之疾；发于下肢者，肝脾病变较多。

西医学对本病的发病原因和机制尚不十分清楚，其发病原因可能与感染、某些药物、自身免疫性病变、恶性疾病等有关。

【诊断要点】

1. 皮损初起为单个或多个风团样红色丘疹，逐渐向外扩大，中央消退，呈环状或弧形。边缘隆起，表面有细小鳞屑，伴轻度痒感，低热。皮疹逐渐离心性扩大，甚至多个红斑发生融合，有的皮损直径可达10cm。

2. 皮损好发于四肢、躯干、臀部、股内侧等部位，手足很少累及，面部少见。

3. 多数皮损数周后可自行消退，但易反复发作，常夏季发作或加重。少数病例可伴发癌肿。

4. 组织病理 血管周围有致密的套袖状淋巴细胞浸润，可见嗜酸性粒细胞，偶见中性粒细胞和肥大细胞。真皮中上层及表皮有轻度水肿，可见表皮轻度角化不全。

【鉴别诊断】

1. 瘾疹（荨麻疹） 皮损风团或环状风团，瘙痒剧烈，数小时内可自行消退，退后无痕迹。

2. 圆癣（体癣） 好发于面部或躯干，皮损数目少，呈环状损害，中心有自愈倾向，边缘有小丘疹或水疱，真菌检查阳性。

3. 风热疮（玫瑰糠疹） 皮损好发于躯干、四肢近端，多急性发病，常先出现母斑，后出现子斑，皮损表现为椭圆形红斑，上有糠秕状鳞屑，长轴与皮纹走向一致，有自限性。

【逆向思维辨证治疗】

一、中医证型与治疗方案

（一）风湿热蕴

病因病机：湿热之人，外感风热、湿热或暑湿暑热，蕴阻肌肤。

主症：多夏季发病，皮损为环形略具水肿样红斑，呈风团样，不断增多，瘙痒明显，口干，便干溲赤。舌红，苔黄腻，脉滑或浮数。

逆向辨证分析：环形略具水肿样红斑，呈风团样，不断增多，瘙痒明显，风湿热蕴肤显然，加之口干便干，舌红，苔黄腻，脉滑或浮数，辨明体内湿热亦盛。

治法：疏风清热除湿。

方药：散风化湿汤（经验方）加减。浮萍 10g，防风 10g，蝉蜕 10g，栀子 15g，生石膏 30g（先煎），苍术 15g，薏苡仁 20g，厚朴 9g，白鲜皮 20g，地肤子 20g，通草 9g。

（二）阳虚感寒，湿热蕴肤

病因病机：湿热蕴肤，加之阳气不足，病程迁延难愈。

主症：病程较长，反复发作，皮损环形红斑或淡红斑，轻痒，微恶寒，冬季常加重或复发，伴畏寒肢冷，乏力。舌淡红或稍红，苔白腻，脉弱。

逆向辨证分析：皮损为淡红斑或红斑，轻痒，提示湿热较轻，微恶寒，则有表寒未尽，畏寒肢冷，冬季加重或复发，舌淡红，脉弱，苔白腻，阳虚感寒蕴湿之象。

治法：温阳散寒，除湿清热。

方药：麻黄附子细辛汤合散风除湿汤（经验方）加减。麻黄 6g，制附子 6g（先煎），细辛 3g，防风 12g，炒苍术 12g，薏苡仁 20g，姜厚朴 9g，栀子 12g，益母草 15g，通草 9g。白鲜皮 20g。

二、辨治发挥

本病总因外界湿热或暑湿侵犯肌肤，兼夹风邪所趁，或外邪引动体内湿热导致。因多兼湿邪，故不易消退。辨证之时应重点区别红斑颜色，以辨邪之深浅、寒热轻重；皮损外形、浮肿、隆起、风团样外观，以辨湿蕴轻重，与风邪胶结之深浅。紧扣风、湿、热、寒此四辨证要素，结合病史、发病季节、诱发或加重因素，以及舌脉等其他病例资料，综合辨证。病程较久，反复发作者，注意是否有气虚、阳虚、肝郁、肝旺等兼夹病机，全程重视祛风与理湿方法的应用，以免祛邪不尽。本病病程较长，往往需要坚持用药方可获效。

【外治法】

火丹瘾疹的中医外治法不多，适于红斑鳞屑类皮肤病的外治法均可参考应用，兹选择我们临床应用者加以介绍。

1. **药浴疗法**　本法属于中药溻渍疗法中渍法范畴，适用于风湿热蕴证的治疗。方法：选择清热凉血、祛风除湿的中药如生地、白蒺藜、大黄、白鲜皮、生苦参、栀子、地骨皮、薄荷等，加水浸泡 30 分钟后放入自动煎药机，注入 10L 自来水，煎煮 30 分钟后将药液倒入药浴桶，加温水适量，患者全身浸入其中适温（35～42℃）洗浴，每次 20～30 分钟，每日或隔日 1 次。为提高疗效，也可浸浴完成 30 分钟后配合 NB-UVB 治疗。

2. **湿敷法**　本法属于中药溻渍疗法中溻法范畴，适用于各证型皮损局限者。方法：根据证型不同，分别选择清热凉血、祛风除湿的中药如生地、白蒺藜、大黄、白鲜皮、生苦参、栀子、地骨皮、薄荷等，或选择益气散寒，祛风除湿的中药如艾叶、附子、细辛、鸡血藤、红花、桂枝、川芎、干姜、防风等煎成药液，置冷或常温时，以八层纱布或干净毛巾蘸取药液，拧至不滴水为度，溻于皮损处，几分钟药液蒸发干后再蘸取药液复溻，持续20分钟为1次，日1~2次。

3. **涂擦法** 外用四黄洗剂、炉甘石洗剂等，每日2次。

【其他疗法】

1. **放血疗法** 适用于风湿热证患者。方法：选取耳尖或大椎、委中等穴位，常规消毒后以小号三棱针或采血针，放血少许，3~5日1次。

2. **耳穴疗法** 适用于各证型患者。方法：根据中医辨证结果选取耳穴，酒精消毒后以胶布将王不留行籽贴于对应耳穴处，按压刺激5~10下，力道以患者耐受为度，并令患者每日自行按压刺激2~3次，每次5~10下。每2日更换1次，也可双耳轮替治疗。

【病案举例】

1. **风寒湿蕴案** 张某，女，32岁，2018年6月2日初诊。主诉：双下肢红斑、脱屑、痒7年，加重1年。现病史：患者7年前产后小腿处红斑、丘疹、瘙痒，未治疗，后反复出现。1年前，下肢红斑扩大成环状，在某三甲医院以"湿疹"服用中药、外用激素类药膏效果不佳。现双下肢环状红斑，中央淡褐色，边缘突起皮面，少许脱屑，不觉瘙痒，经期接触凉水后皮损可增多，平素纳可眠差，月经量少，畏寒肢冷，乏力，二便正常。舌淡苔薄白，脉沉弱。诊断：火丹瘾疹（离心性环状红斑）。证属风寒湿蕴。治宜益气散寒，祛风除湿。方药：黄芪20g，桂枝15g，白芍15g，炒白术15g，茯苓20g，当归15g，制附子9g（先煎），防风12g，生姜6g，大枣15g，白鲜皮20g，炙甘草6g。15剂，水煎服。药后皮损全部消退，留色素沉着，舌淡尖稍红、苔薄白，脉稍弱。原方再服15剂巩固。1年随访，皮损未再发作。

按： 本例发于新产之后，气血亏空，调摄失宜，损伤阳气，阳虚血弱之体，每经期遇凉即复发加重，皮损色红不甚，益气温阳养血与祛风除湿之剂共伍，使风湿得祛，阳气得复，则阴霾自散，收效显著。

2. **风湿热蕴案** 周某，女，40岁，2018年8月17日初诊。主诉：全身出现红斑伴瘙痒3年。现病史：3年前患者返乡收玉米后全身出现红斑、风团样皮损，瘙痒明显，多处治疗效果不佳，时轻时重。现全身散发红斑、边缘隆起呈风团样，瘙痒明显，夜间尤甚，影响睡眠，平素时有口干乏力，纳可，二便尚正常。舌红苔薄黄腻，脉稍弱。诊断：火丹瘾疹（离心性环状红斑）。证属风湿热蕴。治宜疏风清热除湿。方药：黄芪 20g，浮萍 10g，防风 12g，黄芩 12g，栀子 12g，薏苡仁 30g，苍术 15g，益母草 18g，厚朴 9g，白鲜皮 20g，地肤子 20g，通草 9g。15 剂，水煎服。药后皮损基本消退，仍时有瘙痒，加蝉蜕 10g，续进 21 剂。1 年后随访病情未再反复。

按：本例发病恰逢秋收玉米之季，彼时夏末暑湿之气犹在，趁腠理开泄之机，与风邪相间入里，蕴阻肌肤，皮损红斑、边缘若风团样，此为风邪鼓舞湿热故也。

【预防与调摄】

1. 清淡饮食，忌食辛辣刺激及海鲜，忌烟酒，不喝浓茶及咖啡。
2. 保持皮损部位清洁，避免搔抓或热水烫洗。
3. 适当锻炼，增强体质。
4. 调畅情志，解除心理及精神负担。
5. 远离可能的病因或诱因。

（张步鑫）

第六节　猫眼疮（多形红斑）

猫眼疮病名出自清代吴谦《医宗金鉴·外科心法要诀》："猫眼疮，一名寒疮，每生于面及遍身，由脾经久郁湿热，复被外寒凝结而成。初起形如猫眼，光彩闪烁无血，但痛痒不常，久则近胫。"也有将好发于春秋季者称为雁疮，好发于寒冬腊月者称为寒疮，如隋代巢元方《诸病源候论》说："雁疮者，其状生于体上，如湿癣疬疡，多著四肢乃遍身，其疮大而热疼痛。得此疮者，常在春秋二月八月，雁来时则发，雁去时便瘥，故以为名。"清代祁坤《外科大成》："寒疮形如猫眼，有光彩而无脓血，多生身面，冬则近胫，由脾经湿热所致。"本病的临床典型皮损表现为疮面红润光泽、形似猫眼，故后世习以猫眼疮名之，其发于口腔者可见糜烂或溃疡，与"口糜"类似。

本病相当于西医学的多形红斑，是一种以红斑为主，兼有水疱、丘疹等多形性皮损的急性炎症性皮肤病，又称渗出性多形红斑，常伴黏膜损害，自觉瘙痒或轻度烧灼感，严重者出现内脏损害。本病常见于冬春季节，青壮年多见，尤以女性多见，愈后易复发。其典型临床表现是发病前常有头痛、低热、倦怠乏力、食欲不振、关节肌肉疼痛等前驱症状，发病急骤，皮损为丘疹、水疱等多形性损害，具有虹膜样特征性红斑，常对称分布于四肢、颜面、颈项等部位，少量累及全身皮肤、黏膜，重症可引起严重的黏膜、内脏损害，甚至有一定的死亡风险，是一种临床上应引起重视的皮肤病。

【病因病机】

本病的核心病机内责肺脾，外责风、热、寒邪。其皮损呈多形性，临床症状轻重差异较大，需要详辨核心病机的形成机制。

本病好发于冬春季节。皮损为红肿、水疱，或痛或痒，好发于面颈、手足远端者，色紫红或暗红，冻疮样外观，多为外受风寒，卫阳不固，搏于肌肤，营卫失和，寒凝血滞而致；皮损为红斑、丘疹、风团样皮损，颜色鲜红，多为风热郁于肌肤而发。此时病位尚浅，及时祛风散寒清热、益卫固表，很快邪去正复，疾病消除。若邪气深入，与内蕴湿热勾结，则易从化酿毒、变化多端，皮损多泛发全身，累及口腔、外阴，甚至损伤脏腑。如皮损泛发全身，红斑颜色鲜红，伴水疱、水肿、口腔外阴糜烂，多为过食肥甘辛辣，损伤脾胃，湿浊内生，蕴积化热，湿热蕴阻肌肤而致；红斑泛发全身，颜色鲜红或潮红，伴大疱、糜烂、瘀斑，则为素体湿热内盛，复感毒邪，毒火炽盛，气血燔灼，蕴结肌肤而发；伴见紫癜，为血热伤脉；疹色暗红，或有色素沉着，多为疾病后期，血行瘀滞、经络不通；瘙痒、灼热、疼痛等自觉症状亦有资辨证，以测寒热虚实、邪正盛衰。

西医学对本病病因病机认识尚不清楚，目前认为是多种因素引起的抗原-抗体变态反应，寒冷是常见的诱发因素。

【诊断要点】

1. 皮损呈多形性，可见红斑、丘疹、水疱、大疱、紫癜等损害，以水肿性丘疹为多见，自觉痒痛。典型的皮损呈靶形或虹膜样损害。

2. 皮损好发于面颈、耳廓、四肢远端，对称分布，黏膜也可受累，严重者可泛发全身，或并发内脏病变。

3. 发病前有头痛、食欲不振、四肢倦怠、关节痛、低热等前驱症状，病程有有自限性，皮损约 2~4 周可消退，但常复发，愈后遗留暂时性色素沉着。

4. 好发于冬春季节，多见于青壮年，女性较多见。

5. 组织病理学检查可表现为：基底细胞液化变性，形成表皮下水疱，表皮角质形成细胞出现程度不同的坏死，真皮乳头水肿，真皮浅层血管周围有以淋巴细胞为主的炎症细胞浸润，有时可见血管外红细胞渗出。

【鉴别诊断】

1. **冻烂疮（冻疮）** 冬季多见，好发于手足、耳廓、鼻尖及面颈等暴露部位，皮损为暗红色或青紫斑块，红斑浸润显著，黏膜无损害，中心无虹膜样改变，自觉瘙痒，遇热加剧。

2. **药毒（多形红斑型药疹）** 发病前有明确服药史，发病无季节性，无一定好发部位，停药后经适当处理即愈。

3. **火赤疮（疱疹样皮炎）** 皮损为群集性水疱，多呈环状或半环状排列，瘙痒剧烈。好发于躯干、四肢，黏膜不受累，组织病理学检查可见表皮下张力性大疱，内含中性及嗜酸性粒细胞。

【逆向思维辨证治疗】

一、中医证型与治疗方案

（一）风寒阻络

病因病机： 外感风寒之邪，营卫失和，寒凝血滞。

主症： 好发于冬季，红斑水肿呈暗红或紫红，形如冻疮，畏寒，遇冷加重，得热则减，可见手足不温、小便清长。舌淡，苔白，脉沉紧。

逆向辨证分析： 皮损色暗红或紫红，形如冻疮，畏寒，遇冷加重，且发病于冬季，属风寒外袭，气虚阳弱，寒凝血滞，肌肤尤其末梢部位肌肤失于温煦濡养所致。

治法： 温经散寒，活血通络。

方药： 当归四逆汤（《伤寒论》）加减。当归 12g，桂枝 12g，赤芍 12g，细辛 5g，制附子 6g（先煎），炙黄芪 20g，通草 9g，白鲜皮 30g，炙甘草 6g。

（二）风湿热蕴

病因病机：风热夹湿，郁于肌肤。

主症：皮损常发于春夏，为红斑、丘疹、小风团样损害为主，颜色鲜红，自觉瘙痒，可伴发热，咽干咽痛，关节酸痛，便干溲黄等。舌红，苔薄黄，脉浮数。

逆向辨证分析：春夏发病，皮损红，且有丘疹、风团样皮损，多因外感风热湿之邪，或兼素体蕴热，风热湿郁于肌肤、肺卫导致。

治法：疏风清热，凉血解毒。

方药：消风散（《外科正宗》）加减。荆芥 10g，蝉衣 10g，生石膏 30g（先煎），苍术 12g，生地 12g，当归 12g，紫草 15g，板蓝根 20g，赤芍 12g，苦参 10g，甘草 6g。

（三）湿热蕴结

病因病机：湿热内蕴，发于肌肤。

主症：皮损为红斑水肿，色鲜红，伴水疱，口腔、外阴糜烂，瘙痒疼痛，或有发热头重，身倦乏力，纳呆欲呕，便秘溲赤，或大便黏滞等。舌红，苔黄腻，脉弦滑。

逆向辨证分析：皮损泛发，为一派湿热毒盛之象，究其湿热毒邪之源，乃肺为娇脏、脾喜燥而恶湿，恣食厚味肥甘、辛辣炙煿，伤及脾胃，脾胃运化失司，湿热积滞，外淫肌肤。若与外感风热之邪勾结，则热势益甚。

治法：清热利湿，解毒止痒。

方药：龙胆泻肝汤（《医方集解》）加减。龙胆草 10g，黄芩 15g，柴胡 12g，栀子 15g，赤小豆 20g，通草 10g，厚朴 10g，竹茹 10g，生地黄 12g，白鲜皮 30g，生大黄 6g（后下），甘草 3g。

（四）火毒炽盛

病因病机：风热、湿热内蕴，毒火炽盛，燔灼营血。

主症：起病急骤，皮损为泛发全身的红斑、大疱、糜烂、瘀斑，口腔、外阴破溃糜烂，伴高热恶寒，头痛乏力，恶心呕吐，关节疼痛，便干溲赤。舌红，苔黄，脉滑数。

逆向辨证分析：泛发全身的红斑、大疱、糜烂、瘀斑，口腔、外阴破溃糜烂，乃湿热毒盛，发于肌肤，多由素体湿热蕴积，或骤感风湿热邪，邪势汹涌，正气祛邪无力，内外不得泄越，而变化为热毒，毒邪内侵，深入营血，则病情笃重。

治法：清热凉血，解毒利湿。

方药：清瘟败毒饮（《疫疹一得》）合导赤散（《小儿药证直诀》）加减。生石膏 30g（先煎），生地 15g，水牛角 30g（先煎），栀子 15g，黄连 10g，黄芩 12g，知母 10g，赤芍 15g，桔梗 10g，玄参 12g，连翘 15g，竹叶 9g，丹皮 15g，通草 9g，生大黄 6g（后下），甘草 3g。

二、辨治发挥

本病发作常呈季节性，冬季发病者多素体阳虚，风寒阻络，但局部皮损则并非仅仅为寒所致，也有湿热等因素，用药时应注意权衡寒热多少，力求处方切合病情。本病也有夏季发病者，其病因病机则系外界湿热与素体湿热相合，治疗应注重内清外散。对于皮损泛发，病情较重者，用药应大胆果敢，并配合外用疗法，迅速控制病情。

【外治法】

治疗猫眼疮常用的中医外治法见于著述者亦有不少，现选取我们常用者介绍如下。

1. **熏洗法**　适于风寒阻络证。方法：选择温阳祛寒、益气活血的中药如制附子、细辛、白芍、当归、丹参、鸡血藤、红花、桂枝、川芎等，适量水煎后用热气熏蒸患部，适温用纱布或干净毛巾擦洗患部，注意避开水疱、破溃、糜烂处。每次 20 分钟，每日 1～2 次。

2. **湿敷法**　该法属于中药溻渍疗法中溻法范畴，适用于风热蕴肤、湿热蕴结等证型，尤其是有水疱、渗出者。方法：选用清热凉血、燥湿解毒类中药如生地榆、黄柏、黄芩、黄连、大黄等，煎水放凉后，以八层纱布或干净毛巾蘸取药液，拧至不滴水为度，溻于皮损处，药液蒸发干后再蘸取药液复溻，持续 20 分钟为 1 次，日 2～3 次。

3. **涂擦法**　皮损为红斑伴瘙痒，未见水疱、渗出者，可给予炉甘石洗剂、四黄洗剂外涂，日 2～3 次。

【其他疗法】

1. **刺血疗法**　适于火毒炽盛证。方法：取穴大椎、阿是穴或耳尖处，局部常规消毒后，用三棱针攒刺，出血少许。或用毫针直刺红斑中央，进针1～2mm，数秒后退针。

2．**耳穴疗法**　适用于各证型患者。方法：根据中医辨证结果选取耳穴，酒精消毒后以胶布将王不留行籽贴于对应耳穴处，按压刺激5～10下，力道以患者耐受为度，并令患者每日自行按压刺激2～3次，每次5～10下。每2日更换一次，也可双耳轮替治疗。

【典型病例】

风寒阻络案　方某，女，30岁，2018年3月4日初诊。主诉：全身起红斑、丘疹伴瘙痒1个月。现病史：1个月前无明显诱因患者全身散发红斑、丘疹、瘙痒，在诊所输液治疗（具体不详）后暂时消退，但很快复发，再行输液无效，服用美能（复方甘草酸苷片）、左西替利嗪，外用糠酸莫米松软膏亦无效，皮损陆续增多泛发全身，瘙痒明显。现症见：面部、躯干、四肢泛发大小不等红斑、丘疹，瘙痒明显，散在抓痕，纳闷可，二便正常，冬季易生冻疮。舌淡，苔薄白腻，脉弱。诊断：猫眼疮（多形红斑）。证属风寒阻络。治宜温经散寒、活血通络。方药：黄芪20g，桂枝12g，制附子6g（先煎），麻黄9g，苍术15g，薏苡仁30g，陈皮9g，细辛3g，赤白芍15g，当归15g，甘草6g，大枣5枚。15剂，水煎服。药后皮损全部消退，瘙痒消失。

按：本例禀赋不耐，素体阳气不足，内有湿邪，冬季风寒束表，卫外不固，风寒入里，气血经络为之凝涩，肌肤失于温煦濡养。故益气温阳、活血通脉与理湿之剂共用，温散表寒，使气血得通、内湿亦去，收效显著。

【预防与调摄】

1. 寻找并去除致病因素，及时控制感染，停用可疑药物。
2. 风寒阻络型患者应注意保暖，避免冷水、冷风等寒冷刺激。
3. 适当锻炼，增强体质。
4. 忌食辛辣腥发之物，忌烟酒。
5. 调畅情志，保持心情平和，避免不良情绪。
6. 重症患者，若全身大疱湿烂、疮面暴露，应加强护理，皮损处及时换药，注意床上用品的消毒与更换，防止感染。

（张步鑫）

第三章
皮肤附属器皮肤病

第一节　粉刺（痤疮）

粉刺明确作为病名，首见于明代陈实功《外科正宗·肺风粉刺酒齄鼻第八十一》，但最早论述此病则为《黄帝内经》。《素问·生气通天论》"劳汗当风，寒薄为皶，郁乃痤。"根据历代医家注释，皶即粉刺，痤即小疖。王冰注曰："皶刺长于皮中，形如米，或如针，久者上黑，长一分，余色白黄而瘦于玄府中，俗曰粉刺。"《说文解字》"痤，小肿也。"《内经知要》谓："痤，小疖也。"可见，皶即白头和黑头粉刺，痤是丘疹、丘脓疱疹等。历代论述痤疮的病名很多，如唐宋代称为"面疱""皶疱""面奸疱""齇疱"等，明清则称之为"粉疵""酒刺""粉刺"等。现代教材则以"粉刺"作为病名，对等于西医病名"痤疮"，其内涵随之发生了变化，不仅仅是一种皮损，而是一种疾病。本病临床表现为面部、胸背部及肩胛等处的粉刺、红丘疹、脓疱、结节、囊肿等，好发于青春期男女，但青春期后也常有罹患者。

【病因病机】

长期以来，本病一般认为多属肺热所致，此观点与《医宗金鉴·外科心法要诀》将本病称为"肺风粉刺"，且推出"枇杷清肺饮"为治疗方剂有关。现代教材分型有"肺经风热""肺经血热"等。本病皮损虽然常见于面部及胸背部，但其发病却与五脏皆有关系，《素问·咳论》曰："五脏六腑皆令人咳，非独肺也。"临床所见，"痤疮"与"咳"相似，并非一张"枇杷清肺饮"可以统治，《内经》云："十二经脉，三百六十五络，其血气皆上于面而走空窍"。生理上如此，病理亦如此。可以说："五脏六腑皆令人生痤疮，非独肺也。"

痤疮的逆向思维辨证首先应明确面部脏腑经络的分属，面部是痤疮好发部位，人体有六条阳经在面部分布，十二经脉都与面部有直接或间接的关系。而确定面部脏腑经脉的分属，对于痤疮的中医辨证具有"按图索骥式"的指导意义。

有关脏腑经脉在面部的分属，《内经》论述颇详。《内经》对脏腑经脉的分属见于《灵枢·五色》《素问·刺热篇》《素问·风论》《灵枢·五阅五使》四篇，而以《素问·刺热篇》论述较为简捷，云："肝热病者，左颊先赤；心热病者，颜先赤；脾热病者，鼻先赤；肺热病者，右颊先赤；肾热病者，颐先赤。"历代对面部脏腑经络的分属见仁见智，这里不展开讨论。我们根据《素问·刺热篇》的论述，结合历代医家的有关论述，尤其是结合痤疮的皮损分布特点及长期的临床辨证治疗经验，笔者认为：额部（颜）—心，左右面颊均属肺，口鼻—脾胃，颏—肾，耳前、下颌角（含左右颈部）—肝胆。如此划分脏腑分属，我们趣称为"痤疮面部地图"，比较符合痤疮皮损分布的实际情况，对于指导痤疮的辨证具有"按图索骥式"的重要指导意义。（更详细论述见附：面部脏腑经络分属及其在痤疮辨证中的指导意义）

痤疮是皮肤科常见的慢性炎症性毛囊皮脂腺疾病，好发于青春期男女，西医认为本病发病机制复杂，主要与雄激素水平、毛囊皮脂腺导管角化异常、痤疮丙酸杆菌等感染、免疫学因素、遗传因素、饮食因素、情志因素等有关。

【诊断要点】

根据皮疹形态和病情轻重，一般可将痤疮分为丘疹性、脓疱性、结节性、囊肿性、聚合性、萎缩性6个类型。

1. **丘疹性痤疮**　皮损以皮色非炎症或红色炎症性丘疹为主，部分丘疹顶端有黑头或白头粉刺，可挤出脂栓或奶白色物质。部分丘疹顶端形成小脓疱。多为初起或病情较轻的患者。

2. **脓疱型痤疮**　皮损以小脓疱和红色炎症性丘疹为主，伴有粉刺或黄豆大小的小结节。

3. **结节性痤疮**　皮损以花生至指头大小红色或暗红色结节为主，伴有疼痛或小脓疱。

4. **囊肿性痤疮**　皮损以大小不一的皮脂腺囊肿为主，表面红色或暗红色，常继发化脓感染形成脓肿，破溃流脓，或形成窦道和瘢痕，穿刺时可抽出脓血。

5. **萎缩性痤疮**　皮损开始为红色丘疹或脓疱，后形成多数凹陷性大小不一的萎缩性瘢痕。

6. **聚合性痤疮**　表现为多种皮损同时聚集出现，整个脸部满布丘疹、粉刺、结节、脓疱、囊肿或形成脓肿窦道、瘢痕疙瘩，凹凸不平，自觉疼痛，灼热不适。

本病根据年龄，常可分为"青春期痤疮"和"迟发型痤疮"两类，一般认为 25 岁以前发生的痤疮为前者，25 岁以后发生的痤疮为后者。

【鉴别诊断】

1. **酒渣鼻（玫瑰痤疮）**　好发于中年，皮损为丘疹、红斑、脓疱，多分布于鼻尖、鼻周、面颊，局部常伴有毛细血管扩张，晚期形成鼻赘。

2. **颜面播散性粟粒狼疮**　皮损为扁平或半球形丘疹或小结节，暗红色或褐色，质地柔软，玻片按压下呈果酱色小点。多分布于下眼睑及鼻周。

3. **药源性痤疮**　有服药史，多由溴、碘、皮质激素等药引起，皮损常为全身、没有典型黑头、粉刺，发病年龄不限。

4. **职业性痤疮**　发病与工种有关，多发生于机器油、石油、焦馏油等密切接触的工人。皮疹发生在接触部位，如手臂、前臂，为毛囊角化性丘疹，类似粉刺样损害。

5. **胶样粟丘疹**　好发于光照部位，皮损为 1~2mm 的黄褐色丘疹，有时为半透明。发展缓慢，呈不规则的小群，对称分布。触摸感觉柔软，戳破后释放凝胶状物质。

【逆向思维辨证治疗】

一、中医证型与治疗方案

（一）肺经风热
病因病机：风热侵犯肺经。
主症：好发于青春期男女，皮损为分布在双面颊部粉刺或红丘疹，常伴有轻度瘙痒，口干，咽干或痛。舌红或稍红，苔薄黄，脉浮数。
逆向辨证分析：面颊乃肺经所属，故通过面颊部的丘疹、粉刺，可知风热在肺。咽干或痛，舌红，苔薄黄，脉浮数皆为肺经风热之征。本证的形成，多因素体肺经蕴热，复感外界风热而成。
治法：疏风清肺。

方药： 枇杷清肺饮（《医宗金鉴》）加减：荆芥 9g，连翘 15g，生桑白皮 15g，枇杷叶 12g，黄芩 12g，赤芍 12g，蒲公英 30g，苦参 9g，甘草 6g。

（二）脾湿肺热

病因病机： 嗜食肥甘，或脾失运化，湿蕴脾胃，复夹肺热上犯，故面生痤疮。

临床特征： 皮损多分布在面颊、鼻部，丘疹、粉刺，或有丘脓疱疹，伴纳食欠佳，大便溏或不爽，妇女白带多。舌淡红而胖，有齿印，或舌尖红，苔白腻，脉滑或濡。

逆向辨证分析： 根据我们对面部的脏腑经络分属，面颊属肺，鼻属脾，故面颊和鼻部的皮损乃脾肺的病变。本证的形成多因嗜食肥甘厚味，或脾虚失运，湿蕴化热，上熏于肺，或肺热与脾湿共存，协同而引发丘疹、丘脓疱疹等。

治法： 燥湿健脾，清肺解毒。

方药： 平胃散（《简要济众方》）合枇杷清肺饮加减：苍术 15g，茯苓 18g，厚朴 9g，陈皮 9g，薏苡仁 20g，生桑白皮 15g，黄芩 12g，赤芍 12g，蒲公英 30g，连翘 15g。

（三）肝经郁热

病因病机： 情志抑郁，肝气郁而化火，上犯于面，则发为本病。

临床特征： 多发于青春期后妇女，皮损常以耳前至下颌角、左右颈部皮损为主，月经不调或痛经，经前皮损增多，易怒，脾气急，经前乳胀，失眠多梦。舌尖边红，苔薄黄，脉弦。

逆向辨证分析：《灵枢·经脉》："胆足少阳之脉……下耳后，循颈，行手少阳之前，至肩上……其支者，从耳后入耳中，出走耳前……络肝，属胆……"肝胆互为表里，耳前至下颌角乃胆经循行之处，肝胆郁热，则热循经上犯，引发本证。月经不调或痛经，经前皮损增多，易怒，脾气急，经前乳胀，舌尖边红，脉弦，均为肝经郁热之表现。

治法： 疏肝解郁，清热解毒。

方药： 丹栀逍遥散（《内科摘要》）加减：丹皮 15g，栀子 12g，柴胡 15g，白芍 18g，当归 15g，薄荷 3g（后下），蒲公英 30g，连翘 15g，蜈蚣 2 条，甘草 6g。

（四）阴虚火旺

病因病机： 好发于青春期后，多度操劳，耗伤肾阴，虚火上行于面而发病。

临床特征： 颐（颏部，下巴）部皮损以丘疹、粉刺为主，或有个别结节，口干咽干，心烦失眠，或头晕耳鸣，腰膝酸软。舌质嫩红，苔薄少，脉细或细数。

逆向辨证分析：《素问·刺热》："肾热病者，颐先赤。"颏部为肾在面部的分属，青春期后，家庭和事业之操劳，熬夜，导致肾阴亏耗，阴虚火旺，虚热上行于面，则生粉刺、丘疹。

治法： 滋阴清热散结。

方药： 二至丸（《医方集解》）合知柏地黄汤加减：墨旱莲 20g，女贞子 20g，生地 15g，丹皮 12g，知母 10g，盐黄柏 9g，蒲公英 30g，连翘 15g，蜈蚣 2 条。

（五）上热下寒

病因病机： 素体不健，五脏不调，肺有蕴热而脾胃虚寒，面生丘疹、脓疱等。

临床特征： 形体瘦弱，自幼多病，额部、面颊丘疹、脓疱，饮冷则胃痛不适，或大便溏泄，畏寒肢冷。舌淡红或淡白，有齿印，苔淡黄腻，脉弱。

逆向辨证分析： 面颊属肺所主，肺热则面颊出丘疹、脓疱，饮冷或食冷则胃中不适，大便溏薄，舌淡，脉弱，皆是脾寒之征。本证皮损也常见于口鼻周围的脾胃所主之处，因此，所谓上热也指热在上部，而寒在脾胃，面部肌肤之热毒与本脏之寒格拒不通而形成本证。寒温并用，是寒热交通，则其病自愈。

治法： 清上温下。

方药： 半夏泻心汤或黄连汤（《伤寒论》）加减：黄连 10g，黄芩 12g，党参 12g，炒白术 12g，云苓 18g，干姜 6g，陈皮 9g，清半夏 12g，连翘 15g，炙甘草 6g。

（六）肝热脾寒

病因病机： 肝失疏泄，郁久化火，肝郁侮脾，而脾胃虚寒，则面生丘疹、粉刺。

临床特征： 面部丘疹、粉刺，或有脓疱、结节，皮损以面颊及下颌角居多，经前加重，平素急躁易怒，食冷腹痛腹泻，心烦，口苦，大便干或大便黏腻，舌质淡或舌边尖红，苔白腻或淡黄腻，脉弦或细弦。

逆向辨证分析： 皮损分布以耳前至下颌角为主，乃肝经蕴热之象，畏寒肢冷、食冷则腹痛腹泻或大便溏，则是脾寒之症。所谓肝热脾寒，即肝热与脾寒同时存在，其形成的原因有两种：一是素体脾胃虚寒，有长期抑郁或心烦易怒，肝经郁热。一是本为肝经郁热，误用大量苦寒药物伤损脾阳而成脾寒。

治法：清肝温脾。

方药：柴胡桂枝干姜汤（《伤寒论》）或丹栀逍遥散合理中汤加减。柴胡12g，桂枝12g，干姜6g，黄芩15g，生栀子12g，茯苓18g，炒白术12g，陈皮9g，连翘15g，蒲公英30g，炙甘草6g。

（七）三焦实热

病因病机：素体阳盛，嗜食辛辣肥甘，三焦热实，热蕴成毒，外发于面。

临床特征：多见于青年，起病或急或缓，迅速加重，满面丘疹、粉刺，黄豆或蚕豆大小红色结节，并有较密集丘疹、脓疱，腹胀，口干口苦，或有咽痛，大便干结。舌质红绛，苔黄厚，脉滑大。

逆向辨证分析：实热充斥上中下三焦，则皮损满布全面而密集，形成热毒壅面。面部严重的丘疹、脓疱、结节，口干口苦，咽痛，乃上焦热盛；腹胀，口干口渴，乃中焦之热；大便干结，乃下焦实热。必当苦寒通下兼以辛散而清除实热。

治法：清泻三焦。

方药：防风通圣散（《宣明论》）加减：荆芥10g，防风9g，连翘30g，栀子15g，黄芩15g，生石膏30g（先煎），桔梗10g，紫草15g，皂角刺15g，蒲公英30g，紫花地丁15g，生大黄9g（后下）。

二、辨治发挥

1. 关于寒热错杂型痤疮　寒热错杂型痤疮可分为上热下寒证和肝热脾寒证两种类型。根据临床所见，近年来寒热错杂型痤疮较多见，其发病之所以增多，与当代人们的饮食与生活方式有关。人们多喜食肥甘厚味，又喜食冰冻食品，工作紧张，心理压力大，且懒于活动，湿热大量进入体内，又因冰镇食品或饮品伤损脾阳，工作紧张，心理压力大，则肝郁而易于化热，运动过少，则阳气虚弱。辨证时务必注意整体和局部，不可孟浪使用纯苦寒之品，导致寒者更寒、热者难除的复杂困境。应仔细查知寒热之部位和多少，恰当选方用药。很多时候还要了解患者的发病原因，如为心理压力大导致，则需要疏导，以除热源。

2. 痤疮辨证次第的经验　本病的辨证，一般先看年龄、面色和体型，大致确定是属实或虚实夹杂。其次看皮损，根据皮损分布，推测病变脏腑经络，然后根据患者的舌脉象、饮食、二便、月经、情志、生活与饮食习惯等，确定辨证。一般认为，粉刺属热结，丘疹、脓疱为热毒，囊肿、结节为痰热瘀阻。

3. **关于囊肿型痤疮**　痤疮经久不愈，或者局部炎性丘疹反复发作，易形成囊肿、结节，甚则瘢痕疙瘩，在治疗上除了清热之外，应加入化痰散结之品，脾湿甚者加半夏、茯苓、陈皮，痰热甚者，加浙贝、瓜蒌仁，还应加入蜈蚣、全蝎、生牡蛎等解毒散结和软坚之品。

【外治法】

1. 用四黄洗剂外擦皮损，每天 2~3 次。

2. 中药面膜治疗，用痤疮面膜加适量绿茶水调成糊状，均匀涂敷在面部有痤疮皮损部位，保留 10 分钟，每天 1 次。

3. 中药倒膜面膜　中药倒膜面膜是集中药、按摩、理疗于一体的中医外治新疗法，具有温热理疗和皮肤深层清洁作用，并能促进中药的透皮吸收，从而对某些面部皮肤病，特别是皮损广泛的面部痤疮有明显疗效。

【其他疗法】

1. **粉刺清理**　较多黑头或白头粉刺者，面部用 75% 酒精消毒后，先以粉刺针沿毛孔口将粉刺穿破，然后粉刺挤压器将粉刺内容物挤出。

2. **刺血疗法**　用三棱针消毒后在耳垂前或耳垂后，或耳部的内分泌穴、皮质下穴速刺出血，隔日 1 次，10 次为 1 个疗程。

3. **穴位注射**　用丹参注射液 2ml，分别选取双手三里穴（或双足三里、双曲池、双血海）各注射 1ml，隔天或 3 日 1 次，10 次为 1 个疗程。

4. **火针**　是将特制针体烧红，然后刺入皮损处，速进速出的一种针刺方法。近几年多采用毫针作为治疗针具，具有刺激和疼痛较轻且疗效较好的特点。

5. **耳穴压豆疗法**　主穴选取肺、内分泌、皮质下，将中药王不留行药粒置于小块胶布中央，然后贴在穴位上，嘱患者每天按压穴位数次，每次压 10 分钟，10 日为 1 个疗程。

【病案举例】

1. **肺经风热案**　藏某，女，34 岁，2006 年 8 月 5 日初诊。主诉：面部出丘疹、粉刺半年。现病史：半年前面部出丘疹、粉刺，时轻时重，曾在郑州市某三甲医院治疗未效。现面颊见丘疹、粉刺，时痒，时口干，大便干结。舌淡红，苔薄黄，脉浮。诊断：粉刺（痤疮）。辨证：肺经风热。治法：宣肺清热，凉血解毒。处方：桑叶10g，菊花10g，黄芩12g，栀子12g，桔梗10g，丹参20g，赤芍12g，蒲公英30g，连翘18g，甘草6g。7剂，水煎服。二诊：皮损明显减轻，舌淡红，苔薄腻淡黄，脉如常。以院内制剂杷桑痤疮丸5瓶，9g，日3次，口服。服完皮损全部消退。

按：中医学认为人体是一个有机整体，是以五脏为中心的脏—腑—体—窍—华五个系统，人体所有的器官都可以包括在这五个系统中，五个系统之间又以经络为联系通道，以气血津液为信息物质而联系在一起，内脏的病变可以从五官、体表、四肢等各个方面反映出来，所以通过观察体表相对独立的变化，就能测知体内脏腑的生理功能和病理变化情况。本例根据面颊出现粉刺、丘疹等，又结合舌脉，辨证为肺经风热，以桑菊饮加减治疗，收效较快。

2. 脾湿肺热案 张某，女，18岁，2010年6月10日初诊。主诉：面颊反复出丘疹、粉刺5年。现病史：5年来双面颊反复出丘疹、粉刺，时出脓疱，未治疗。现双面颊可见密集丘疹、粉刺，右侧面颊为重，月经后错，纳可，口干，二便正常。舌尖边红，苔白腻，脉右弱，左可。诊断：粉刺（痤疮）。辨证：脾湿肺热。治法：清肺解毒，健脾除湿。方药：桑白皮15g，桔梗10g，黄芩15g，苍术15g，生薏苡仁30g，厚朴9g，栀子12g，赤芍15g，丹参20g，蒲公英30g，连翘18g，甘草6g。15剂，水煎服。环丙沙星乳膏，每日2次外用。6月26日二诊：皮损部分消退，舌尖稍红，苔薄白，脉可。中药初诊方去甘草，加山药15g，蜈蚣2条，10剂，水煎服。7月15日三诊：皮损消退，留有色素沉着。舌淡红略胖，苔黄厚腻，脉尚可。杷桑痤疮丸9g，日3次，口服。

按：本例患者为年轻女性，病程较长，进入青春期开始发病，本例的基本病机为脾失健运，湿蕴脾胃，复加肺热上犯，故面生痤疮，治疗选方以平胃散合枇杷清肺饮加减，基本属虚实夹杂证，临证时要顾护脾胃，用药过程中不宜寒凉。肺热脾湿证的形成有多种原因，脾湿与肺热可以是因果关系，脾湿日久化热，上泛于肺；二者也可以是并存关系，既有脾湿，又有肺热。治疗上要注意健脾除湿与清肺解毒并举，否则难以奏效。

3. 肝经郁热，脾肾不足案 刘某，女，40岁，2010年11月21日初诊。

主诉：面部出丘疹、粉刺、脓疱伴瘙痒十余年。现病史：十余年前面部始出红色丘疹粉刺、脓疱伴瘙痒，皮疹大多分布在耳前至下颌角、颈部，皮疹经后增多，白带多，月经量少，好生气，腰痛。纳可，大便 2 ~ 3 天 1 次，质软，舌淡苔薄白，脉左弱，右可。诊断：粉刺（迟发性痤疮）。辨证：肝经郁热，脾肾不足。治法：疏肝清热，解毒散结，健脾补肾。方药：当归 15g，白芍 15g，柴胡 10g，栀子 15g，山药 30g，陈皮 6g，丹皮 15g，桑寄生 15g，连翘 15g，蒲公英 30g，甘草 6g，蜈蚣 2 条。10 剂，水煎服。二诊，皮损全部消退，仅剩痘印，舌偏淡，苔薄白，脉可，腰痛消失，白带多。中药原方去甘草、蜈蚣，加丹参 18g，云苓 20g，10 剂，水煎服。

按： 本例患者系迟发性痤疮，皮损分布部位是其辨证要素。临床体会，关注皮损部位与经络归属，对辨证具有重要价值。下颌角乃胆经所过之处，颌下为任脉与肝脉支脉交会之处，肝藏血，主疏泄，下颌角、颌下、颈部皮疹密集提示郁热在肝胆经。疏肝清热则皮损消退。若不分经脉和脏腑，则很难中的。

4. **阴虚火旺案** 李某，女，36 岁，2006 年 7 月 18 日初诊，主诉：面部出丘疹、粉刺半年。现病史：半年前面部出丘疹、粉刺，未治疗。现面部可见密集丘疹，粉刺，纳一般，口臭，牙龈时有出血，月经量少，大便尚可，少寐多梦。舌稍红，苔薄黄，脉滑。诊断：粉刺（迟发性痤疮）。辨证：阴虚火旺证。治法：滋阴清热，凉血解毒。方药：墨旱莲 30g，生地 20g，丹皮 15g，栀子 15g，黄芩 15g，白芍 18g，生薏苡仁 30g，蒲公英 30g，连翘 15g，蜈蚣 2 条。14 剂，水煎服；复方甲硝唑乳膏外用。二诊：皮损大部分消退，多梦，舌暗红，苔薄，脉弱。方药：墨旱莲 30g，生地 18g，丹皮 15g，黄芩 12g，炒黄柏 10g，知母 10g，连翘 15g，蒲公英 30g，蜈蚣 2 条，山药 15g，炒枣仁 18g。7 剂，水煎服。三诊皮损基本全部消退，留有色素沉着，舌暗红苔薄白，脉可。中药二诊方去炒枣仁，加赤芍 15g，桔梗 12g，7 剂，水煎服。

按： 阴虚火旺证多见于迟发性痤疮，病因病机在于中年过度操劳，耗伤肾阴，相火因之妄动。治疗除了滋阴清热外，还应注意是否兼夹湿热、肝郁、肠燥等，选药时要注意避免使用熟地、山萸肉等厚味，而应选择二至丸之类的非黏腻之品。

5. **上热下寒案** 王某，女，27 岁，2014 年 9 月 9 日初诊。主诉：面部红色丘疹、粉刺 5 年余。现病史：5 年来，因工作压力大、紧张，额部、面颊部出红色丘疹、散在白头粉刺。未予治疗。现症见：双面颊、额部见密集红色丘疹，淡褐色痘印，散在白头粉刺，皮肤油。纳眠可，二便调。月经量少，色暗，有血块。面黄不华，易感冒。舌淡，尖稍红，苔白腻，脉细弱。诊断：粉刺（痤疮）。证属上热下寒。治应清上温下。方用半夏泻心汤加减：黄芩 15g，黄连 6g，陈皮 10g，连翘 15g，公英 30g，干姜 6g，党参 12g，清半夏 10g，炙甘草 6g，15 剂，水煎服。二诊：皮损明显减轻，转暗。舌红，苔薄白腻，脉弱。方药：中药原方加赤芍 12g，15 剂，水煎服。三诊：皮疹大部消退。舌红，苔黄腻，脉弱。方药：黄芩 15g，黄连 6g，连翘 15g，公英 30g，杷叶 12g，茯苓 18g，厚朴 9g，生白术 12g，甘草 6g，党参 12g。21 剂，水煎服。药后皮损消退。舌稍红，苔薄白，脉弱。方药：中药三诊方加柴胡 10g，赤芍 12g，15 剂，水煎服。巩固疗效。

按：患者双面颊、额部出丘疹、粉刺为肺经蕴热，而舌淡，苔白腻，脉细弱，月经量少，色暗，有血块，面黄不华，舌淡，易感冒则又系脾胃虚寒，即上热下寒。此时若单纯苦寒清热，必然导致脾胃更寒，甚或腹泻，本例患者选择寒温并用的半夏泻心汤加减治疗上热下寒型痤疮，清上温下，使其和平，则皮损消退。

6. **肝热脾寒案** 王某，女，23 岁，2016 年 12 月 30 日初诊。主诉：额头、口周反复出丘疹、粉刺 3 个月余。现病史：患者近 3 个月面部反复出丘疹、粉刺较多，未治疗。经前加重，平素喜食辛辣，脾气急躁易怒，月经错后 1 周，量少，经前、经后乳房胀痛明显，手脚冰凉，怕冷。口不干渴，纳可，大便干结，2~3 天 1 次，舌质淡胖，苔薄白，脉右细左沉。诊断：粉刺（痤疮）。辨证：肝热脾寒证。治法：疏肝清热，健脾除湿。方用柴胡桂枝干姜汤加减：柴胡 10g，桂枝 10g，黄芩 15g，黄连 9g，干姜 6g，清半夏 10g，茯苓 20g，陈皮 9g，当归 15g，连翘 15g，蒲公英 30g，甘草 6g。21 剂，水煎服。药后皮损明显减轻，舌淡胖，苔薄白，脉沉。中药原方去柴胡，加赤芍 12g，15 剂，水煎服。三诊：皮损消退，舌淡，苔薄白，脉右弱左沉。中药初诊方去柴胡，加党参 12g，赤芍 12g，21 剂，水煎服。

按：患者为年轻女性，面部所出粉刺、丘疹主要分布在额头、口周部位，系足厥阴肝经循行部位，即"足厥阴肝经连目系，出于额"。患者平素急躁易怒，情志不舒，导致肝气郁结，少阳枢机不利，郁而化火，阳气内郁则"脂液遂凝，蓄于玄府"而成痤疮，为肝经郁热在面部的表现。根据中医基础理论"脾开窍于口"，结合患者平素又有手脚冰凉，怕冷之证，为阳气不足的表现。

舌质淡胖，苔薄白，脉右细左沉，故辨证为肝热脾寒之证。用柴胡桂枝干姜汤加减以疏肝清热，健脾除湿。虚寒得温而复，湿热得苦而除，肝气得疏而畅。药证相合，用药得当，故收效迅速。

7. 痰瘀互阻，肝经郁热案　张某，男，15岁，2012年12月31日初诊。主诉：面颊出结节囊肿1年半。现病史：1年半前面颊出结节囊肿，曾在某三甲医院治疗未效。现皮损以结节为主，密集成片，常少许破溃，纳可，舌红，舌体略胖，苔薄白，脉弦。诊断：粉刺（结节囊肿性痤疮）。辨证：痰瘀互阻，肝经郁热。治法：化痰清热，疏肝活血。方药选用中药配方颗粒：清半夏12g，陈皮12g，茯苓20g，黄芩12g，柴胡12g，栀子12g，赤芍20g，连翘15g，蒲公英30g，蜈蚣2g，炙甘草6g。21剂，水冲服。二诊：结节囊肿略有缩小减轻，纳可，唇干，舌红，苔白腻，脉左稍弦。方药：中药原方加生牡蛎30g（先煎），21剂，水冲服。三诊：皮损全部消退，留褐红痘印及瘢痕，舌红，苔白，脉细稍弦，唇干。以中药初诊方加玄参12g，20剂，水冲服。后以杷桑痤疮丸（院内中成药制剂）和舒肝颗粒口服巩固疗效。

按：《丹溪心法》曰："痰夹瘀血，遂成窠囊"。患者发病日久，迁延不愈，以结节、囊肿为主的皮疹多属痰瘀互结。皮疹在面两颊者，多与肝有关，即"循喉咙之后，上入颃颡"。患者为青少年，正处于青春期，阳热亢盛之体，痰湿瘀血易从热化毒。气血郁滞，蕴阻肌肤而发为痤疮。

8. 三焦实热案　杜某，男，22岁，1995年11月16日经人介绍来诊。主诉：面部反复出结节、囊肿、红斑3年，加重3个月。现病史：3年来面部反复出结节、囊肿、红斑，近3个月皮疹加重。刻下面额部黄豆至枣大小的红色结节、囊肿，自觉疼痛，压之痛甚，颌下枣大结节密集成片，如鸡蛋大小，质硬，个别皮疹有脓头，口周鼻旁大片红斑，表面油亮，曾在别处服中药5剂无效。纳可，舌红，苔薄黄，脉弦滑。诊断：①粉刺（结节囊肿性痤疮）；②面游风（脂溢性皮炎）。证属三焦热实，毒热壅面。法当通泻三焦，凉血活血，解毒散结，方选防风通圣散加减：防风12g，连翘20g，牛蒡子10g，生石膏30g（先煎），知母12g，黄芩12g，山栀15g，生地20g，赤芍15g，丹参30g，皂刺12g，花粉12g，蚤休15g，蒲公英30g，大黄9g（后下），生甘草5g。服药5剂，口周、鼻旁红斑基本消退，丘疹、结节大部分消退，颌下原枣大成片肿硬结节皮色已不红，肿块聚结缩小，疼痛大减，舌苔转薄白，舌质已不甚红，脉已缓和，转为稍弦。实热退之大半，热毒犹未尽解。改方用仙方活命饮加减：金银花 20g，连翘 20g，花粉 12g，山栀 12g，黄芩 12g，生石膏 30g（先煎），知母 10g，当归 10g，赤芍 15g，丹参 30g，皂刺 12g，穿山甲 9g，蒲公英 30g，紫花地丁 15g，甘草 5g。连服 8 剂，面部结节、囊肿、红斑完全消退，颌下肿块仅剩蚕豆大一块，触之较前变软，舌转正常，疾病基本痊愈。停服煎药，改服院内纯中药制剂"消痤丸"，以竟全功。

【预防与调摄】

1. 忌吃辛辣刺激性食物。

2. 养成良好的生活作息习惯，保证充足的睡眠，保持情绪稳定，避免过于紧张。

3. 保持大便通畅。

4. 忌用手挤压粉刺和乱用药物。

5. 面部皮脂分泌过多，油腻明显的病人应该保持面部干净整洁。

（李　静）

附：面部脏腑经络分属及其在痤疮辨证中的指导意义

面部是痤疮最常见的发病部位，人体有六条阳经在面部分布，十二经脉都与面部有直接或间接的关系。督脉、任脉、冲脉、阴跷、阳跷也循行于面部。痤疮是主要发生于面部的疾病，明确脏腑经脉在面部的分属，对于确定病变脏腑和痤疮中医辨证治疗具有"按图索骥式"的指导意义。

1. 面部脏腑经络分属的文献论述　有关脏腑经脉在面部的分属，《内经》论述颇详。《内经》对脏腑经脉的分属见于《灵枢·五色》《素问·刺热》《素问·风论》《灵枢·五阅五使》。《灵枢·五色》曰："庭者，首面也。阙上者，咽喉也。阙中者，肺也。下极者，心也。直下者，肝也。肝左者，胆也。下者，脾也。方上者，胃也。中央者，大肠也。挟大肠者，肾也。当肾者，脐也。面王以上者，小肠也。面王以下者，膀胱子处也。"把脏腑在面部的分属做了明确定位。其意义在于根据面部色泽的改变推测脏腑的病变情况。《素问·风论》则根据五脏—五色的对应关系认为肺—白色—眉上，心—赤色—口，肝—青色—目下，脾—黄色—鼻上，肾—黑色—颐（颏）。所论述的面部五脏分属与《灵枢·五色》不同。《灵枢·五阅五使》则是以五脏对应五官进行了论述，肺—鼻，肝—目，脾—口，心—舌，肾—耳。唯有《素问·刺热》

论述的部位较为简捷："肝热病者，左颊先赤；心热病者，颜先赤；脾热病者，鼻先赤；肺热病者，右颊先赤；肾热病者，颐先赤。"张隐庵注："此言内因五志之热病者，必先见于色也。五色之见，各有所部。肝属木而位居东方，故左颊先赤。……心合火而位居南方，故颜先赤。……土居中央，故鼻先赤。……肺属金而位居西方，故右颊先赤。……肾属水而位居北方，故颐先赤。"认为是根据面部的五个方位划分五脏所属的。后世诸多医家在著述中对于《素问·风论》所述的五脏分属部位有所发挥和创新，但大多以继承为主。清代汪宏《望诊遵经·面形分属五脏》则将经脉循行融入脏腑分候中，谓："如督脉自背中行而上头至鼻，任脉自腹中行而上颐循面，冲脉荣于唇口，跷脉会于睛明，听宫颧髎之分，手太阳也；眉冲五处之分，足太阳也；迎香禾髎之分，手阳明也；颊车巨髎之分，足阳明也；耳门和髎之分，手少阳也；前关听会之分，足少阳也。"是对面部脏腑分属的补充。

面部脏腑经络分属的依据，或五色对应五脏，或五方对应五脏，或经络融合其中，都对诊断有一定的指导作用。由于其在临床中的运用多少不同，能继承沿用至今的只有《灵枢·五色》和《素问·刺热篇》的分类方法。一般认为，《灵枢·五色》的面部脏腑分属主要用于内科杂病的辨证指导，而《素问·刺热》的面部分候则多用于外感热病的辨证指导。

现代中医基于痤疮的辨证，对面部脏腑经络的分属也多有认识，见仁见智。徐宜厚从经络循行部位，认为痤疮"皮损发生于前额与胃有关，在口周与脾有关，在面颊两侧与肝有关。"成改霞、李灿东以《素问·刺热篇》为基础，将面部划分为五个区域，调查840例高三学生，发现皮损在上，病位以心为主；皮损在中，病位以脾为主；皮损在下，病位以肾为主；皮损在左右，病位以肝肺为主，其中又以肝占绝大多数。韦云根据中医经络循行部位及人体全息理论，及中医"内病外发"理论，认为："眉心、鼻尖属心；两侧面颊及颞部属肝胆；口周及面颧部属脾胃肠；鼻翼旁、鼻柱、前额属肺；眼眶下部、下颏部属肾。"其他还有较多相关研究，或根据临床经验结合《内经》论述自定，或根据经络循行部位自行划分，但均认为颏属肾，其他部位认识不一。

2. 痤疮面部脏腑经络分属的管见　《内经》面部脏腑经络分属的不同划分方法是依据古代哲学对事物的认知和类比方法，根据痤疮的皮损分布特征，《灵枢·五色》的脏腑分候区域过于集中，不便于痤疮皮损分布的辨证指导，也不符合临床实际。而《素问·刺热篇》对面部脏腑的分属是论述脏腑之热在面部不同部位的特征性分候，痤疮的发生同属于热邪所致，可以作为痤疮五脏面部分属的主要依据。根据《素问·刺热篇》的论述，结合历代医家的有关论述，尤其是结合痤疮的皮损分布特点及长期的临床辨证治疗经验，笔者认为：额部（颜）—心，左右面颊均属肺，口鼻—脾胃，颏—肾，耳前、下颌角（含左右颈部）—肝胆。如此划分脏腑分属，比较符合痤疮皮损分布的实际情况，对于指导痤疮的辨证具有现实的指导意义。依据如下。

其一，两颊均属肺。《素问·刺热篇》认为"左颊属肝"，"右颊属肺"，这是根据五行的机械分属。就痤疮而言，面部痤疮多对称分布，少见分布于面颊一侧者，其论述不符合痤疮的临床表现，故将两颊统属于肺。笔者在辨治痤疮的过程中发现，从肺论治，两颊皮损同时消退，这为"两颊均属肺"提供了临床支持。李灿东等人研究发现，辨证为肺脏病证的痤疮多发生于左右两颊，可资佐证。此外，肺痨（肺结核）患者常因肺经虚热而两颧潮红，亦为"两颊属肺"提供了证据。

其二，口鼻属脾胃。《素问·刺热篇》说"脾热病者，鼻先赤"，指出脾热则鼻红，亦即脾热候鼻。《灵枢·经脉》谓"胃足阳明之脉，起于鼻之交頞中……下循鼻外，入上齿中，还出挟口环唇……下膈属胃络脾"，脾胃互为表里，以膜相连，口周为足阳明胃经所循行之处，且为饮食摄入之口，故口鼻为脾胃所属。《外科正宗·肺风粉刺酒齄鼻第八十一》曰："粉刺属肺，齄鼻属脾，总皆血热郁滞不散。"临床所见，脾胃热则口鼻生疮、唇干、脱屑，犹可佐证。彭红华也认为口鼻属脾胃。

其三，耳前、下颌角（含左右颈）属肝胆。受清代汪宏《望诊遵经·面形分属五脏》将经脉循行融入脏腑分候启发，将足少阳经在面部的循行部位划归肝胆所主。肝胆互为表里，病理上则相互影响，肝热则胆热，胆热则肝亦热。《灵枢·经脉》"胆足少阳之脉…下耳后，循颈，行手少阳之前，至肩上……其支者，从耳后入耳中，出走耳前……络肝，属胆……"胆经的循行支持耳前、下颌角属肝胆。临床所见，肝胆蕴热之人，其痤疮多发于耳前至下颌角。经前多热，故女性患者月经前痤疮往往加重。彭红华也认为肝经病变的痤疮，皮损分布以面颊两侧为主，甚至延及颈项。

其四，额（颜）属心。《素问·刺热篇》"心热病者，颜先赤"，后世历代医家也多沿袭认同。成改霞、李灿东通过调查发现，痤疮皮损分布于上部（额部）者辨证多属心。

其五，颏属肾。《素问·刺热篇》"肾热病者，颐先赤"，《扬子·方言》："颏、颐、颔也"，本科教材《中医诊断学》称之为"颏"，俗称下巴。现代医家也多认为颏部属肾。季昭臣等也沿用"颏属肾"辨证治疗痤疮。

《杂病源流犀烛》卷二十二《面部门》云："凡面部所有之处，其脉俱有以维络之。"明确了面部脏腑经络的分属，对痤疮脏腑之热的寻求和辨证具有重要的"按图索骥式"的指导意义。

3．痤疮面部脏腑经络分属的临床应用 明确了面部脏腑经络分属，临床根据痤疮皮损的分布部位即可快捷确定病变脏腑和经络，单纯分布某部位者，即为所属脏腑的病变。多个部位都有皮损或除了皮损外，整体存在问题，即是多个所属脏腑之病。兹分为单一情况和复杂情况论述。

（1）单一情况：患者以皮损为主诉，无其他不适，舌红。此时可径用痤疮面部脏腑经络分属辨证。见额部、口鼻周围皮损，舌红，是心胃蕴热，大黄黄连泻心汤主之。颊部皮损，为肺经蕴热，枇杷清肺饮或桑菊饮主之。耳前至下颌角、颈部皮损，舌尖边红，脉弦，乃肝经郁热，丹栀逍遥散加减。颐（颏，下巴）部皮损，多属肾阴不足，相火亢旺，知柏地黄汤加减。

（2）复杂情况：患者除面部皮损表现外，兼有他症，此当诸症皆参，结合痤疮面部脏腑经络分属，审证求因，方能胸有成竹，仰取俯拾。

1）额、面颊皮损：皮损为红丘疹、脓疱、粉刺等，食冷则胃中不适或腹泻，舌质淡胖，苔白腻，脉弱。是心肺蕴热，脾胃虚寒的上热下寒证，半夏泻心汤或黄连汤主之。

2）耳前至下颌角（含左右颈）皮损：皮损提示肝经郁热，但舌质淡，苔薄白腻，脉弱，大便溏薄，手足不温，是脾阳不足之象，综合辨证，属于肝热脾寒，当用柴胡桂枝干姜汤或丹栀逍遥散合理中汤加减。

3）面颊皮损：面颊出粉刺、丘疹或脓疱，伴有纳呆、腹胀、大便溏，舌苔白腻，脉濡弱，则提示脾湿肺热，当健脾除湿，清肺解毒，枇杷清肺饮合参苓白术散加减。

4）口鼻周围皮损：口鼻周围出红色丘疹、脓疱，伴有性急、易怒、口苦，经前皮损增多，月经不调，提示肝热犯胃，清胃之时须兼清肝。

其他更为复杂的皮损或症状，皆可根据痤疮皮损分布和脏腑经络分属，做出综合辨证并选择合适的方药治疗，不再赘述。

综上，面部脏腑经络分属法辨治痤疮是对《内经》有关论述的继承和发展，是基于脏腑辨证治疗痤疮在诊法上的新思路和尝试，有利于提高临床辨证的精准和快捷，具有"按图索骥式"的现实的指导意义，值得推广应用。需要提醒的是，疾病是复杂的，面部脏腑经络分属法是痤疮辨治的有益补充，并不能作为唯一的规矩，常规的整体和脏腑辨证必须坚持，否则就失去了本文的意义。

第二节　面游风（面部脂溢性皮炎）

面游风病名首见于明代陈文治《疡科选粹》卷三。《医宗金鉴·外科心法要诀》曰："此证生于面上，初发面目浮肿，痒若虫行，肌肤干燥，时起白屑，次后极痒，抓破，热湿盛者津黄水；风燥盛者津血，痛楚难堪。"《外科大成·面部》云："面游风，初发微痒，次如蚁行，面目浮肿，更兼痛楚，由阳明雍热所致。"本病好发于面额，也有初发仅见于眉弓者，《疡医大全》称之为"眉风癣"。本病相当于西医学之脂溢性皮炎，是好发于皮脂溢出部位的常见慢性炎症性皮肤病。临床表现为前额、眉弓、眼睑、鼻唇沟、面颊黄红色油腻性鳞屑性斑片，少许丘疹，伴有瘙痒。易于反复发作。

【病因病机】

古代医家对本病早有认识，《医宗金鉴》认为本病"由平素血燥，过食辛辣厚味，以致阳明胃经湿热受风而成"。根据临床所见，面游风皮损发生于面部，与肺、脾胃、肝胆病变有关。多因过食辛辣厚味，致脾胃运化失常，湿热内生，加之外感风热之邪，风湿热邪蕴结肌肤，以致皮肤出现红斑、脱屑、瘙痒，甚则糜烂、渗液。

面部经脉丰富，气血充足，且面部皮肤薄嫩，因此人体脏腑气血可通过经脉运行气血的功能而上于面，并借色泽而显露于外。从面色的荣枯、黄白、鲜红紫暗或明莹沉浊、色泽浓淡浅深可以测知脏腑功能的变化，气血的盛衰，经络之气的通利与闭塞，根据皮损所居的部位又可以探知病位之所在。皮损为面颊、口鼻周围红斑、脱干燥鳞屑、瘙痒者，为肺胃燥热夹风；若皮肤油性红斑，脱油腻性鳞屑，乃脾胃湿热熏蒸所致；耳前耳廓红斑脱屑者，属肝胆湿热；病程较长，常可因多种因素导致上热下寒，治疗应清上温下，使上下之寒热交通而愈。

西医学认为本病的发病与糠秕马拉色菌感染或致敏、内分泌失调导致的皮脂增多、免疫反应、精神神经因素、饮食、遗传、环境等有关。

【诊断要点】

1. 好发于成人和婴儿。

2. 面部脂溢性皮炎以前额、眶上、眼睑、鼻唇沟尤甚。

3. 皮损大多为黄红色或红色油腻性鳞屑性斑片。眶上部眉及其周围弥漫性红斑、眉毛因搔抓而稀少。眼睑受累呈睑缘炎，睑缘由细小的白色鳞屑覆盖，严重时可呈溃疡，愈后有瘢痕和睫毛毛囊的破坏。鼻唇沟亦可见黄红色油腻性鳞屑性斑片，间有皲裂，可为单侧或双侧。

4. 胡须部位损害有两种类型，一种是毛囊口轻度红肿、发炎伴小的淡褐色结痂，常称"须疮"，顽固难治。另一种表现为播散性红色、油腻性鳞屑，合并感染时可有脓疱、毛囊炎。

【鉴别诊断】

1. **面部湿疹** 面部湿疹为密集丘疱疹、红斑，严重者糜烂渗液，剧痒，常因外界因素刺激引发。

2. **面癣** 损害边界清楚，为中央痊愈周围扩展的环状损害，周边炎症显著。不典型者需做真菌镜检，鳞屑中可查到菌丝和孢子，抗真菌治疗有效。

3. **红斑性天疱疮** 主要分布于面、颈、胸背正中部，开始在面部出现蝶形红斑，上有鳞屑及脂溢性痂，颈后及胸背部在红斑基础上有水疱出现，破裂后形成痂皮，尼科利斯基征（Nikolsky 征）阳性。

【逆向思维辨证治疗】

一、中医证型与治疗方案

（一）肺胃燥热

病因病机：素体燥热，多食辛辣肥甘炙煿之品，复夹风热上犯而发病。

主症：面颊及口鼻周围红斑或黄红斑，上覆糠秕状干燥鳞屑，伴有少许丘疹，剧痒，伴口干心烦，大便干结。舌红，苔薄白少津，脉数或洪大。

逆向辨证分析：面颊、口鼻周围乃肺胃所主，其处丘疹、红斑、脱屑、舌红、苔薄干，乃肺胃燥热夹风所致，属内外合邪致病。

治法：清泻肺胃，祛风止痒。

方药：消风散（《外科正宗》）加减。荆芥 10g，防风 10g，蝉蜕 10g，黄芩 15g，生石膏 30g（先煎），知母 9g，生地 12g，赤芍 12g，苍术 12g，炒枳壳 9g，生大黄 9g（后下），白鲜皮 30g，甘草 6g。

（二）脾胃湿热

病因病机：多因过食辛辣及肥甘厚味，湿热内生，熏蒸肌肤，复受风邪所致。

主症：多发生于口鼻周围或面颊油性红斑、脱屑，覆有较多油腻性鳞屑，或少量渗出后结黄色痂皮，自觉瘙痒。伴纳呆，咽干不欲饮，大便臭秽。舌质红，苔黄腻，脉滑数。

逆向辨证分析：口鼻属脾胃，油性红斑或黄红斑，油腻性鳞屑，舌红，苔黄腻，脉滑，皆为湿热熏蒸之征。本证常可犯及肺经，导致面颊也出现相同皮损。

治法：清热除湿。

方药：除湿胃苓汤（《医宗金鉴》）加减。防风 10g，生苍术 15g，炒白术 12g，厚朴 9g，陈皮 9g，黄芩 12g，黄连 9g，茯苓 18g，生薏苡仁 20g，赤芍 12g，木通 6g，白鲜皮 30g。

（三）上热下寒

病因病机：脾胃素有虚寒，而肺经有蕴热。或肺经蕴热，长期服用苦寒药物致脾阳受损。

主症：皮损多发于印堂至鼻旁、颏部形成条片状油性红斑，瘙痒；伴纳差，食后胃中不适，或饮冷则胃痛不适，或大便溏泄，畏寒肢冷。舌淡红或淡白而胖，有齿印，苔淡黄腻，脉细弱。

逆向辨证分析：印堂属肺，面中部属脾胃，面部油性红斑，瘙痒，湿热在上所致；纳差、食后胃中不适，大便溏泄，舌淡胖，属于中焦虚寒之证，当下人饮食不节，嗜食寒凉或辛辣之物，易伤脾胃，或常居空调之室，易表现为上热下寒之证。

治法：清上温下。

方药：半夏泻心汤（《伤寒论》）加减。清半夏 12g，黄连 10g，黄芩 12g，党参 12g，炒白术 12g，云苓 18g，干姜 9g，陈皮 9g，连翘 15g，炙甘草 6g。

二、辨治发挥

本病较为难治的多为寒热错杂，表里同病之证，此时辨证应十分准确和精细，方能贴切用药，取得好的疗效。上热下寒，包括两个方面，一是皮损位于面部在上，而寒在脾胃；一是心肺蕴热，而中焦虚寒。二者同中有异。上热和下寒之间可以有因果联系，也可以病态共存，没有直接的联系。寒温并用的清上温下之法乃燮理寒热，使之和平，达到治疗目的。

此外，本病还可以出现肝胆湿热证，表现为耳前、耳廓红斑脱屑，瘙痒，易怒，口苦，临床宜采用龙胆泻肝汤加荆芥治疗，清散结合，取效迅速。临床还时常见到肝热脾寒证，除了皮损外，伴有大便溏，舌淡胖，脉弱等脾寒证，应清肝温脾，方药选用柴胡桂枝干姜汤或龙胆泻肝汤合理中汤加减。

【外治法】

1. 渗出较多者，可选用金银花、马齿苋、野菊花、龙胆草各 30~50g，水煎，湿敷患处。

2. 颠倒散洗剂或四黄洗剂外擦患处，适用于油性红斑和油腻性鳞屑的皮损。

【其他疗法】

1. **耳穴**　在肾上腺、内分泌、神门、皮质下及皮损相应部位取穴。埋针或用王不留行籽压贴穴位，每天自行按揉 3~4 次。湿热证者加耳尖、脾、胃穴。

2. **针刺疗法**　面游风的发病部位多为足太阳膀胱经、足少阳胆经、督脉，可选用风池、上星、百会、夹脊穴、合谷、迎香、太阳等穴位，施泻法，留针15 分钟，每天 1 次，10 次为 1 个疗程。

【病案举例】

1. **肺胃湿热案**　钱某，男，32 岁，2013 年 8 月 8 日初诊。主诉：面颊、口周反复出现红斑、脱屑 8 年。现病史：8 年来面颊、口周反复出现红斑、脱屑伴瘙痒。未予正规治疗。现可见面颊、口周红斑，油性，边界不清，皮损分布于眉，鼻旁，面颊、口周，纳可，舌尖稍红，苔腻厚，脉沉。诊断：面游风（面部脂溢性皮炎）。辨证：肺胃湿热。治法：清肺胃湿热。方药：生桑皮15g，黄芩15g，苍术15g，川朴9g，生薏苡仁30g，黄连6g，赤芍15g，白鲜皮20g，通草9g，清半夏12g，防风10g。15剂，水煎服。药后皮损消退，尖稍红，苔薄腻淡黄，脉可。杷桑痤疮丸（院内中成药制剂）9g，日3次，口服巩固治疗。

按：本例辨证参合中医部位辨证，面颊属肺，鼻、口周与脾有关，舌尖稍红，苔厚腻，不难辨证为肺胃湿热证。脾胃运化功能失职，水湿停滞，留滞肌肤，日久蕴热，湿热相合，犯及肺经，故皮疹发于脾胃和肺经所主之区域。治疗给予清泻肺胃湿热之剂，皮损很快消退。

2. **上热下寒案** 王某，女，61岁，2010年2月1日初诊。主诉：印堂至鼻旁沟、颏部出现油性红斑及密集丘疹，伴瘙痒2个月余。现病史：2个月前始于鼻旁沟处出油性红斑伴瘙痒，累及颏及印堂伴有瘙痒，曾在多家省级中、西医院皮肤科用中西药治疗，未效。现印堂至鼻旁、颏部形成对称性条片状油性红斑及细小丘疹，瘙痒，纳差，食后胃中不适，少寐多梦，耳鸣，平素脾气急，易怒，大便干，2日1次，舌淡，苔腻淡黄满布，脉右沉稍弦，左稍弦。诊断：面游风（面部脂溢性皮炎）。辨证：上热下寒，肝郁脾虚。治法：清上温下，疏肝健脾。方药：黄芩15g，黄连7g，干姜9g，茯苓20g，清半夏12g，陈皮9g，柴胡10g，薄荷5g（后下），地肤子20g，甘草6g，党参12g。7剂，水煎服。2010年2月8日二诊：印堂部红斑基本消退，颏部明显减淡，余处亦缩小，痒止，舌同前，脉右弱，左沉。肝气已疏，继续清上温下，补中健脾。方药：黄芩12g，黄连6g，干姜9g，清半夏12g，陈皮9g，党参15g，赤芍12g，地肤子20g，生桑皮12g，炙甘草9g。30剂，水煎服。2010年3月19日三诊：红斑明显变淡，印堂部红斑消退，纳可，少寐，舌淡暗，苔薄黄腻，脉左可，右弱。添加补气健脾之品。方药：黄芪20g，党参12g，黄芩15g，黄连7g，防风12g，赤芍12g，清半夏10g，干姜7g，地肤子20g，茯苓20g，陈皮9g，炙甘草6g。30剂，水煎服。药后皮损完全消退，舌淡，苔淡黄，脉左沉，右弱。2010年3月19日方再服10剂，巩固疗效。

按：本例患者年逾花甲，皮损虽在肌肤，而内乱已很明显。面部油性红斑属于湿热，舌淡，纳差，食后不适等，是为脾胃虚寒，还兼有肝气郁结，心烦易怒。病变涉及肺胃、脾、肝，心肺蕴有湿热，中焦脾虚而寒，兼有肝气郁结，形成上热下寒、肝郁脾虚之寒热错杂、虚实夹杂之复杂病机。治疗上采用清上温下、疏肝健脾之法，半夏泻心汤合逍遥散加减，很快起效，原方加减连续服用 2 个月余，久治不效之疾，很快治愈。"有诸内者，必形诸外"，皮肤病尤是，若专皮损而轻整体，难免局限，唯有着皮损而调整体阴阳，机体寒热调，阴阳和，则疾病自去。

3. 上热下寒案　张某，女，27 岁，2013 年 6 月 15 日初诊。主诉：面部反复出现红斑十余年，加重 1 个月。现病史：10 年来面中部及印堂反复出现油性红斑，时轻时重，未治疗，1 个月前无明显诱因病情再发加重，纳可，时有胃痛、恶心。舌尖稍红，余淡，苔薄白腻，脉稍弦。诊断：面游风（面部脂溢性皮炎）。辨证：上热下寒。治法：清上温下。方药：生桑皮 15g，防风 12g，黄芩 15g，苍术 15g，陈皮 9g，生薏苡仁 20g，干姜 7g，白鲜皮 20g，地肤子 20g，甘草 5g，法半夏 10g。14 剂，水煎服。二诊：药后皮损基本消退，仅剩淡红斑，边界不清，轻痒，舌尖边红，苔腻厚白，脉可。中药原方加紫草 18g，栀子 9g。14 剂，水煎服。2013 年 12 月 1 日电话回访，皮损完全消退且未复发。

按：本例辨证参合面部候诊、舌部候诊法，印堂属肺，面中部属脾胃，舌尖候心肺，舌中候脾胃。本例病变部位当属肺胃，舌尖红为肺热也；舌中部淡，苔薄白腻，平素时有胃痛，恶心，脉稍弦，为胃中有寒。上焦肺热，中焦胃寒，寒热虚实夹杂，乍看病因病机复杂矛盾，而半夏泻心汤正为此证而设，清上温下。以该方稍作加减，药证合拍，二诊皮损已基本全部消退，舌尖边红，苔腻厚白，脉可，面部残存有淡红斑，原方加紫草、栀子，更添清热凉血利湿之力，则疾病自除。

4. 肺肝湿热案　姚某，男，22 岁，2012 年 11 月 2 日初诊。主诉：面颊出现红斑、脱屑伴痒 10 个月。现病史：10 个月前无明显诱因患者面颊出现红斑、脱屑，伴瘙痒，多处治疗效欠佳。现症见面颊部红斑、脱屑，自觉瘙痒，舌红，舌体胖，苔薄白腻，脉弦。诊断：面游风（面部脂溢性皮炎）。辨证：肺肝湿热证。治法：清肺肝，除湿热。方药：生桑皮 15g，黄芩 15g，龙胆草 9g，苍术 15g，生薏苡仁 30g，陈皮 9g，赤芍 12g，白鲜皮 30g，泽泻 12g。15 剂，水煎服。颠倒散洗剂外涂，日 2~3 次。二诊：皮疹明显减轻，鳞屑几无，痒止，舌红，苔薄白，脉已不弦。中药原方去龙胆草，加栀子 15g，防风 10g。15 剂，水煎服。三诊：皮疹仅剩鼻旁淡红斑，痒止，舌红有齿印，苔薄白，脉可。中药初诊方加益母草 15g，桑叶 10g。15 剂，水煎服。药后皮损全部消退而愈。

按: 本例根据面颊红斑、脱屑和脉弦辨证为肺肝湿热证,采用清肺肝湿热治法治愈。由此案可见,临床辨证可综合皮损、自觉症状和舌象、脉象得出辨证结论。很多患者的证候复杂,常常是多个证候混合而成。

【预防与调摄】

1. 忌食辛辣刺激性食物,如酒、辣椒、咖啡、浓茶,少吃油腻甜食,多吃杂粮和新鲜蔬菜、水果。

2. 生活规律,按时作息,避免精神过度紧张。

3. 保持大便通畅。

4. 面部清洁不使用刺激性强的洗化产品。

(李　静)

第三节　白屑风(头皮脂溢性皮炎)

白屑风作为病名,首见于明代陈实功《外科正宗》:"白屑风多生于头、面、耳、项发中,初起微痒,久则渐生白屑,叠叠飞起,脱之又生,此皆起于热体当风,风热所化,治当消风散,面以玉肌散搽洗;次以当归膏润之。发中作痒有脂水者,宜翠云散搽之自愈。"可见当时已经将本病分为干性和油性两种类型。后世清代之《外科大成》《医宗金鉴·外科心法要诀》《外科真诠》等均宗其说。本病属于西医学头皮脂溢性皮炎的范畴。白屑风与面游风均属于脂溢性皮炎,但两者发病部位不同,虽可同时发病,但也常常单独发病。就中医而言,其证候、治法、方药多有区别,故分别论述。

【病因病机】

中医治疗本病具有明显的优势。逆向辨证根据头皮屑和红斑情况分为两类:干性和油性。干性者其病因病机如《外科正宗》所述:"此皆起于热体当风,风热所化。"油性者则为湿热蕴蒸,或兼有虚证。可根据头皮皮损的部位确定病变经络和脏腑。

头皮脂溢性皮炎和面部脂溢性皮炎的西医认识相同,而头皮脂溢性皮炎更强调糠秕马拉色菌感染或由其引起的免疫反应在其发病中的作用。

【诊断要点】

1. 头皮的脂溢性皮炎最初表现为灰白色糠秕状或油腻性鳞屑性斑片，以后逐渐扩展融合成边界清楚的大斑片，甚至累及大部分头皮，伴有不同程度的瘙痒。鳞屑呈干燥的粉末状或油腻性鳞片状，可伴轻度红斑或针头大小红色毛囊丘疹、渗出及厚痂。

2. 严重者全头皮均覆有油腻性臭味厚痂，并伴有脱发。头部皮损逐渐扩展增多，可蔓延至面颈部。

3. 病程慢性，伴不同程度的瘙痒。

【鉴别诊断】

1. **头部银屑病** 损害为边界清楚的红色丘疹、斑块，被覆银白色云母状鳞屑，剥离后有点状出血，头发可呈束状，结合好发于膝、肘伸侧部位的典型银屑病损害，可以鉴别。

2. **头皮湿疹** 病变境界不清，有密集丘疱疹或糜烂渗出病史，无油腻性鳞屑。皮肤粗糙增厚，易苔藓化。

3. **石棉状糠疹** 因头部鳞屑堆积成厚痂酷似石棉状而得名。主要症状为毛发鞘、糠状鳞屑和毛囊口棘状隆起。好发于青少年，女性多于男性。

【逆向思维辨证治疗】

一、中医证型与治疗方案

（一）风热化燥（干性脂溢性皮炎）

病因病机：素体内热，复感外界风热化燥而成。

主症：头皮干燥，或头皮潮红，脱细碎鳞屑，瘙痒，严重者抓破，可伴口干。舌红，苔薄，脉数。

逆向辨证分析：燥胜则干，头皮干燥，脱碎屑而痒，素体内热复感风热而化燥形成。舌红，脉数，口干，皆内热之征。临床可根据头皮干燥脱屑之部位，明确属何脏何经之病变，使用合适的药物及引经药，使药达病所。

治法：养血清热，除湿祛风，润燥止痒。

方药： 祛风换肌丸（《外科正宗》）加减。当归 15g，何首乌 15g，川芎 10g，大胡麻 12g，天花粉 12g，苍术 12g，石菖蒲 10g，牛膝 12g，苦参 10g，威灵仙 10g，甘草 6g。

方歌： 祛风换肌芎归麻，灵仙苦参膝粉加。

苍术首乌菖蒲草，养血除湿润燥化。

（二）血热风燥（干性脂溢性皮炎）

病因病机： 素体血热，复感风热化燥。

主症： 多发于青年，头皮干燥脱屑而痒，头皮微红，伴有心烦，口干。舌红，苔薄，脉数。

逆向辨证分析： 本证多见于青壮年，素体血热，复感风热而成。辨证可根据皮损部位属何经何脏，选择合适的药物和引经药，可取得良好疗效。

治法： 凉血清热，祛风止痒。

方药： 桑柏四物汤（经验方）加味。桑叶 10g，侧柏叶 15g，生地 15g，白芍 18g，当归 15g，川芎 10g，苦参 10g。

（三）血虚风燥（干性脂溢性皮炎）

病因病机： 素体血虚，复感风热化燥而成。

主症： 头皮干燥脱屑，轻痒，伴面黄不华，气短乏力，女性月经量少，失眠多梦。舌淡，苔薄白，脉细弱。

逆向辨证分析： 根据皮损部位推知何脏腑经络病变，如全头满布皮损，则责之于心肺。以养血润燥祛风为治法。

治法： 养血润燥息风。

方药： 荆防四物汤加减。荆芥 10g，防风 10g，熟地 18g，白芍 18g，当归 18g，川芎 10g，黄芪 15g，刺蒺藜 15g。

（四）肠胃湿热（油性脂溢性皮炎）

病因病机： 过食肥甘厚味，肠胃湿热蕴积，上蒸头皮而发病。

主症： 头油多，脱油腻性鳞屑，常伴有红斑，严重者轻度糜烂渗出，不同程度的瘙痒，可伴有口黏腻，大便干结。舌红，苔黄腻，脉滑。

逆向辨证分析： 头皮、头发油腻，兼见头皮红斑或糜烂，乃湿热上蒸之象，结合口黏腻，舌红，苔黄腻，脉滑，系肠胃湿热熏蒸所致。

治法： 除湿清热。

方药： 热重于湿者，茵陈蒿汤（《伤寒论》）加味。茵陈 15g，栀子 15g，大黄 6g（后下），白鲜皮 30g，生桑皮 15g。

湿重于热者，茵陈五苓散（《金匮要略》）加减。茵陈 15g，桂枝 12g，茯苓 20g，白术 12g，薏苡仁 20g，泽泻 15g，白鲜皮 20g。

（五）中虚湿热（油性脂溢性皮炎）

病因病机：湿热伤脾或脾虚失运，湿热内生，中气不足，虚实夹杂。

主症：头油多，头皮屑油腻，基底红斑色淡，瘙痒不甚。病程已久，皮损时轻时重，伴有纳少乏力，头晕倦怠，大便溏薄等。舌淡红而胖，苔白腻，脉濡或弱。

逆向辨证分析：病程已久，皮损时轻时重，必有虚证。且头皮、头发油腻，红斑，湿热显然，但伴有纳少乏力，头晕倦怠，大便溏薄，苔白腻，脉濡弱，中气虚亏，脾虚失运之象明显。皮损、病程与自觉症状、舌脉互参，辨为本证。

治法：甘温健脾，除湿清热。

方药：升阳益胃汤（《内外伤辨惑论》）加减。黄芪 30g，人参 6g，炒白术 12g，茯苓 18g，陈皮 9g，当归 12g，半夏 10g，防风 10g，黄连 6g，黄芩 12g，柴胡 6g，白鲜皮 20g，炙甘草 9g。

以上证候，皮损主要分布于耳部以上及额角者，均加柴胡；分布于枕部者，加羌活；分布于头前部者，加白芷；分布于颠顶者，加藁本。

二、辨治发挥

白屑风发病率很高，虽属小恙，但治疗不易且容易复发。油性者清热燥湿即可，但需查找湿热之源，或脾虚蕴湿，或多食肥甘，或外感湿热等。干性者，最易误导医生作出"燥者润之"之治法。干燥头屑固然属燥，但其"燥"之形成必有"湿"的成分，即湿之燥化而形成头皮屑。确定证候务必四诊合参，综合判定，不可见燥只润。《外科正宗》之"祛风换肌丸"在养血润肤的同时，更用苍术、石菖蒲、苦参、威灵仙等燥湿除湿之品，其意明矣！

【外治法】

1. **经验方**　干性脂溢性皮炎：侧柏叶 30g，生地 30g，土茯苓 30g，桑叶 30g，秦艽 30g。水煎洗头，每日 1 次；油性脂溢性皮炎：蒲公英 30g，大黄 30g，侧柏叶 30g，苦参 30g。水煎洗头，每日 1 次。

2. **桑柏控油清爽洗发水（美方汲）**　适用于头皮油性脂溢性皮炎，用法：

每次用 10ml 洗头，局部搓揉 1 分钟，停留 5 分钟，每周 3 次。

3. **白屑风酊** 蛇床子 40g，苦参 40g，土槿皮 20g，薄荷脑 10g。制法：将蛇床子、苦参、土槿皮共研成粗粉。用 75% 酒精 80ml，先将药粉渗透，放置 6 小时，然后加入 75% 酒精 920ml，依照渗漉分次加入法，取得酊剂约 1L（不足之数可以加入 75% 酒精补足），最后加入薄荷脑即成。功能主治：清热燥湿，祛风止痒。用法用量：擦患处，每日 3 至 5 次。(《中医外科临床手册》)

【其他疗法】

1. **耳针** 在肾上腺、内分泌、神门、皮质下及皮损相应部位取穴。用王不留行籽压贴穴位，每天自行按揉 3～4 次。湿热证者加耳尖、脾、胃、大肠穴。

2. **穴位埋线** 常选用手少阴肺经、足阳明胃经及督脉上的穴位。

【病案举例】

1. **湿热熏蒸案** 雷某，女，40 岁，2012 年 11 月 2 日初诊。主诉：头皮屑多伴瘙痒 20 余年。现病史：20 年来头皮屑多，轻微瘙痒，一直未治疗，现头皮屑多，兼见红丘疹，纳可，腹胀，大便黏滞，舌略胖，舌尖红，苔腻淡黄，脉弱。诊断：白屑风（头皮脂溢性皮炎）。辨证：湿热蕴蒸。治法：清热利湿。方药：党参 15g，苍术 15g，生薏苡仁 20g，厚朴 9g，生桑皮 15g，黄芩 15g，苦参 10g，益母草 15g，通草 9g，赤芍 12g，蒲公英 30g。14 剂，水煎服。二诊：皮损大部消退，舌红，苔黄腻厚，脉可。方药：生桑皮 15g，栀子 12g，黄芩 12g，厚朴 9g，茵陈 15g，赤芍 15g，白鲜皮 20g，通草 6g，连翘 15g。15 剂，水煎服。三诊：皮损消退，头皮痒止，舌尖稍红，苔白腻，脉弱。方药：黄芪 20g，桑白皮 15g，苍术 15g，茯苓 18g，陈皮 9g，黄芩 15g，白鲜皮 15g，甘草 6g，生薏苡仁 18g。15 剂，水煎服，巩固疗效。

按： 本例多由恣食肥甘油腻，辛辣之品，脾胃运化失常，化湿生热，湿热蕴阻肌肤而成。辨证时要充分参合皮损辨证、部位辨证，全面考虑，用药得当。根据中医审证求因、审因论治的原则，给予健脾除湿，清热止痒，切中病机，从整体上调节和改善机体脏腑功能，疗效稳固，且不易复发。

2. **血热风燥案** 冯某，女，22 岁。2008 年 1 月 3 日初诊。主诉：头屑多、头皮痒 5 年。现病史：近 5 年来患者出现头屑多、头皮痒，未予治疗。诊见头后侧大片白色鳞屑，干燥，舌稍红，苔薄白，脉弱。诊断：白屑风（头皮脂溢性皮炎）。辨证：血热风燥。治法：凉血疏风，清热止屑。方药：桑叶 10g，生地 18g，当归 15g，白芍 18g，黄芩 10g，苦参 9g，知母 10g，山药 20g，侧柏叶 12g，甘草 6g。7 剂，水煎服。复方氯柳酊每日 2 次外用。二诊：头皮鳞屑变薄，痒，舌尖稍红，苔白腻，脉可。中药原方加苍术 15g，川朴 9g。14 剂，水煎服。复方氯柳酊每日 2 次外用患处。三诊：头皮原较厚鳞屑基本消退，半夜头皮痒，舌稍红，苔薄腻，脉右弱，左可。中药初诊方加天花粉 12g，陈皮 9g。20 剂，水煎服，巩固疗效。

按： 头皮干性脂溢性皮炎，也称头皮糠疹，以脱屑细碎、干燥为特征。临床中医证候以血热风燥和血虚风燥常见。本例辨证为血热风燥，其治疗除了凉血清热之外，还要注意常常兼有湿邪，不能只凉血而忽略除湿。本例二诊时舌苔白腻，及时加用苍术、川朴，鳞屑很快消退。

【预防与调摄】

1. 忌食辛辣刺激性食物、如烟酒、辣椒、咖啡，少吃油腻甜食，多食用蔬菜、水果。
2. 生活规律，按时作息，避免精神过度紧张。
3. 保持大便通畅。
4. 不用刺激性强的洗涤用品。

（李　静　刘爱民）

第四节　油风（斑秃）

"油风"之病名首见于明代《外科正宗》，其谓："油风，乃血虚不能随气荣养肌肤，故毛发根空，脱落成片，皮肤光亮……"清代《医宗金鉴·外科心法要诀》曰："（油风）此证毛发干焦，成片脱落，皮红光亮……"乃因毛发脱落迅速，毫无察觉，其性类风，脱发区油光发亮而得名。本病古代尚有多种称谓，皆因发病特点及皮损特征而命名。隋代《诸病源候论·毛发病诸候·鬼舐头候》曰："人有风邪在于头，有偏虚处，则发秃落，肌肉枯死，或如钱大，或如指大，发不生，亦不痒，故谓之鬼舐头。"因本病毛发脱落没有任何不适，突然发生，犹如鬼神所为，俗名"鬼剃头"（《医宗金鉴》）。《外科证治全书》载："油风，又名鬼薙刺，俗称落发。"《本草纲目》则称之为"梅衣秃"。《内经》之"发落""毛拔""发坠"，《难经》之"毛落"等泛指所有脱发，包括"油风"在内。油风是一种局限性的斑片状脱发，骤然发生，经过徐缓，有复发倾向。临床上以头发片状脱落，病变处头皮正常，无炎症，无自觉症状为特点。

【病因病机】

"肾其华在发""发为血之余""肺主皮毛"等，毛发虽在体表，却与内脏紧密相连，息息相关，外观毛发的改变，可以内推五脏、气血的盛衰。大凡可影响血之濡养功能的内因或外因，都是引发本病的原因。风热侵犯血热之体，形成血热风热证；风热侵犯血虚之体，则形成血虚风燥证；肝肾亏虚，精虚无以化生阴血，毛发失养则脱落，是为肝肾不足证；气血两虚，无以生养毛发，则是气血两虚证；肝郁气滞，日久气血瘀滞，毛发失养而脱落，形成肝郁血瘀证；儿童中焦虚损，难以运化水谷精微化生气血，则是脾虚失运证。总之，本病虚实证皆有，更常见虚实夹杂证。新发者多为实证或虚实夹杂证，久病者多为虚证。

人体是一个有机的整体，头部与手足三阳经、手足三阴经、督脉、冲脉、十二皮部关系密切，人体的经气通过经脉、经别、皮部等集中于头面部。逆向辨证可根据毛发之枯荣、色泽、脱发区皮肤颜色、荣润，是否凹陷、松软或变薄，得知气血之盛衰、瘀滞、寒热，伴有瘙痒者，多为有风之征。经络循行部位的脱发能够不同程度地反映出相关脏腑的生理功能和病理变化，临证可根据脱发部位初步确定病变脏腑与经脉。脱发部位的不同，其病机也不同，所属的脏腑、经络也不同。重视脱发与脏腑、经络的关系，能更好地指导临床诊疗。

油风相当于西医学的斑秃，属于自身免疫性疾病，但病因尚不是完全清楚，目前认为可能与精神、遗传、免疫功能异常、内分泌紊乱及循环障碍等因素有关。

【诊断要点】

1. 可以在任何年龄发病，但多发于 30～40 岁的中年人，不少患者在发病前有精神创伤和情志波动史。无性别差异。

2. 突然发生 1 个或多个圆形、椭圆形或不规则形的秃发区，可相互连接成片，边界清楚，局部头皮正常，无鳞屑和炎症，也无自觉症状。经过徐缓，可自行缓解和复发。

3. 本病分为活动期、静止期和恢复期。活动期：脱发区数量继续增多或面积仍在扩大，脱发区边缘拉发试验阳性。皮肤镜下可见感叹号发，黄点征、黑点征和断发。静止期：脱发基本停止。恢复期：有新生毳毛生长，逐渐变为浅黄、变粗、变黑，成为终毛，恢复正常。

4. 若整个头发全部脱落称为全秃，严重者，眉毛、腋毛、阴毛和全身毳毛等全部脱落，称为普秃。

【鉴别诊断】

1. **布罗克假斑秃** 症状类似斑秃，但局部头皮萎缩，脱发区境界清楚，脱发区边缘拉发试验阴性，毛发不能再生。

2. **拔毛癖** 患者有精神心理异常，多发于儿童和青春期早期，脱发区边界常不整齐，形状不规则，也可边界整齐，但形状类似于几何图形，脱发区中间常可见残存的毛发或呈扭曲的断发。

3. **秃发性毛囊炎** 先发生毛囊化脓性炎症，愈后形成萎缩性瘢痕，毛发不能再生。

4. **梅毒性脱发** 呈斑状秃发，头皮无瘢痕形成，但边缘不规则，呈虫蛀状，脱发区脱发也不完全，数目众多，好发于后侧，伴有其他梅毒症状，梅毒血清学试验阳性。

5. **毛囊黏蛋白病** 头发亦可呈斑片状脱落，但局部头皮见红斑、丘疹、斑块、结节，可演变为蕈样肉芽肿，组织病理可资鉴别。

【逆向思维辨证治疗】

一、中医证型与治疗方案

（一）血热生风证

病因病机：素体血热，复感风热，风火相煽，循经上窜巅顶，毛发失于阴血濡养，故成片脱落。

主症：多发于儿童或青年。突然脱发成片，脱发区多发生在巅顶部。偶有头皮瘙痒或蚁走感，或伴有头部烘热，心烦易怒，急躁不安。舌质红，苔薄白，脉细数。个别患者还会相继发生眉毛、胡须脱落的现象。舌红，苔薄，脉弦。

逆向辨证分析： 突然斑片状脱发，脱发区多分布于头顶，伴有头皮瘙痒或淡红斑，且舌红，脉细数，皆血热夹风所致。责之于平素过食辛辣炙煿，醇甘厚味，化热入血，复感外界风热，风火相煽，循经上窜颠顶，毛发失于阴血濡养，故成片脱落。

治法： 凉血疏风，养血生发。

方药： 凉血四物汤（《医宗金鉴》）合二至丸加减。桑叶 10g，侧柏叶 15g，生地 15g，白芍 15g，当归 12g，丹皮 12g，黄芩 12g，墨旱莲 18g，女贞子 18g。

（二）肝郁血瘀证

病因病机： 情志抑郁日久，气滞血瘀，毛窍瘀阻，毛发失养而脱。

主症： 多发于青中年，脱发部位常发生在两鬓角及两侧头部。患者平素常脾气急躁或抑郁，常伴有胸闷，善太息，胁痛，偏头疼等症。舌淡红，苔薄白，脉弦。

逆向辨证分析： 头两侧至两鬓乃肝胆所主，为足少阳胆经循行区域，故该部位出现的脱发大多与肝胆病变有关，加之有情志抑郁或心理压力增大史，脉弦等，属肝郁血瘀证。

治法： 疏肝理气，活血生发。

方药： 柴胡疏肝散（《景岳全书》）合通窍活血汤（《医林改错》）加减。柴胡 15g，香附 10g，炒枳壳 9g，当归 15g，赤、白芍各 15g，川芎 12g，红花 10g，白芷 10g，桃仁 10g，合欢皮 15g。

（三）血虚风燥证

病因病机：《外科正宗》载："油风乃血虚不能随气荣养肌肤，故毛发根空，脱落成片，皮肤光亮，痒如虫行，此皆风热乘虚攻注而然。"说明头皮空虚，外风乘虚攻注，使之发根空松，失其濡养，则出现斑块状脱发。

主症： 病后、产后或久病脱发，妇女多见。毛发枯燥，脱发区头皮松软，缺乏光泽，或头皮轻微凹陷，伴面色无华，神疲乏力，纳少气短，少寐多梦，月经量少。舌淡，苔薄白，脉细弱。

逆向辨证分析： 毛发枯燥，头皮轻微凹陷，脱发区头皮松软，乃气血亏虚，无以滋养毛发、肌肤之象。加之面色无华，神疲乏力，气短懒言，少寐多梦，月经量少。舌淡，苔薄白，脉细弱。皆是气血两虚之典型症状。

治法： 补气养血，固发生发。

方药： 神应养真丹（《外科正宗》）加减。黄芪 20g，当归 15g，川芎 10g，熟地 20g，白芍 18g，制首乌 15g，大枣 15g，羌活 6g，桑椹 15g，菟丝子 20g。

（四）脾虚失运证

病因病机： 小儿饮食不节，故"脾常不足"。脾虚则易食积，形成虚实夹杂之候，最终导致血弱无以养发而发生斑秃。

主症： 多为幼儿或儿童，形体瘦弱，面黄无华，纳少或易食积，面生淡白斑，大便时干时溏。舌淡红，苔厚腻或浊，脉弱。

逆向辨证分析：

治法： 健脾运脾。

方药： 异功散（《小儿药证直诀》）合保和丸（《丹溪心法》）加减。党参 10g，炒白术 10g，茯苓 15g，陈皮 9g，山药 15g，当归 12g，炒麦芽 12g，连翘 12g，焦山楂 12g，神曲 12g，炙甘草 6g。

（五）肝肾不足证

病因病机： 肾主骨，藏精，"其华在发"，肝藏血，"发为血之余"，肝肾精血同源，血乃精所化，精血充足则毛发光泽。如肝肾不足，精不化血，血不养发，腠理失温，毛发生长无源，毛根空虚而发落。

主症： 脱发部位多发生在头顶部，发病时为一片脱发区，渐增多扩大，甚则脱光，头发斑白，常伴有腰膝酸软、头昏乏力、耳鸣目眩、失眠多梦。舌淡苔薄白，脉细或沉细。

逆向辨证分析： 脱发部位多发生在头顶部，处于督脉循行的部位，而足厥阴肝经与督脉交汇于颠顶百会穴；足太阳膀胱经与肾经相表里，督脉又与肾有密切关系，根据中医的整体观念分析，头顶部位的脱发与肝肾气血不足、精血不充有关。

治法： 滋补肝肾，填精生发。

方药： 七宝美髯丹（《本草纲目》引邵应节方）加减。黄芪 18g，党参 12g，茯苓 18g，当归 18g，补骨脂 12g，枸杞子 15g，制首乌 15g，熟地 20g，菟丝子 20g。

二、辨治发挥

1. 复发性斑秃　复发性斑秃是十分顽固难治的斑秃，其临床表现有两种：其一，治愈后再次复发或多次复发；其二，长期治疗，但脱发区仍此伏彼起，难以完全治愈。儿童、成人均较常见。个人体会：治疗的关键是治愈后巩固治疗，儿童注重补脾补肾，成人注重疏肝补肾。气虚明显者，大剂量黄芪具有良好疗效。

2. 儿童斑秃　儿童斑秃临床很常见，其病因可能与遗传相关。纵观儿童斑秃的临床表现，除脱发外，不少患儿伴有脾胃虚弱或食积，形瘦面黄，治疗应注重从脾胃入手，健脾运脾十分重要。用药以消导运化为主，健脾补脾为辅。单纯补肾多无效验。

3. 女性斑秃　女性斑秃临床常见，其发病多与情绪或心理紧张有关，往往伴有月经不调或痛经，治疗应根据病因病机注重疏肝养血，复发者兼以补肾。诊疗时建议患者舒缓情绪，多交流，多活动，起居有节，有益于疾病的恢复。

4. 脱发部位　斑秃（全秃、普秃除外）的脱发部位对中医辨证具有重要意义，如双耳上、耳后多与少阳和肝经病变有关，枕部、顶部多与太阳经有关，头前部与阳明经有关，可在辨证的基础上添加引经药或有针对性的治疗药，可提高治疗效果。

5. 对于首发的重型斑秃尤其是全秃、普秃患者，当病情发展很快时，可以考虑使用小剂量糖皮质激素口服或局部注射，可取得较快的疗效，但停用激素后容易复发。比较稳妥的方法是，疗效明显时，逐渐减少激素剂量至停药，中药继续治疗，脱发完全恢复后，还应巩固治疗 3 个月，预防复发。对于复发性斑秃不建议使用激素，用也效果不佳。个人体会，激素不要轻易使用，单纯中医中药治愈的患者，复发者较少，而使用激素治疗的患者复发率很高。目前西医常用 JAK 抑制剂治疗斑秃，大多有效，但停用则毛发复脱。对于长期中医治疗效果不佳的患者，也可以酌情加用巴瑞替尼等，以求提高疗效，但应事先征得患者或患儿家长同意。

6. 临床也时常有脾湿内蕴证斑秃，岳美中用"一味茯苓饮"治疗斑秃，获得良效。用法：茯苓 500～1 000g，为细末，每服 6g，白开水冲服，一日两次。要坚持服一个比较长的时期，以发根生出为度。岳老认为，发秃的形成，多因水气上泛颠顶，侵蚀发根，使发根腐而枯落。茯苓能上行渗水湿，而导饮下降，虽不是直接生发，但亦合乎"先其所因，伏其所主"的治法法则。

【外治法】

1. 补骨脂酊、生发酊或除脂生发酊等外擦患处，日 2 次。
2. 生姜切片，涂擦脱发处至有灼热感为度，每日 3 次。

【其他疗法】

1. **梅花针扣刺**　先用 75% 酒精在秃发区常规消毒，再用梅花针轻巧而均匀地叩刺脱发区。头皮微红轻度肿胀的脱发区采用轻叩手法；头皮无明显变化者采用中等刺激量叩刺，使局部头皮潮红充血；头皮凹陷者应用重手法叩刺至少量渗血，每区 3~5 分钟。

2. **穴位注射**　患者坐位，取双侧足三里穴，用 6 号针头取丹参注射液（虚证选用黄芪注射液）2ml，局部皮肤常规消毒后，用无痛快速针法将针刺入皮下组织，然后缓慢推进或上下提插，探得酸胀等"得气"感应后，回抽无血，即可将药物缓慢推入 1ml，然后更换针头，将剩余药物依上法注射另一足三里穴，每周 1 次，10 次为 1 个疗程。

3. **脱发综合治疗**　脱发综合治疗对斑秃具有增效作用，梅花针扣刺、光子生发仪照射或 TDP 照射脱发区，加上中药穴位注射，一周 1 次，患者易于接受。经多年临床观察，脱发综合治疗可加速脱发区新发生长，而且没有副作用，值得推广使用。

4. **耳针**　取肺、肾、神门、交感、内分泌、脾。针刺后留针 30 分钟，其间行针 5~6 次，每 2 日 1 次，10 次为 1 个疗程。

5. **毫针围刺**　应用毫针在斑秃周围进行包围式针刺以达到治疗目的的刺法。部位一般在斑秃周围区域。局部消毒，毫针围刺，每天 1 次。

6. **火针点刺**　《针灸大成·火针》说："灯上烧，令通红，用方有功。若不红，不能去病，反损于人。"方法：局部消毒，用烧红的针具，迅速刺入选定的穴位内，即迅速出针。关于针刺深度，《针灸大成·火针》中说，针刺"切忌太深，恐伤经络，太浅不能去病，惟消息取中耳"。

7. **灸疗**　用艾叶制成的艾灸材料产生的艾热刺激体表穴位或特定部位，通过激发经气的活动来调整人体紊乱的生理生化功能，从而达到防病治病目的的一种治疗方法。艾条悬灸患处，距离 2~3cm，每处灸 10~15 分钟。

【病案举例】

1. **血热生风案** 许某，女，20 岁，2007 年 10 月 7 日初诊。主诉：斑片状脱发 2 个月。现病史：2 个月前无明显诱因出现斑片状脱发，渐多渐大，服中西药效不佳，仍在不断脱发，现有 6 片大小不等脱发区，大片如鸡蛋，小如指甲盖，以颠顶处为重，拉发试验（＋），纳可，少寐多梦，乏力，月经如常，大便干结。舌尖红，苔薄白，脉右弱，左沉。诊断：油风（斑秃）。辨证：血热生风。治法：凉血祛风生发。方药：桑叶 10g，侧柏叶 15g，生地 20g，栀子 10g，墨旱莲 30g，丹皮 12g，制首乌 18g，枸杞 15g，甘草 6g。14 剂，水煎服。脱发综合治疗，每周 1 次。二诊：睡眠好转，脱发减少，舌尖稍红，苔薄白，脉可。方药：中药初诊方加炒枣仁 15g，女贞子 18g。14 剂，水煎服。连续治疗 2 个月后，毛发基本恢复正常。3 个月后电话随访，毛发恢复正常。

按：患者素体蕴热，或过食辛辣炙煿，易伤胃损脾，湿热内蕴，损阴耗血，复感外界风热，风热血热相煽，循经上窜巅顶，毛发失于濡养而脱落。方用凉血祛风法，血凉风去则毛发复生而愈。

2. **肝郁血瘀，冲任不足案** 石某，女，42 岁，2012 年 5 月 10 日初诊。主诉：斑片状脱发 3 个月。现病史：3 个月前心情不佳，不久斑片状脱发，多分布在头皮两侧，且不断扩大，渐至头发大部脱失。口干，舌尖红，苔薄白，脉弱，眠可，纳可，月经量少而暗，大便时干。舌淡红，苔黄厚腻，脉弦滑。诊断：油风（斑秃）。辨证：肝郁血瘀，冲任不足。治法：疏肝活血，填补冲任。方药：柴胡 12g，白芍 18g，赤芍 15g，桃仁 10g，红花 10g，墨旱莲 20g，黄精 20g，制首乌 15g，山萸肉 15g，甘草 6g，薄荷 3g（后下）。30 剂，水煎服。脱发综合治疗，每周 1 次。米诺地尔酊外用，日 2 次。二诊：脱发区新发增多，舌尖红，苔薄白，脉可。中药初方加侧柏叶 15g，桑叶 9g。60 剂，水煎服。共连续治疗 5 个月，脱发区全部恢复而愈。

按：少阳经循行于头皮两侧，其处脱发提示肝胆病变，加之患者脱发前情绪不佳，精神压力大，导致肝气郁滞不疏，木失条达，血行不畅而瘀滞，加之患者年过六七，冲任不足，虚瘀共存，毛发失养而脱落。取法疏肝活血，调补冲任，气性血活，冲任得补，则毛发复生而愈。

3. **肝郁脾湿，瘀阻毛窍案** 雷某，男，39 岁。主诉：斑片状脱发 1 年余。现病史：1 年前患者因情志波动后头发斑片状脱落，渐增多增大，曾至多家三甲级医院治疗，未效，现脱发区以头维部为重，个别脱发区有稀疏毳毛生长。舌淡红稍暗，苔腻白，脉滑。诊断：油风（斑秃）。辨证：肝郁脾湿，瘀阻毛窍。治法：利湿健脾，疏肝活血。方药：生桑皮15g，生薏苡仁20g，茯苓20g，川芎10g，柴胡12g，丹参20g，川朴9g，制首乌20g，菟丝子20g，枸杞15g，泽泻12g。15剂，水煎服。脱发综合治疗，每周1次。二诊：大部分脱发区已有白色毳毛生长，中药原方，30剂，水煎服。连续治疗半年，脱发全部恢复。

按：生薏苡仁、茯苓、泽泻健脾利湿，柴胡疏肝解郁，肝气条达则气血通畅，同时达到抑木扶土之效。《医林改错》："头发脱落，各医书皆言伤血，不知皮里肉外血瘀，阻塞血络，新血不能养发，故发脱落。"故而加入川芎、川朴、丹参以理气活血，制首乌、菟丝子、枸杞子补肝肾，生毛发，全方共奏疏肝健脾、活血、补肾之功。

4. 脾肾不足案　张某，男，6岁，2010年8月11日初诊。主诉：全部头发及眉毛脱落2年。现病史：2年前无明显诱因头部有一斑片状脱发，曾先后至北京、武汉等地的三甲医院治疗，给予复方甘草酸苷片口服，外用米诺地尔酊、曲安奈德尿素软膏，效果不佳。皮损面积逐渐增大，现头发基本全无，眉毛仅剩少许，纳眠可，二便正常。舌淡红，苔薄白，脉可。诊断：油风（普秃）。辨证：脾肾不足，毛发失养。治应补脾肾，生毛发。方药（中药配方颗粒）：山药10g，菟丝子10g，制首乌10g，枸杞10g，陈皮6g，黄精10g，丹参10g，羌活6g，茯苓10g，大枣6g。60剂，水煎服。米诺地尔酊外用，每日2次。二诊：全头见少量毛发新生，纳眠可。舌淡红，苔白腻厚，脉右弱，左可。予茯苓10g，陈皮6g，炒白术10g，菟丝子10g，山药10g，制首乌10g，鹿角胶10g，红花6g，黄精10g，枸杞10g，羌活6g。90剂，水冲服。三诊：毳毛较上次密集。舌淡红，苔腻稍黄，脉可。予茯苓15g，陈皮6g，生薏苡仁15g，制首乌15g，山药15g，黄连3g，桑椹15g，羌活3g，赤芍10g，山萸肉12g。90剂，水煎服。药后脱发大部恢复，又连续服用三诊方3个月。毛发基本恢复正常。

按：幼儿重型斑秃，多是先天不足，肾为先天之本，故应责之于肾，加上后天脾胃虚弱，脾肾皆虚，气血生化乏源，毛发缺失滋养而脱落。治疗以补脾肾为法，常可收效。

5. 气血亏虚，肝气郁结案　朱某，女，30岁，2016年2月9日初诊。主诉：头发全秃1年。现病史：自1年前分娩后开始出现斑片状脱发，逐渐加重至全头毛发脱落，平素常生闷气，发病后曾在当地医院口服中药无效，后又在某省级人民医院接受"复方倍他米松注射液（得宝松）"头皮注射治疗，也未见明显疗效。经常熬夜，乏力，月经错后，舌淡，苔薄白，脉弱。诊为油风（全秃）。证属气血亏虚，肝气郁结。治宜益气补血，疏肝解郁。方药：黄芪20g，黄精20g，当归15g，川芎12g，熟地20g，制首乌15g，枸杞15g，菟丝子20g，柴胡12g，陈皮9g，大枣15g，甘草6g。60剂，水煎服。米诺地尔酊外用，每日2次；配合脱发综合治疗，每周1次。二诊：上方连续服用至2016年6月16日，全头毳毛密集，兼见部分成片黑发，时头皮痒，舌尖稍红，苔薄白稍腻，脉弱。方药：生黄芪20g，当归15g，生地15g，赤芍15g，川芎12g，桑椹18g，制首乌15g，菟丝子20g，柴胡10g，大枣18g，黑芝麻12g。30剂，水煎服。2016年7月21日三诊：全头新发生长，长短不一，不均匀，舌淡，尖稍红，苔薄白，脉弱。方药：生黄芪50g，桂枝15g，当归15g，柴胡10g，熟地20g，木瓜12g，枸杞15g，制首乌15g，菟丝子30g，大枣15g，甘草6g。30剂，水煎服。外用药及治疗同上。2016年9月2日四诊：全头新发稀软，舌淡，尖红，苔薄白，脉弱。中药原方生黄芪增为100g，加赤芍15g。30剂，水煎服。2016年10月18日五诊：全头毛发黑密，基本恢复正常，守上方再服用30剂，以巩固疗效。

按：气为血之帅，血为气之母。气能生血，行血，摄血。气的充足可以促进血的生成，有利于发的稳固生长；气机的通畅又可以促进血液的运行，有利于毛发的濡养。补血为头发生成提供了物质基础，补气则为头发生长提供了动力。故气的盛衰直接影响着毛发的荣枯与固脱。方中重用黄芪，取其补气生血，生发固脱之功用，近代研究发现黄芪有扩张血管的作用，可以改善血液微循环，有利于毛发生长。当归、川芎、熟地、大枣、枸杞补益精血；菟丝子、制首乌养肝补肾，填精养血，柴胡疏肝解郁，调畅气机，甘草调和诸药。诸药合参，共凑补中益气，养血生发之功。

6. 肝肾不足案 潘某，女，64岁，2008年5月22日初诊。主诉：头顶斑片状脱发1年余，复发半年。现病史：患者1年前无明显诱因头顶斑片状脱发，外搽某品牌生发精后痊愈，半年前复发再搽未效至今。现全头共4片圆形脱发区，大如杏子，小如指甲盖，头晕，耳鸣，纳可，便溏，少寐多梦，舌淡红，苔薄白，脉沉稍弱。诊断：油风（复发性斑秃）。辨证：肝肾不足。治法：补肝肾，生毛发。方药：熟地30g，山萸肉15g，制首乌18g，菟丝子20g，黄精18g，丹皮10g，泽泻9g，大枣8枚，桑椹18g，云苓20g，砂仁9g（后下）。15

剂，水煎服。脱发综合治疗，每周1次。二诊：脱发区有毳毛生长，但较稀少，肠鸣，大便溏，舌淡，苔薄白，脉尚可。方药：中药初诊方去黄精、泽泻，加山药18g，炒枣仁20g。15剂，水煎服。上方连续服用3个月，脱发已完全恢复，面黄乏力，舌淡红而暗，脉弱。改为归脾丸连续服用1个月，毛发恢复正常。

按： 对于老年脱发患者，尤其是老年复发性斑秃，治疗很多时候是相当困难的，毕竟年老体衰，肝肾已亏，生发功能本已衰退，加之因病毛发脱落，欲得毛发复生，犹如大厦之将倾，扶之何其难也。本例患者年过花甲，且脱发发于颠顶，既往又有脱发病史，且伴有头晕，耳鸣，少寐多梦，脉弱，显然是肝肾亏损之证，治疗采用大补肝肾之法，短短4个月，毛发完全复生，的确是很好的疗效了。

【预防与调摄】

1．**精神调理**　注意劳逸结合，保持心情舒畅，切忌烦恼、悲观和忧愁。
2．**生活调理**　注意头发卫生，不要用碱性太强的肥皂洗头，不滥用护发用品，平常理发后尽可能少用吹风机和染发。
3．**饮食调理**　饮食要多样化，改正偏食的不良习惯。适当多食蛋、奶、肉等高蛋白食品。

（李　静）

第五节　发蛀脱发（雄激素性秃发）

发蛀脱发，古籍无记载，唯赵炳南、张志礼主编之《简明中医皮肤病学》在论述脂溢性脱发时指出：中医称本病为"发蛀脱发"。清代王洪绪《外科证治全生集》称为"蛀发癣"。本病是一种以头顶和额两侧毛发逐渐脱落为特征的慢性脱发，相当于西医学的"雄激素性秃发"。发蛀脱发好发于20～30岁男性。流行病学调查显示，我国男性雄激素性秃发的患病率为21.3%，女性患病率为6.0%，高居所有脱发病之首。临床表现为从双额角或头顶开始渐进性脱发，头发变得纤细、稀疏，并逐渐向头顶延伸，额部发际也向后退缩，严重者头发几乎全脱，仅枕部和两颞发际处残存少许毛发。患者常伴有头皮油脂分泌增多，头皮屑多，头皮瘙痒等。女性患者脱发一般较轻，表现为头顶弥漫性毛发细软、稀疏、短少。

【病因病机】

本病的病因病机古代医籍记载较少，赵炳南先生认为："因油性脂溢者，证属湿热内蕴，治宜健脾祛湿，乌须健发，方用祛湿健发汤；因干性脂溢而致者，证属血虚风燥，治宜养血润燥，乌须生发，方用苣胜子汤。"认为湿热内蕴和血虚风燥是本病的主要病因病机。临床所见，除了此两种证候外，还有长期情志抑郁或心理压力过大发为本病的"肝经郁热证"；也有青年人血热夹风或生风而形成的"血热风燥证"；因当代人多食肥甘，运动较少而形成的"阳弱湿蕴证"；更有一些发病较晚的中年以上的患者，伴有头晕耳鸣，腰膝酸软，则系肾虚精亏证。

逆向辨证常根据患者头皮油腻或干燥，毛发色泽，脱发部位及脱发区大小，再结合年龄、性别、形体、气色、舌脉、自觉症状等做出综合判断。脱发的分布区域与脏腑经络在头皮的循行部位存在着密切的联系，不同部位的脱发，可以反映出相关经络所属脏腑的病变。如头顶至前发际脱发，且头皮头发油腻，多为湿热内蕴上蒸所致；额角脱发多属肝经郁热，因其处为少阳胆经所过之处；枕顶部脱发则多属于肝肾亏虚所致。凡此等等，重视辨脱发部位，以明确病变所在的经络、脏腑，进行分经选药，可增强治疗的针对性，从而提高临床疗效。

西医学认为雄激素性秃发是具有遗传易感性的人群在雄激素作用下，以及5α-还原酶水平增高和局部毛囊雄激素受体对雄激素过表达，导致毛囊逐渐萎缩而引起。其确切的发病机制还不十分清楚。

【诊断要点】

1. 脱发常从头顶部、前额及双颞部开始，形成"高额"，前发际线呈 M 形；或从头顶开始脱发，也有前额与头顶同时脱落者。

2. 其临床特征为头皮毛发密度和毛囊的进行性变小，具有典型的额—顶中心模式。脱发呈渐进性发展，前额与顶部秃发区可融合，严重时仅枕部及两颞残留头发。

3. 以男性多见，多发生在青春期或青春期以后，病情进展缓慢。

4. 头顶及前额头发变得稀少、纤细而短小，头皮光滑发亮，毛孔萎缩。

精神紧张往往加快病情发展。

5. 女性雄激素性脱发多表现为头顶部头发逐渐稀疏，一般不累及颞额部，顶部脱发呈弥漫性，如"圣诞树样"。

6. 雄激素性脱发常有家族史。

Hamilton 将男性脱发分为Ⅶ级 12 类，以此判定脱发严重程度（图 3）。女性雄激素性秃发的病情分级可参考图 4。（图片源于赵辨主编《中国临床皮肤病学》）

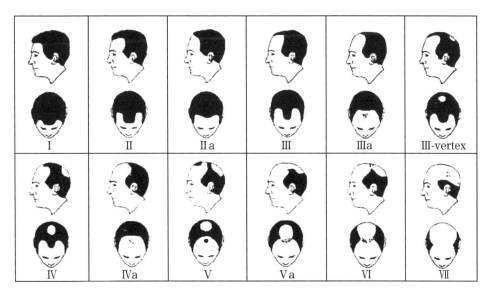

图 3　男性雄激素性秃发的病情分级图（Hamilton scale）

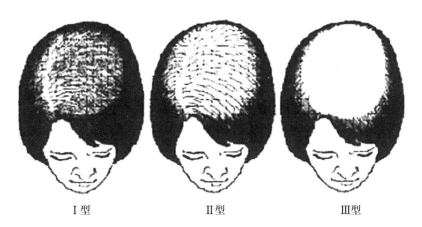

图 4　女性雄激素性秃发的病情分级图（Ludwig scale）

【鉴别诊断】

1. **斑秃** 突然出现一片或数片境界清楚的脱发区,其上可见毛囊开口,无鳞屑及炎症反应。严重者头发全部脱光(全秃),甚至头发、眉毛、睫毛、腋毛、阴毛、毳毛等全部脱落(普秃)。

2. **梅毒性脱发** 呈斑状或弥漫性秃发,斑状秃发边缘不规则,呈虫蚀状。弥漫性秃发者,面积较大,稀疏,头发长短不齐,脱发区脱发不完全,头皮无瘢痕形成。好发于颞部、顶部和枕部,眉毛、睫毛、胡须和阴毛亦可脱落。伴有相关病史和其他梅毒症状,梅毒血清学检查阳性。

3. **麻风脱发** 麻风脱毛最先开始于眉毛外 1/3,头部脱发是由发际开始,逐渐向上蔓延,严重时仅沿血管径路有片状或线状的毛发残留,他处均完全脱落。除脱发外兼有感觉消失、眶上神经粗大等麻风其他损害。

4. **系统性红斑狼疮脱发** 脱发是系统性红斑狼疮的一个常见症状,常呈虫蚀状,稀疏脱落,脱发部位有时发于头顶及前头,与脂溢性脱发部位相似,但系统性红斑狼疮并伴有关节疼痛、口腔溃疡等症状,免疫学检查更易与鉴别。

5. **甲状腺性脱发** 无论是甲状腺功能减退(简称甲减)还是甲状腺功能亢进(简称甲亢),抑或是甲状腺疾病治疗后,常会伴有脱发,但脱发部位以两颞侧多见,且甲状腺性脱发常伴心悸、胸闷、疲乏等症状,内分泌学检查更易于鉴别。

【逆向思维辨证治疗】

一、中医证型与治疗方案

(一)湿热蕴蒸

病因病机:湿热内蕴,外受风邪,湿热上蒸颠顶,蕴于肌肤,毛发失于濡养而脱落。

主症:男性较多。脱发区域以头顶为重,患者往往恣食肥甘厚味,或素体皮脂腺分泌旺盛,则可见头发油亮,头皮潮红油腻,发根黏腻,头皮痒。舌质红,苔黄厚腻,脉滑数。

逆向辨证分析:头皮油腻潮红,发根黏腻,脱发区多为头顶部,此乃湿热蕴蒸颠顶之象，加之舌红，苔黄厚腻，脉滑数，皆为湿热之征。常系过食肥甘、辛辣、酒类，以致脾胃运化失常，水湿内聚化热，致使湿热上蒸颠顶，浸蚀发根而致毛发脱落。

治法： 健脾祛湿，清热护发。

方药： 除湿生发汤（经验方）加减。桑白皮 15g，苍术 15g，生薏苡仁 20g，茯苓 20g，陈皮 9g，黄柏 10g，墨旱莲 18g，桑椹 15g，通草 9g。

（二）血热风燥

病因病机： 素体蕴热或情志过激，气郁化火，或过食辛辣燥热之品，火热内生，侵扰血分，血分热盛，生风化燥，发不固而脱。

主症： 相当于干性雄激素性脱发，多伴大量糠秕状头屑，头皮瘙痒，自觉头部烘热，头发干燥，呈缓慢逐步脱落，脱发区以头顶脱落明显，心烦急躁。舌质红，苔薄，脉弦数有力。

逆向辨证分析： 头发头皮干燥，头皮瘙痒，头部烘热，头皮屑如糠秕状，此皆血热风燥之象，多发于头顶部，乃风、热皆性向上故也。

治法： 凉血祛风，养阴护发。

方药： 凉血生发汤（经验方）加减。桑叶 10g，侧柏叶 15g，生地 15g，白芍 15g，桑椹 15g，制首乌 15g，墨旱莲 20g，白鲜皮 20g。

（三）血虚风燥

病因病机： 发为血之余，气血亏虚，毛发失去濡养而脱落。

主症： 头前、头顶毛发稀疏枯燥，头皮干燥脱细碎屑，多伴神疲乏力，面黄少华，头晕眼花，心悸气短，失眠多梦，女性月经量少等症状。舌淡，苔薄白，脉细弱。

逆向辨证分析： 头前、头顶毛发稀疏枯燥，头皮干燥脱细碎屑，乃血虚不能濡养化燥所致。神疲乏力，面黄少华，头晕眼花，心悸气短，失眠多梦，女性月经量少等均是气血亏虚，脏腑经脉失却濡养之象，舌淡，脉细弱也是血虚之征。

治法： 益气养血，固发生发。

方药： 圣愈汤（《金匮要略》）合神应养真丹（《外科正宗》）加减。黄芪 20g，当归 15g，白芍 18g，川芎 10g，熟地 18g，制首乌 15g，大枣 15g，菟丝子 20g，羌活 6g。

（四）肝经郁热

病因病机： 肝郁血瘀，瘀血阻络，毛发失于濡养而脱落。

主症： 脱发前常有长期情志抑郁或心理压力增大史，脱发部位以双额角和头皮两侧为重，伴有心烦，口苦口干，胸闷，少寐易醒。舌尖边红，或有瘀斑，脉弦。

逆向辨证分析： 足少阳胆经"起于目锐眦，上抵头角，下耳后，循颈，行手少阳之前……其支者，从耳后入耳中，出走耳前，至目锐眦后"。胆经从外眼角沿着两侧头部循行，故头部两侧头发与胆经气血盛衰有关。足厥阴肝经在"循喉咙之后，上入颃颡，连目系，上出额，与督脉会于巅；其支者，从目系下颊里，环唇内"。故从两侧额部至颠顶百会穴之间的头发枯荣与肝经气血的盛衰有关。唐宗海《血证论》云："肝属木，木气充和调达，不致遏郁，则血脉通畅。"肝气一病，脏腑气机失调，气血运行不畅，诸病遂生。

治法： 疏肝清热，活血生发。

方药： 解郁生发汤（经验方）加减。丹皮 12g，栀子 12g，柴胡 15g，白芍 18g，薄荷 5g（后下），桑椹 15g，墨旱莲 18g，苍术 12g，茯苓 18g，陈皮 9g，甘草 6g。

（五）阳弱湿盛

病因病机： 素体湿盛，且阳气不足，水湿停聚，上渍发根，毛发脱落。

主症： 头前至头顶毛发稀疏，头皮油腻，形丰体胖，懒于锻炼，纳食如常，嗜食肥甘厚味，大便溏或正常。舌淡胖，苔薄白腻，脉如常或濡。

逆向辨证分析： 头前至头顶毛发稀疏，头皮油腻，皆脾湿上泛之象，脾湿之源源于锻炼太少，脾阳不足，加之嗜食肥甘厚味，更伤脾胃，运化失职，则大便溏。舌淡胖，苔薄白腻，亦湿蕴之征。

治法： 通阳除湿。

方药： 五苓散（《伤寒论》）加味。桂枝 12g，茯苓 20g，炒白术 12g，陈皮 9g，猪苓 15g，泽泻 15g，制首乌 15g，枸杞子 15g。

（六）肝肾亏损

病因病机： 肾主毛发，乙癸同源，肝肾亏虚，精血无以滋养，故发落也。

主症： 患者年龄多在 40 岁以上或久病体虚之人，常见头顶脱发，伴头昏目眩，失眠耳鸣，腰膝酸软。舌质淡，苔薄，脉沉细。

逆向辨证分析： 督脉为"阳脉之海"，多次与手足三阳经及阳维脉交会，又上行入脑，与肾有着密切的关系，在头顶会于百会，总督一身之阳经。足厥阴肝经与督脉交会于颠顶百会穴，明代《医述》云："百脉会于百会，血气上行而为之生发也"。肾藏五脏六腑之精华，精虚不能化生阴血，致使毛发生长乏源；"肝藏血"，"发为血之余"；肝藏血，主疏泄，血液的正常运行、贮藏及调节与肝主疏泄相关，肝可以调畅全身气机，促进血液的正常疏布和调节，血可以濡养和滋润全身及毛发。毛发的润泽与否与脏腑气血关系密切，而头顶部头发的荣枯、脱落与肝肾的关系密切。

治法： 滋补肝肾，填精生发。

方药： 七宝美髯丹（《本草纲目》引邵应节方）加减。黄芪30g，当归15g，菟丝子20g，山茱萸20g，黄精20g，补骨脂12g，枸杞子15g，制首乌15g，陈皮9g。

二、辨治发挥

1. **注重肝郁与疏肝**　当代工作和生活节奏快，人们心理压力大，肝郁的患者逐年增多，而本病的发病率也逐年升高，发病年龄也逐渐减小。临床可见不少20岁左右的年轻人罹患本病。这些患者大多学习紧张，睡眠不足，或工作生活压力大。辨证属肝气郁结者较多，因此，疏肝解郁是本病的主要治法之一。

2. **证候与饮食和生活习惯**　当代人们生活水平提高，衣食无忧，肥甘厚味不断，且懒于运动和锻炼，体质普遍下降，不少人形成内湿过盛，而气虚阳虚比较常见。因此本病除了遗传因素外，湿邪内蕴与阳虚气虚称为本病的主要证候或兼夹证候。根据辨证，注重温阳益气，除湿健脾，是非常重要的。

【外治法】

1. **外用药**　除脂生发酊外擦患处，日2～3次。

2. **经验方**　头油较多者，可用透骨草、侧柏叶各20～30g，皂角刺50g，白矾10g，水煎外洗，每3日1次；头发偏干枯者，可用桑白皮30g，五倍子15g，青葙子50g，水煎外洗，每3日1次。

3. **桑柏控油清爽洗发水**　市售。纯中药洗发水，按照中医辨证组方，具有除湿清热，凉血生发功能。用法：同普通洗发水，起泡沫后保留5分钟再用清水冲洗干净即可。

【其他疗法】

1. **耳针** 取肺、肾、神门、交感、内分泌、脾。针刺后留针 30 分钟，其间行针 5~6 次，每 2 日 1 次，10 次为 1 个疗程。

2. **梅花针** 局部消毒，梅花针扣刺，每周 1 次。

3. **穴位注射** 分别用黄芪注射液、丹参注射液 2ml，选取双侧足三里穴各注射 1ml，每周 1 次，10 次为 1 个疗程。

【病案举例】

1. **湿热熏蒸案** 沈某，男，32 岁，2015 年 10 月 20 日初诊。主诉：头顶、双额角至头两侧毛发稀疏 10 年。现病史：10 年来头发稀疏、脱发，现头顶、双额角至头两侧头发较少，头油多，头皮痒，手汗多，纳可。舌红，苔黄腻厚，脉滑。诊为发蛀脱发（雄激素性秃发）。证属湿热熏蒸。治宜清热利湿生发，方药：桑白皮 15g，栀子 15g，厚朴 10g，生薏苡仁 30g，茵陈 15g，墨旱莲 20g，侧柏叶 15g，桑椹 15g，通草 9g，柴胡 10g。30 剂，水煎服；5% 米诺地尔酊外擦，日 2 次。二诊：脱发减少，舌苔薄白，脉左弦。方药：桑白皮 15g，柴胡 12g，厚朴 9g，薏苡仁 20g，墨旱莲 20g，桑椹 20g，通草 9g，丹皮 9g。30 剂，水煎服。又上方加减服用 3 个月，新发明显生长，恢复正常。

按： 头油多伴头皮痒，乃湿热蕴蒸之征，手汗多，额角至头两侧脱发，则系肝胆之患，故在除湿清热的同时，加用柴胡，既可疏肝解郁，又可引经，此即根据脱发部位逆向得知病变脏腑经络，贴切用药。短短 5 个月，脱发恢复。

2. **肝经郁热，肾阴不足案** 赵某，女，48 岁，2009 年 9 月 21 日初诊。主诉：脱发 2 年。现病史：2 年来脱发增多，头发总量较前已减少一半多，头皮两侧毛发稍稀。平素心理压力大，纳可，月经量少，舌暗红，苔薄白，脉左弱。既往史：肛门湿疹、甲亢。诊断：发蛀脱发（雄激素性秃发）。辨证：肝经郁热，肾阴不足。治法：疏肝清热，滋肾生发。方药：丹皮 15g，栀子 12g，柴胡 10g，白芍 15g，生地 15g，墨旱莲 20g，制首乌 18g，薄荷 5g（先下），山药 20g，甘草 6g，地肤子 15g。21 剂，水煎服。5% 米诺地尔酊外擦，日 2 次。二诊：药后脱发明显减少，肛门湿疹亦愈，月经量少，舌暗红，苔薄白，脉弱。初诊方加阿胶 12g（烊化）。30 剂，水煎服。以上方加减巩固治疗 2 个月。2010 年 4 月 2 日三诊：脱发已止，毛发基本恢复正常，舌淡胖，苔薄白腻，脉弱。以养血生发胶囊口服，巩固疗效。

按：头部两侧为足少阳胆经循行区域，故该部位出现的脱发多与胆经气机不利，功能失常有关，胆经与肝经相表里，故脱发与肝脏的藏血和疏泄功能失常有关。本例患者年过六七，肝肾已亏，加之精神压力大，七情所伤，损及肝肾，至虚火上炎，相火过旺，伤及肾阴，肾阴亏虚，则毛发脱落。经疏肝清热，滋补肝肾，郁热得除，肝肾润滋，则毛发生。

3．阳弱湿盛案 郜某，男，26岁，2018年5月5日初诊。主诉：头发稀疏、脱发6年余。现病史：6年前无明显诱因出现头发稀疏、脱发，未治疗，现症见：头前、额角毛发稀少，头油多，纳一般，多汗。舌偏淡而胖，苔薄白腻，脉沉弦。诊断：发蛀脱发（雄激素性秃发），辨证：阳弱湿盛，肝气郁结。治应通阳除湿，疏肝解郁。方用五苓散加味：桂枝9g，苍术15g，茯苓30g，陈皮9g，泽泻15g，猪苓12g，制首乌15g，枸杞15g，益母草15g，柴胡10g，甘草6g。60剂，水煎服。5%米诺地尔酊外擦，日2次，配合脱发综合治疗，每周1次。2018年8月5日二诊：服药2个月，脱发减少，头前发际新发密集生长，舌淡胖，苔薄白，脉沉。中药原方去益母草，桂枝增为12g。30剂，水煎服。脱发综合治疗同上。2018年9月12日三诊：脱发日十余根，舌淡胖，苔薄白，脉可。中药初方加木瓜12g，30剂，水煎服。中药守上方服用2个月。2019年6月13日电话回访，毛发恢复正常。

按：足阳明胃经与足少阳胆经交汇于头维，故前发际、额角脱发与脾胃和胆经有关，脾阳不充，湿邪内蕴，上泛浸渍发根，则毛发脱落。五苓散加柴胡、制首乌、枸杞等疏肝补肾，阳复而内湿去，肝郁得疏，则毛发复生。

4．气血两虚案 彭某，女，38岁，2011年8月18日来诊。头发稀疏、脱发6年，渐至头顶毛发稀，可见头皮，头皮痒，时头晕，耳鸣如蝉，月经数月1潮，量极少，色暗。舌淡，苔薄白，脉弱。诊断为发蛀脱发（雄激素性秃发）。辨证：气血两虚。治法：补益气血，固肾生发。方药：炙黄芪30g，当归15g，熟地20g，川芎10g，制首乌20g，茯苓18g，陈皮9g，羌活4g，菟丝子20g，大枣24g，白鲜皮20g。水煎服。外用2%米诺地尔酊，配合脱发综合治疗1年，头发完全恢复正常。

5．肾虚精亏案 刘某，女，52岁，2010年11月6日来诊。三个月前脱发增多，干燥，渐至头顶毛发稀，纳可，眠可，大便干。手足不温，畏寒，面黄不华。舌淡红，苔薄腻淡黄，脉右弱，左可。诊断：发蛀脱发（雄激素性秃发）。辨证：肾虚精亏。治法：补肾益气，填精生发。方药：黄芪 20g，黄精 20g，桂枝 10g，鹿角胶（烊化）10g，制首乌 20g，枸杞 20g，栀子 10g，茯苓 18g，陈皮 9g，大枣 15g，水煎服。连续治疗 4 个月，脱发痊愈。方中黄芪、桂枝、大枣益气温阳补血，栀子、茯苓、陈皮清热除湿健脾，黄精、鹿角胶、制首乌、枸杞滋补肝肾，乌发生发。

【预防与调摄】

1. 合理膳食　减少油腻、含糖量高的食物和辛辣刺激性食物的摄入，维生素、蛋白质和微量元素可以促进毛发的生长，因此营养均衡的合理膳食尤为重要。

2. 充足的睡眠　睡眠充足，就可以使毛发进行正常的新陈代谢。反之，毛发的代谢及营养就会失去平衡而导致脱发。

3. 合理的洗涤，不要逃避洗头，但不宜洗头过勤，一般每周 1～2 次，夏季适当增加次数。

4. 注意避免强力搔抓等机械刺激，勿长期带帽，使头皮多晒太阳，并经常用手按摩患处。

5. 注意精神保养，应避免不良刺激及用脑过度。

（李　静）

第六节　酒渣鼻（玫瑰痤疮）

酒渣鼻，古代医籍有多种称谓，如酒齄（《诸病源候论》）、酒齄鼻（《外科正宗》）、肺风疮、鼻疮（《外科启玄》）、酒鼻（《外科大成》）、酒齄鼻（《医宗金鉴·外科心法要诀》）等。古人认为本病与饮酒有关，故称"酒齄""酒齄鼻"等。《诸病源候论·面体病诸候·酒齄候》曰："此由饮酒，热势冲面，而遇风冷之气相搏所生，故令鼻面生齄，赤疱匝匝然也。"本病在西医学中既往也称为酒渣鼻，近年则称为玫瑰痤疮。本病临床表现为以鼻及鼻周为主的潮红、固定性红斑、毛细血管扩张、丘疹、脓疱、肥大增生等。

【病因病机】

本病的病因病机，古代多认为系饮酒之热或素体蕴热，复感风寒所致。《诸病源候论》所论已如前述。《外科大成》云："酒兹鼻者，先由肺经血热内蒸，次遇风寒外束，血瘀凝滞而成，故先紫而后黑也。治宜宣肺气化滞血，行营卫流通，以滋新血，乃可得愈。"此病因病机源于《素问·刺热论》"脾热病者，鼻先赤"。《素问·生气通天论》说："劳汗当风，寒薄为皶，郁乃痤。"因本病皮损主要分布在面中部的口鼻面颊，而且皮损为红斑或油性红斑、丘疹、脓疱等表现为湿热或湿热蕴毒的征象，按照逆向辨证的思路，肺胃湿热是本病的核心病机。湿热从何而来？外因多见于六淫之中易袭阳位之风邪和易伤阳气的寒邪合而发病，外风束表导致素体阳热之气不能向上升散，肺气不清，寒邪凝滞则加剧面部皮损的形成，导致热凝结于面。不内外因多由嗜食辛辣肥甘厚味，湿热蕴积伤肺而成。《彤园医书》之"酒渣鼻……由胃火熏肺，更因风寒外束，血瘀凝结，故先红后紫，久变黑色，甚是缠绵"，也指出内热外寒之病机。此外，本病也常见除了肺胃湿热外，兼有脾寒者，形成上热下寒证。治疗则不可单纯清热，而须寒温并用，燮理上下之寒热。酒渣鼻皮损除了与肺、胃关系密切外，还与肝脏有一定联系。临床也时常见到兼夹肝气郁结或肝经郁热者，治疗则需要同时疏肝清热，否则将影响疗效。

在本病后期，常见因湿热久稽，络脉瘀滞，此时应加用凉血化瘀通络之品。

西医学认为玫瑰痤疮的发病机制尚不是完全明了，目前认为其发病系综合性的因素导致，局部血管舒缩神经失调，导致毛细血管长期扩张是主要原因。毛囊虫及局部反复感染是发病的重要因素。嗜食辛辣刺激性食物、饮酒、高温、寒冷、情绪激动等是本病诱发和加重因素。近年来还认为幽门螺杆菌感染也是其发病原因之一。

【诊断要点】

本病常伴有皮脂溢出，面部油多，鼻尖部毛囊口扩张明显。常见于中年人，女性多于男性，但鼻赘期皮损男性多见。慢性病程，无明显自觉症状。一般分为三期。

1. 红斑期　开始面部发红，逐渐扩展至两颊、眉间、前额及颏部。最初仅为一过性潮红，以后潮红次数频繁，时间延长，最终成为具有多数毛细血管扩张的持久性红斑。情绪因素和刺激性食物可使皮损加重。

2. **丘疹脓疱期** 在红斑基础上出现丘疹和脓疱，针头至绿豆大小。毛细血管扩张加重。

3. **鼻赘期** 在前面两期基础上鼻部结缔组织增生，皮脂腺增大致鼻尖部肥大，形成大小不等的结节，表面高低不平。毛细血管扩张更为显著。

【鉴别诊断】

1. **盘状红斑狼疮** 为境界清楚的鲜红或淡红斑，中央凹陷萎缩，有毛细血管扩张，毛囊角栓，表面常有黏着性钉板样鳞屑，皮损常呈蝶形分布。

2. **寻常痤疮** 多见于青春期男女，损害为毛囊性丘疹，用手挤压可有皮脂溢出，有化脓倾向，好发于颜面及胸背部，有黑头粉刺，鼻部常不受侵犯。

3. **面部湿疹** 皮损多形性，瘙痒剧烈，无毛细血管和毛囊口扩张现象，颜面以外部位也有湿疹表现。

4. **脂溢性皮炎** 皮损除在面部，还可在头发，为淡红色斑，其上有油腻状细碎屑，毛细血管扩张少见。

【逆向思维辨证治疗】

一、中医证型与治疗方案

（一）肺胃湿热，风寒外束

病因病机：嗜食肥甘辛辣，湿热蕴积上熏于肺，肺胃湿热，复感外寒则发病。

主症：鼻部、面颊红斑，在红斑的基础上出现痤疮样丘疹、脓疱，压之褪色。常嗜食辛辣肥甘，便秘，口干口渴。秋冬季红斑暗红。舌红，苔薄黄腻，脉弦滑。

逆向辨证分析：鼻部、面颊归属肺胃，其处红斑、丘疹、脓疱，乃属肺胃湿热所致；舌红，苔黄腻，皆为湿热之证。秋冬季风寒外束，则红斑转暗。

治法：清热除湿，兼散风寒。

方药：枇杷清肺饮（《医宗金鉴》）加减。麻黄5g，枇杷叶12g，桑白皮15g，黄芩15g，黄连9g，栀子12g，蒲公英30g，连翘15g，川芎10g，生大黄6g。

（二）肺胃蕴热，脾经虚寒

病因病机： 肺胃蕴热，兼有脾寒，或就用苦寒之品，脾阳被伐。

主症： 口鼻及面颊红斑、丘疹、脓疱，伴纳食欠佳，食冷则胃中不适，大便溏薄。舌淡胖，苔白腻，脉弱。

逆向辨证分析： 口鼻及面颊红斑、丘疹、脓疱，病变仍属肺胃蕴热，兼见纳差，食冷胃中不适，便溏，舌淡，脉弱，皆脾寒湿蕴之征。

治法： 清上温下。

方药： 半夏泻心汤（《伤寒论》）加味。清半夏 12g，黄连 9g，黄芩 12g，茯苓 18g，干姜 6g，党参 12g，连翘 12g，苦参 10g，炙甘草 9g。

（三）肺经蕴热，肝经郁热

病因病机： 肺经素有蕴热，情志抑郁，肝气郁而化火，木火刑金，发为本病。

主症： 鼻部、面部红斑、丘疹或毛细血管扩张，常伴有脾气急躁，经前乳胀，失眠多梦。舌尖边红，苔薄黄，脉弦。

逆向辨证分析： 鼻部、面部红斑、丘疹、或毛细血管扩张。鼻为肺之外窍，大肠经循行面部，肺与大肠相表里，故发病必与肺经热盛相关，脾气急躁、经前乳胀、脉弦，为肝经郁热犯肺。

治法： 清肺凉血，疏肝清热。

方药： 枇杷清肺饮合丹栀逍遥散（《内科摘要》）加减。枇杷叶 12g，生桑皮 15g，黄芩 15g，赤芍 12g，柴胡 12g，白芍 15g，栀子 12g，薄荷 5g（后下），苦参 10g，甘草 6g。

（四）瘀热阻络证

病因病机： 久病瘀热阻滞，络脉瘀滞不通。

主症： 鼻、面颊暗红，血丝显现，鼻部结节和丘疹，严重者如瘤状，或形成鼻赘。舌暗红，苔薄白，脉弦或弦涩。

逆向辨证分析： 鼻头属胃，面颊属肺，久病瘀热络阻，则兼血丝条条，严重者形成结节或鼻赘。

治法： 化瘀清热通络。

方药： 通窍活血汤（《医林改错》）加减。当归 15g，赤芍 15g，川芎 15g，桃仁 10g，黄芩 15g，栀子 12g，生地 12g，全蝎 9g，水蛭 10g。

二、辨治发挥

1. 关于"火郁发之" 《内经》曰"寒薄为皶，郁乃痤"，说明寒邪郁表也是一个非常重要的致病因素。与患者秋冬受寒或夏季长期处在空调房中感受寒邪有关。若表寒未散，卫气不能宣通，则皮损加重。制定治法和遣方用药时，在清肺胃热的同时，加用麻黄、荆芥、防风等辛温宣散之品，使热邪外散，可显著提高疗效。

2. 关于上热下寒 本病常见口鼻面颊红斑、丘疹、脓疱等热症，又见大便溏，食冷则胃中不适，舌淡，脉弱之虚寒症状，其成因或素体肺胃蕴热，久用苦寒指引，伐伤脾阳；或虚体脾寒，嗜食辛辣肥甘，感受外界热邪，肺胃蕴热。治疗务必寒温并用，不可单纯清热或温热，否则必然病未愈而变证生。清上温下，可燮理上下之寒热，使之交通而愈。

【外治法】

1. 鼻部有红斑、丘疹者，可选用颠倒散洗剂外擦，每日3次。
2. 有脓疱者可用火针或四黄洗剂外擦患处。
3. 鼻赘形成者，可先用三棱针刺破防血，颠倒散外敷。

【其他疗法】

1. 耳针 取外鼻、肺、内分泌、肾上腺。每次2～3穴，针后留针20～30分钟，每天1次。

2. 梅花针疗法 取阿是穴（一般选鼻赘区域）局部消毒后，采用梅花针轻轻扣刺至微微渗血为度，3日1次。

【病案举例】

1. 肺胃湿热，风寒外束案 沙某，男，48岁，2008年4月7日初诊。主诉：鼻部出丘疹、红斑3年，面颊出红斑、丘疹1周。现病史：3年前鼻部出红斑、丘疹，2个月前外擦复方醋酸地塞米松软膏后皮疹消失，停药不久皮疹复发，在郑州市某三甲医院外擦他克莫司软膏后皮损加重，呈大片红斑、丘疹。现症见：鼻及面颊大片红斑、丘疹、轻痒。舌尖红，苔白稍腻，脉沉。诊断：酒渣鼻。辨证：肺胃湿热，风寒外束。治法：清肺胃，除湿热，兼辛温宣散。方药：麻黄 6g，防风 10g，生桑皮 15g，黄芩 15g，栀子 15g，川朴 9g，苍术 15g，生薏苡仁 30g，苦参 10g，紫草 20g，赤芍 15g，甘草 6g。14 剂，水煎服。复方甲硝唑乳膏（院内制剂）1 盒，外用，日 2 次。中药冷喷 1 号加庆大霉素冷喷皮损，日 1 次。2008 年 4 月 24 日二诊：丘疹消退，红斑减轻明显，舌红，苔黄腻，脉可。中药原方加通草 9g。15 剂，水煎服。中药冷喷 1 号加庆大霉素冷喷皮损，日 1 次。2008 年 12 月 17 日电话随访，药后患者皮损完全消退，一直未复发。

按：《医宗金鉴·外科心法要诀》曰："酒渣鼻生准及边，胃火熏肺外受寒。血凝初红久紫黑，宣郁活瘀缓缓痊。"指出本病多是肺胃积热，复受外寒导致。本例患者，肺胃素有积热，外用药后红肿轻痒，乃湿热蕴阻所致，治疗以生桑皮、黄芩、栀子清肺热，苍术、薏苡仁、川朴除湿健脾，紫草、赤芍凉血化瘀，麻黄、防风辛散，既去外寒，又散郁热，甘草解毒，并调和诸药。临床体会，肺胃湿热，即使没有复感风寒，也可以加用小量辛温宣散之剂，是热从表散一部分，加快疗效。因"他克莫司软膏"刺激引发的红肿，除了口服中药外，加用清热除湿、凉血解毒的中药冷喷，内外合治，明显增强疗效。

2. 肺经瘀热，肝阳亢旺案　郑某，女，66 岁，2007 年 11 月 13 日初诊。主诉：面中部出红斑、丘疹 5 年。现病史：5 年前面颊、鼻部出红斑、丘疹，曾在开封治疗，诊为"脂溢性皮炎"，后服中药治疗，皮损减轻不明显。现鼻部见丘疹，面部红斑、毛细血管扩张。纳可，舌淡红而暗，苔白稍厚，脉寸关弦，尺沉弱。诊为酒渣鼻。证属肺经瘀热，肝阳上亢。治宜清肺凉血，平肝潜阳。方药：生桑皮 15g，黄芩 15g，赤芍 15g，丹参 18g，苍术 15g，防风 12g，陈皮 10g，钩藤 15g（后下），生白芍 20g，白蒺藜 15g，蜈蚣 2 条，甘草 6g。14 剂，水煎服。2007 年 12 月 11 日二诊：皮损明显减轻，面部红斑很淡，鼻部仅剩几个小结节，舌稍暗，苔腻淡黄满布，脉稍弦。拟加强除湿之功，方药：桑叶 10g，栀子 12g，黄芩 12g，川朴 10g，紫草 18g，生薏苡仁 30g，白鲜皮 30g，地肤子 30g，钩藤 12g（后下），通草 9g。30 剂，水煎服。药后面部红斑基本消退，恢复正常。舌淡红，苔白腻，脉同前。拟以下方巩固疗效：桑白皮 10g，苍术 15g，川朴 10g，茯苓 20g，生薏苡仁 20g，赤芍 15g，丹参 18g，钩藤 15g（后下），白芍 18g，地骨皮 15g，泽泻 9g。10 剂，水煎服。

按： 本例是典型整体辨证与局部辨证相结合，皮损为丘疹、红斑。毛细血管扩张，乃有热或瘀热，皮损部位为鼻、面颊，与肺胃有关。脉寸关弦，尺弱，则又提示阴虚肝旺，肺、胃、肝之病变均与本病的发生相关。初诊治疗以清肺凉血，平肝潜阳为大法，很快起效。治疗中皮损一度停滞不前，舌苔黄腻，及时加用除湿之品后，皮损逐渐消退而愈。总之，肺经瘀热为主要病因病机。治疗中以清肺凉血为主，佐以钩藤、白芍、白蒺藜等平肝潜阳，主次病机兼顾。本例提示，临证之时要整体分析，多种辨证方法相参合，务使辨证精准，提高疗效。

3. 肺胃郁热，肝热脾湿案 孟某，女，40岁，2011年1月30日初诊。主诉：鼻头出红斑、丘疹伴轻痒十余年。现病史：十余年前鼻头出红斑、丘疹、轻痒，时轻时重，经前加重，纳可，大便可，现鼻头2cm×2cm大小红斑及小丘疹，右面颊亦见一小片丘疹，少许脱屑，舌质红，苔白腻脉沉。诊断：酒渣鼻。辨证：肺胃郁热，肝热脾湿。治法：宣清肺胃，疏肝清热，除湿凉血。方药：辛夷9g，黄芩12g，紫草15g，凌霄花10g，生薏苡仁20g，栀子10g，苦参6g，柴胡10g，薄荷4g，丹皮12g，甘草4g。7剂，水煎服。复方甲硝唑乳膏（院内制剂）外用，日2次。2011年2月6日二诊：红斑明显变淡，脱屑已无，舌质红，苔薄白，脉沉。中药原方去生薏苡仁、甘草，加生地15g。9剂，水煎服。2011年2月20日三诊：鼻头红斑消退，舌偏淡，苔薄白，脉右沉弱，左沉。方药：黄芩12g，栀子10g，紫草15g，赤芍12g，当归15g，黄芪20g，陈皮6g，辛夷9g，甘草6g。15剂，水煎服。药后红斑已退，舌质红薄白脉同上。杷桑痤疮丸（院内纯中药制剂）善后。

按：本例也是肺胃热，兼脾湿，所不同者，还有肝经的郁热。处方以辛夷清肺饮合丹栀逍遥散加减，苦寒清热之中，兼以宣散郁热。如此热邪由内消、外散两个途径消散，再加上疏肝清热，除湿健脾，肺胃、肝之热很快消退，皮损自愈。

【预防与调摄】

1. 忌食辛辣刺激性、酒类等食物，少饮浓茶、咖啡，清淡饮食。
2. 保持大便通畅。
3. 平时洗脸水温适宜，避免过冷过热的刺激。
4. 保持心情舒畅，忌恼怒。

（李 静）

第四章
色素性皮肤病

第一节　白驳风（白癜风）

白驳风也称为"白癜""白驳"等，隋代《诸病源候论·瘿瘤等病诸候·白癜候》首先描述，其曰："白癜者，面及颈项身体皮肉色变白，与肉色不同，亦不痒痛，谓之白癜。此亦是风邪搏于皮肤，血气不和所生也。"指出风邪相搏、气血失和为发病机制。《医宗金鉴·外科心法要诀》亦云："此证自面及颈项，肉色忽然变白，状类斑点，并不痒痛，由风邪相搏于皮肤，致令气血失和。"本病相当于西医学之白癜风，是一种皮肤变白，无鳞屑，无自觉症状的色素脱失性疾病。

【病因病机】

白癜风的核心病机是气血失和。导致气血失和的原因很多，如肝郁气滞，风湿蕴阻，风寒瘀阻，血热夹湿，肝肾不足，宜分别予以不同的治法和方药。

逆向辨证主要根据白斑发病部位、色泽判定可能病变的经络和脏腑。经络学说为祖国医学理论宝库中的重要组成部分，中医学认为许多内在脏腑的变化，均可以通过经络而反映到人体皮肤表面上，脏腑在内，而其经脉络于皮表，十二经脉皆有其皮肤分部。十二皮部是十二经脉功能活动反映于体表的部位，也是络脉之气散布之所在。脏腑—经脉—皮部，乃是一个完整的组织功能系统。正如《灵枢·海论》所说："夫十二经脉者，内属于脏腑，外络于肢节。"中医认为白癜风为各种内外因素损伤精血，导致气血不和，肌肤失养所致，如果某一经络运行不畅，导致气血无法运达皮肤，久之此部位皮肤失养，则成白斑。

白斑沿阳经分布则为阳病；沿阴经分布则为阴病。发生于不同部位则提示不同经脉、脏腑失常。如白斑发生于头面部位则提示手、足三阳经为病；发生于上肢多为手三阳、手三阴经为病；发生于下肢多为足三阳、足三阴经为病；发生于胸部多为手三阴及足三阴经为病。某些特殊部位发病亦反映相应脏腑及经络失调。如，白斑发于口周多责之于脾；发于耳及前后二阴多责之于肾；发于鼻部多责之于肺胃；发于前额多为阳明经为病；发于颠顶多为厥阴经为病；发于前额多为阳明经为病等。发病部位不同选用相应的脏腑、经络的引经药可以明显提高疗效。

皮损颜色也提示不同的病因病机，《灵枢·五色》中指出："黄赤为风，青黑为痛，白为寒，黄而膏润为脓，赤甚者为血……"白斑为淡白色或苍白色多为血虚；青白色或白色发暗、发紫多为寒证或血瘀；白斑发粉多有湿热；㿠白不华多为肝肾亏虚所致。

西医学认为，白癜风是一种原发的、局限性或泛发性皮肤黏膜色素脱失症。我国人群患病率为 0.1%～2.7%，男女老幼皆可患病，但以 10～30 岁居多。其病因与发病机制复杂，系多因性疾病，也有查不到任何诱因者。目前认为本病发病与以下因素有关：①遗传因素；②神经精神因素；③黑素细胞自毁；④免疫；⑤细胞因子因素；⑥自由基因素；⑦微量元素相对缺乏。

【诊断要点】

1. 后天性色素脱失斑或色素减退斑。
2. 皮损界限清楚且形态不规则。
3. 皮损边缘色素加深。
4. 皮损内毛发可变白或可见毛囊口周围复色现象。
5. 伍德灯下白斑呈亮白色或瓷白色。

中国中西医结合学会皮肤性病专业委员会色素病学组《白癜风诊疗共识（2021 版）》将本病病期分为二期（进展期，稳定期），分型为节段型、寻常型、混合型及未定类型。

1. **病期**

（1）进展期：出现皮损边缘模糊、炎性白癜风（包括瘙痒、红斑等）、三色白癜风、纸屑样白斑或色素减退斑等临床表现时可判定为进展期白癜风。

（2）稳定期：白斑呈瓷白色，边缘清晰或色素沉着；无同形反应（≥1年）；伍德灯（Wood 灯）：皮损颜色呈白色，边界清晰，Wood 灯下皮损面积≤目测面积，符合以上条件提示稳定期。

2. **白癜风严重程度评级** 手掌面积约为体表面积1%。1级为轻度，白斑＜1% 体表面积；2级为中度，白斑占 1%～5% 体表面积；3级为中重度，白斑占 6%~50% 体表面积；4 级为重度，白斑 > 50% 体表面积。对于白斑面积 < 1% 体表面积的皮损，可参考手掌指节单位评定，1 个手掌面积分为 32 个指节单位，掌心面积为 18 个指节占 0.54%，1 个指节占 0.03%。白斑面积也可按白癜风面积评分指数（vitiligo area scoringindex，VASI）来评判。VASI=∑（身体各部位占手掌单元数）× 该区域色素脱失所占百分比，VASI 值范围 0~100。

3. 分型

（1）节段型白癜风：通常指沿某一皮神经节段分布（完全或部分匹配皮肤节段）的单侧不对称白癜风。少数可双侧多节段分布。

（2）非节段（寻常）型白癜风：包括散发型、泛发型、面颈型、肢端型和黏膜型。散发型指白斑 ≥ 2 片；泛发型指白斑面积 4 级（> 50%）；面颈型、肢端型、黏膜型均有发展为泛发型的可能。

（3）混合型白癜风：节段型与非节段型并存。

（4）未定类型白癜风（原局限型）：指单片皮损，就诊时尚不能确定为节段或非节段型。

【鉴别诊断】

1. **贫血痣**　为局限性色素减退斑，多单侧分布，出生或生后不久即发生，以后皮损随人体发育成比例增大，不再无限制增大或增多，用力摩擦或加热后皮损不发红而周边正常皮肤发红。

2. **无色素痣**　出生或生后不久即发生，为色素减退斑，常单侧分布，以后皮损随人体发育成比例增大，不再无限制增大或增多。

3. **特发性点状色素减退斑**　常发生于中老年，为多发的境界清楚的圆形、椭圆形白斑，直径常在 1cm 以下，不融合，随年龄增长而数目可增多。

【逆向思维辨证治疗】

一、中医证型与治疗方案

（一）肝郁气滞，气血失和

病因病机：肝气郁结，气机不畅，导致气血失和。

主症：白斑初为淡白，日渐变白、增多，多发生于胁肋、颠顶等肝经循行部位。常于发病前有情志波动或紧张史，多伴有抑郁或紧张、纳食不香、心烦等。舌淡红，苔薄白，脉弦。

逆向辨证分析： 胁肋、颠顶等部位皮损提示病位在肝，郁怒伤肝，则肝气郁结，致气机不畅，气血失调。气机紊乱，日久则肌肤失养，酿生白斑。

治法： 疏肝解郁，理气活血。

方药： 柴胡疏肝散（《景岳全书》）加减。柴胡15g，香附10g，赤芍15g，川芎12g，白蒺藜30g，陈皮9g，甘草6g。

（二）风湿蕴阻，气血失和

病因病机： 风湿之邪蕴阻肌肤，致气血失和而生白斑。

主症： 白斑散在，大小不等，头面、上肢伸侧居多，或有轻痒，饮食、二便如常。舌淡红，苔白腻，脉滑。

逆向辨证分析： 皮损以头面、上肢伸侧居多提示有风邪，风为阳邪，易袭人体上部和阳经，风湿之邪搏于皮肤，人体腠理不密，卫外不固，外邪乘虚入侵，阻于肌表，气血运行失常，濡润功能不足，致使肌肤失于濡润，而引起皮肤出现白斑。

治法： 祛风除湿，调和气血。

方药： 除湿驱白汤（经验方）。防风12g，独活10g，苍术12g，陈皮9g，白蒺藜30g，赤芍15g，威灵仙10g，白鲜皮20g。

1. 兼肺卫不固证 多发于儿童，伴有面黄形瘦，纳差，易感冒，乏力，脉细弱。

治法： 益气固表，祛风除湿。

方药： 除湿驱白汤合玉屏风散加减。黄芪15g，炒白术10g，防风10g，独活10g，炒山药15g，陈皮9g，白蒺藜15g，赤芍12g，威灵仙9g，白鲜皮15g。

2. 兼卫阳不足证 伴有畏寒肢冷，纳食不佳，大便时溏，舌淡，苔薄白或白腻，脉细弱。

治法： 益气温阳，祛风除湿。

方药： 除湿驱白汤去白鲜皮、苍术，加黄芪20g，桂枝12g，干姜9g，炒白术12g。

3. 兼湿热证 白斑时痒，色粉红，不断扩展。口苦口黏，舌红，苔黄腻，脉滑。

治法： 祛风除湿清热。

方药： 除湿驱白汤去威灵仙、独活，加浮萍10g，栀子12g。

（三）风寒瘀阻

病因病机： 寒湿侵袭致气血运行受阻成瘀，发于肌肤而致病。

主症： 白斑色青白或纯白，边界清楚，好发于躯干、四肢伸侧。发病前常有受寒史或感冒病史，多于春季发病，畏寒。舌淡红，苔白，脉紧。

逆向辨证分析： 皮损发于阳经循行路线，提示为外淫致病。卫表不固，风寒侵入肌表，搏于皮肤引起皮肤出现白斑，寒为阴邪，故白斑可见青白色，综上辨证为风寒瘀阻证。

治法： 祛风散寒，温经活血。

方药： 当归四逆汤（《伤寒论》）加减。当归 15g，赤芍 12g，川芎 15g，桂枝 15g，细辛 6g，干姜 9g，防风 10g，姜黄 10g，炙甘草 6g。

（四）血热夹湿

病因病机： 血热津伤，湿阻气机发于皮肤则为白斑。

主症： 白斑边界清或不清，有新的白斑出现，或有轻痒。口干或黏。舌红，苔白腻或黄腻，脉滑。

逆向辨证分析： 先从皮损入手，不断有新发白斑提示热在血分，乃血热妄行所致。血热伤阴，津液亏损，则见口干或黏。湿热互结伴见轻度瘙痒。

治法： 凉血祛风，清热除湿。

方药： 凉血祛风汤（经验方）。浮萍 10g，防风 12g，栀子 12g，赤芍 15g，墨旱莲 20g，生薏苡仁 18g，川朴 9g，白蒺藜 30g，白鲜皮 30g。

（五）肝肾不足

病因病机： 肝肾不足，精血亏虚，肌肤失养而出现白斑。

主症： 白斑日久，多发于屈侧，面色不华，多见于年老体弱患者，伴头晕耳鸣，两目干涩，腰膝酸软，畏寒肢冷。舌淡，苔薄白，脉沉细弱。

逆向辨证分析： 皮损发于屈侧为阴经所过之处，判为虚证。肾藏精，肝藏血，肝肾同源，精血互生。肾精亏则髓海不充，髓海不充可见头晕耳鸣，腰膝酸软，肝开窍于目，肝血不足可见两目干涩，肝肾亏虚皮肤络脉失于濡养，生成白斑。

治法： 补益肝肾。

方药： 七宝美髯丹（《本草纲目》引邵应节方）加减。补骨脂 12g，菟丝子 20g，当归 15g，沙苑子 15g，制首乌 15g，怀牛膝 15g，山药 20g，黑豆 10g。

二、辨治发挥

白癜风的核心病机是"气血失和"，但气血失和的原因很多，《诸病源候论》认为是"风邪搏于皮肤"，根据《灵枢·五色》"白为寒"理论，寒邪也是常见的致病因素。此外，王清任认为"白癜风血瘀于皮里"，指出本病为血瘀所致。白癜风既有外邪导致者，也有内伤引发者，更有内外合邪所生者。根据临床所见，风、寒、湿、热、瘀、气滞、肝肾不足等都可以导致气血失和。根据白斑的分布部位及皮损颜色，可以大致判定为何经何脏病变，尔后根据四诊得出综合的辨证结论，选择相应的治法、方药。

【外治法】

1. **火针疗法**　常规皮肤消毒，点燃酒精灯，左手持酒精灯，右手持1寸毫针，酒精灯加热针体，直至针尖烧至红白，迅速浅刺、轻刺白斑区，针间距隔1~2mm，垂直快速进针、出针，深度约1~2mm，直至白斑区布满刺点，每周1次。

2. **艾灸疗法**　以艾条灸白斑处，以灸红为度，每日1次。

3. **自血疗法**　抽取静脉血2~5毫升，在表皮与真皮间作皮内注射，以皮损转为血色为度，每周1次。

4. **穴位埋线**　穴位埋线是以针灸学为理论依据，将羊肠线或其他可吸收线埋入对应穴位，柔和、持久地刺激穴位，调和气血，疏通经络，从而达到治疗疾病的目的，具有操作简便、安全可靠、疗效持久的优势。主穴：气海、膈俞、足三里、肝俞、阳陵泉。

【其他疗法】

1. **发疱疗法**　以斑蝥50g，入95%酒精1 000ml，浸泡2周后过滤去渣，涂于白斑处，令其自然干燥，2~3次/天；局部发疱后停止涂药，水疱发起1天后，用消毒针刺破，令其自然干燥，结痂愈合；愈合后视其色素沉着情况可再行第2次涂药，发疱3次为1个疗程，休息2周后可行第2疗程。

2. **白蒺藜煎服法**　白蒺藜60g，水煎服，每日1剂。

【病案举例】

1. **肝气郁结、气血失和案**　患者男，15岁。主诉：头部、颧、肩部白斑点半年。现病史：半年前不明原因于头部、颧、肩部出现几个豆大白斑，多为晕痣，其上毳毛变白。纳可，舌淡红，苔白，脉右弦左可。诊断：白驳风（白癜风）。辨证：肝气郁结，气血失和。治法：疏肝活血。方用柴胡疏肝散加减：柴胡、浮萍、白芷各10g，赤芍15g，白蒺藜30g，郁金12g，云苓20g，姜黄、陈皮、苦参各9g，甘草6g。30剂，水煎服。消白灵酊（院内外用制剂）外搽患处，2次/d。6周后二诊：白斑全部减轻，部分消退或有色素岛出现，舌淡暗，苔薄白，脉稍弦。拟中药原方加当归15g，30剂，水煎服。10周后三诊：全身白斑完全消退，恢复正常肤色，舌稍红，苔白腻，脉左稍弦。中药初诊方改为中药配方颗粒，加炒薏苡仁20g，栀子10g，30剂，水冲服。巩固疗效。

按： 本例患者发病部位包括头部颠顶部位，乃肝经所过之处，诊疗过程中发现，该患者沉默寡言，加之正值初三，学业偏重，可反向探知其发病原因为精神紧张，肝气郁结，气血失和导致，舌脉更进一步印证为该证型。方用柴胡、赤芍、郁金、姜黄疏肝活血，白蒺藜、浮萍、白芷、苦参等祛风消白，因辨证准确，用药贴切，三诊即获痊愈。

2. **风湿热蕴肤案**　患者男，22岁。主诉：全身散发淡白斑6年。现病史：6年来患者全身反复出现小片淡白斑，边界不清。阴茎、手背也见小片淡白斑，纳可。舌尖红，苔薄白腻，脉可。诊断：白驳风（白癜风）。辨证：风湿热蕴肤。治法：祛风清热除湿。处方：浮萍、柴胡各10g，防风、栀子各12g，苍术、赤芍、白蒺藜各15g，茯苓18g，陈皮9g，甘草6g。30剂，水煎服。外用消白灵酊，2次/d。二诊：药后白斑部分接近消退，以原方加减再服4个月，面、手背、阴茎白斑全部消退，右臂白斑已消退90%，舌淡，尖稍红，苔薄腻淡黄，脉右弱左沉，大便已正常。原方加桂枝9g，薏苡仁20g，以通阳化湿，30剂，水煎服。另注射补骨脂针2ml，隔日1次。外用消白灵酊。三诊：白斑全部消退，舌偏淡，尖稍红，苔薄白腻，脉沉。仍以原方更进30剂，巩固疗效。

按： 患者全身反复出现白斑，部位游移不定，符合风邪的"善行而数变"的致病特点，而阴茎处较为固定的白斑，则揭示了湿邪的"湿性趋下，易袭阴位"的特征。白斑部位的游移与固定则充分展现了风湿热三气杂至而导致的极具特征的临床表现。再结合其舌象辨证为风湿热蕴肤，采用祛风除湿清热法治疗，很快取得疗效，后见舌质转淡，提示阳气不足，加桂枝等以通阳化湿，共服药半年而愈。治愈本例的关键在于辨证准确，坚持守方，并随证加减，终获痊愈。

3. **卫气不足，风热瘀热案**　患儿女，6岁，2011年1月29日初诊。主诉：

前额出白斑 2 个月余。现病史：2 个月前无明显原因前额出白斑，曾在开封市某院治疗，现白斑仍在扩大，边界不清楚，纳可，大便可，舌尖红，苔薄白，脉右弱，左可。前额白斑约 7cm×4cm。诊断：白驳风（白癜风）。辨证：卫气不足，风热瘀热。治法：益气固表，疏风凉血，清热祛风。方药（中药配方颗粒）：白蒺藜、白芷、黄芪、浮萍、黄芩、赤芍、紫草、白鲜皮各 10g。30 剂，水冲服。0.03% 他克莫司软膏 1 支，外抹，日 2 次。2011 年 2 月 25 日二诊：白斑全部消退，恢复正常肤色，舌淡红，苔薄白，脉右弱左可。中药原方去白鲜皮、黄芩，加陈皮 6g，炒白术 6g。30 剂，水冲服。间断服用至 2011 年 5 月 13 日，额部白斑又显淡白色，舌尖稍红，舌体肥胖，苔薄白，脉右弱左可。此乃中焦不足，卫表不固。加强健脾固表。方药（中药配方颗粒）：黄芪 10g，炒白术 6g，云苓 10g，陈皮 6g，白芷 10g，赤芍 10g，浮萍 10g，白蒺藜 10g，甘草 3g。30 剂，水冲服。外用药改为纯中药制剂"消白灵酊"外抹，日 2 次。药后白斑全部消退，恢复正常肤色，舌尖红，苔薄白，脉弱。原方又服 1 个月巩固疗效。

按： 额部乃阳经之位，易受外风侵袭。患儿素体脾虚而卫表不固，感受外界风热而致络脉不畅，白斑由生。初诊以益气固表，疏风凉血，清热祛风法治疗，外用普特彼软膏，取得良好疗效，白斑很快消退。但好景不长，2 个月后白斑复生，考虑患儿素体脾虚，卫表不固是其复发之原因，乃加强健脾固表之功，拟玉屏风散合四君子汤加减，外用药改为纯中药外用制剂，1 个月后白斑又全部消退，仍以原方巩固治疗 1 个月而治愈停药。回顾本例白斑反复之因，可能与初诊健脾固表之药不足有关，其起效之快和很快复发，也与普特彼软膏外用有关。由此可见，中医辨证用药是疗效稳固的关键。

4. 风湿蕴阻案 患者女，53 岁，2016 年 9 月 12 日初诊。主诉：面部白斑 3 年余。现病史：3 年前发现前额和眉部白斑，曾于私人医院用药治疗，后行植皮治疗。平素体健，纳眠可，二便调，近 1 个月右额、眉部新出淡白斑，舌淡红，苔白腻，脉可。诊断：白驳风（白癜风）。证属风湿蕴阻。治应祛风除湿，活血驱白。方用除湿驱白汤加减：浮萍 10g，防风 12g，白芷 9g，苍术 15g，薏苡仁 20g，清半夏 10g，陈皮 9g，白蒺藜 20g，赤芍 15g。45 剂，水煎服。消白灵酊（院内外用制剂），外用，日 2 次。补骨脂针 2ml，隔日 1 次，肌内注射。二诊：右额、眉部白斑较淡，口干，纳可，大便可，舌稍红，苔薄黄腻，脉弱。风湿兼热，添加清热之品：浮萍 10g，栀子 12g，厚朴 9g，赤芍 15g，薏苡仁 20g，白芷 9g，墨旱莲 20g，黄芪 20g，防风 12g，甘草 6g。60 剂，水煎服。2017 年 1 月 19 日三诊：药后 1 个月，白斑转为淡红，60 副药服完，右额部白斑完全消退，眉部仅剩淡白斑，接近消退，舌尖红，苔薄白，脉右弱，左沉。原方加减又服 30 剂，眉部白斑基本消退，舌淡，苔薄白，脉沉，咽间有痰。改以下方巩固疗效：浮萍 10g，白芷 10g，白蒺藜 18g，苍术 15g，薏苡仁 20g，豆蔻 9g，赤芍 12g，当归 12g，甘草 6g，法半夏 10g。30 剂，水煎服。

按：《诸病源候论》《医宗金鉴》等著作均认为本病系风邪侵袭所致气血失和，临床所见，实际风湿侵犯者更为多见。本例即是施行表皮移植术后复发的患者，乃风湿蕴阻导致的气血失和证。患者白斑发于额部和眉部，皆为风邪易于侵犯之处，风与湿合，湿性黏腻，故病程较长且易于复发。治疗始终采用祛风除湿活血之法，治疗期间，兼有热邪则加清热之品，不足半年，白斑完全消退而愈。

【预防与调摄】

1. 调饮食，畅情志，慎起居。
2. 戒烟限酒。
3. 减少外伤等机械性刺激、化学物品的化学刺激以及暴晒的物理性刺激等。

（屠远辉　刘爱民）

第二节　黧黑斑（黄褐斑）

黧黑斑病名首见于明代陈实功《外科正宗》："黧黑斑者，水亏不能制火，血弱不能华肉，以致火燥结成斑黑，色枯不泽。"《素问·至真要大论》之"燥淫所胜，民病面尘"之"面尘"也属于本病范畴。因患肝病者多发，亦称为"肝斑"。黧黑斑是一种面部出现淡褐色或浅黑色斑片的疾病，因色斑边界清楚，形状不规则，常对称分布于鼻部及其两侧面颊，形如蝴蝶，又称为"蝴蝶斑"。本病好发于妇女妊娠时，故也有"妊娠斑"之名。本病类似于西医学的黄褐斑。

【病因病机】

黧黑斑的逆向辨证可根据色斑的颜色差异与分布部位推定其病变经络和脏腑。根据五色归五脏的藏象理论，即肝主青，脾主黄，肾主黑，认为黄褐斑的发生与肝、脾、肾三脏的关系密切。《灵枢》曰"十二经脉，三百六十五络，其血气皆上于面而走空窍"，说明气血通过经络上行输注于面部。黧黑斑发生于面部的不同部位，也反映了不同内脏的病理变化，根据经络理论，足太阳膀胱经：络肾，上额交颠，前额属肾；足阳明胃经：络脾，循鼻，夹口，环唇，颏部属脾；足少阳胆经：络耳，出耳，下颊，颊部属肝。故肝、脾、肾三脏功能失常，均会导致气血运行失常，气血瘀滞导致颜面失于气血荣养而发斑，此乃黄褐斑发病之关键，故治疗时应在脏腑、经络、部位辨证的论治基础上，从正反两个方向入手遣方用药。

《杂病源流犀烛》中有云："凡面部所有之处，其脉俱有以维络之。"运用五脏辨证：额头部属心，左颊部属肝，右颊部属肺，鼻部属脾，颏下部属肾。以及《灵枢经》之"足厥阴之脉病，面尘脱色；足少阳之脉病，面微尘；手厥阴之脉病，面赤；足少阴之脉病，面黑如炭色；足阳明之脉病，面黑"等，皆可作为辨证时参考。

《普济方》认为："痰饮积于脏腑，风邪入于腠理，使气血不和，或涩或浊，不能荣于皮肤，故变生黑䵟。"陈实功及后世医家多认为系"水亏不能制火，血弱不能华肉，以致火燥结成斑黑"。根据临床研究，黧黑斑的核心病机是气血瘀滞。因此，总体来说，黄褐斑的辨治就是查寻"瘀滞"的成因并给予相应的治疗。黄褐斑"瘀滞"的形成，一般认为和肝、脾、肾有关，肝郁气滞、脾虚湿滞、肾虚血瘀是最常见的原因，三者还时常兼夹，形成较为复杂的证候。此外，外邪侵入，尤其是风热之邪入络，导致热瘀阻络，是春夏发生黄褐斑的发病机制之一。

黄褐斑的病因尚不清楚，因女性多见，血中雌激素增高是主要原因。从青春期到绝经期妇女皆可罹患。近年研究认为，与黄褐斑发病有关的因素较多，如遗传、紫外线照射、妊娠、内分泌失调、精神因素、慢性消耗性疾病、劣质化妆品、药物（口服避孕药、光毒性药物、抗癫痫药物等）等。

【诊断要点】

1. 面部淡褐色、深褐色至浅黑色、界限清楚的斑片，形状不一，通常对称性分布、无炎症表现及鳞屑、无明显自觉症状。

2. 女性多发且主要发生在青春期后，尤以妊娠期（3～5个月）好发，典型者色斑对称分布于鼻部两侧，形如蝴蝶。

3. 病情可有季节性，常春夏重，秋冬轻。日晒常可加重。

【鉴别诊断】

1. **雀斑** 雀斑虽然颜色和发病部位与黄褐斑相同，但是雀斑常少年发病，淡褐色斑点卵圆形，1～2mm 大小，可密集分布但不融合，常有家族史。夏季明显，秋冬减轻。

2. **黑变病** 需要鉴别的黑变病有里尔黑变病（Riehl 黑变病）及焦油黑变病。里尔黑变病好发于前额、颞部和颈侧，色素斑呈灰紫色至紫褐色网点状斑点，日后常融合成大片，其上常有面粉样细小鳞屑。焦油黑变病有长期接触煤焦油的历史。皮损主要在面颈等暴露部位，呈弥漫性色素沉着，往往伴有痤疮样炎性反应。

3. **颧部褐青色痣** 蓝棕色小斑片，小绿豆大小，圆形或不规则形，境界清楚，数个至数十个，对称分布于颧部、鼻侧、眼眶、前额等处。以 30～40 岁女性多见，黏膜不受累。

4. **太田痣** 淡青色、深蓝色或蓝黑色斑片，大多为单侧分布，结膜、巩膜可累及，多自幼发病。

5. **艾迪生病** 艾迪生病（Addison disease）表现为弥漫性青黑色或棕褐色斑片，除面部外，受压摩擦的四肢屈侧、掌跖皮纹处也可见明显色沉，有乏力、体重减轻、血压下降等全身症状。

【逆向思维辨证治疗】

一、中医证型与治疗方案

（一）肝郁血瘀

病因病机： 肝气郁结，气滞血瘀，络脉不通。

主症： 色斑淡褐带青，好发于妇女面部，情志抑郁，月经色暗或有血块，经前乳胀。舌质淡红或暗，苔薄白，脉弦。

逆向辨证分析： 青色属肝木，面部色斑呈淡褐带青或青灰色，多属肝病所致。加之情志抑郁，月经血块，脉弦，皆为肝郁血瘀之证。

治法： 疏肝活血

方药： 柴胡疏肝散（《景岳全书》）加减。柴胡 15g，白芍 18g，川芎 15g，当归 15g，炒香附 10g，枳壳 10g，红花 10g，桃仁 12g，玫瑰花 12g，甘草 6g。

（二）脾虚湿滞

病因病机：脾虚失运，湿邪内蕴，湿滞日久，络脉瘀阻。

主症：面黄不华，色斑污黄不泽，纳差，便溏或黏，乏力。舌淡红而胖或边有齿痕，苔白腻，脉弱或濡。

逆向辨证分析：黄色属脾土，色斑污黄不泽，多系脾虚所致，且伴见纳差，便溏或黏，舌胖边有齿痕，苔白腻，脉弱，均为脾虚失运，水湿内蕴之象。

治法：健脾祛湿

方药：参苓白术散（《太平惠民和剂局方》）加减。党参12g，炒白术12g，茯苓18g，陈皮9g，薏苡仁20g，炒扁豆15g，炒山药18g，砂仁9g（后下），川芎12g，红花10g，炙甘草6g。

（三）气血两虚

病因病机：气血亏虚，不能荣养而涩滞。

主症：面色黄白不华，色斑淡褐，边界不清，乏力心悸，少寐多梦，月经量少色淡，纳差。舌淡，苔薄白，脉细弱。

逆向辨证分析：面色黄白不华，乃气血虚亏，无以灌注荣色所致，色斑淡褐，也因血虚不华而涩滞。乏力心悸，少寐多梦，月经量少，舌淡，脉细弱，皆气血两虚所致。

治法：补气养血。

方药：归脾汤（《正体类要》）或八珍汤（《瑞竹堂经验方》）加减。炙黄芪20g，党参15g，当归18g，白芍15g，熟地20g，川芎12g，炒白术12g，茯苓18g，炒枣仁30g，龙眼肉12g，红花10g，陈皮9g。

（四）肾阴不足，肝郁血滞

病因病机：肾阴亏损，水不涵木，加之肝郁血瘀，面生黑斑。

主症：面色暗而无华，色斑浅黑或褐青，心烦易怒，口干，腰膝酸软，耳鸣，少寐。舌稍红，苔薄少或有裂纹，脉细弦。

逆向辨证分析：色斑浅黑或褐青，肾与肝之病也。肾阴不足，无以上滋，肝郁血瘀，则色斑青褐或青灰不华，本脏色现，故色斑黑青。心烦易怒，口干，腰膝酸软，耳鸣，少寐，舌稍红，苔薄少或有裂纹，脉细弦，均是肾阴亏虚，无以滋养，肝郁血瘀，更是加快了色斑的形成。

治法：滋阴补肾，疏肝活血。

方药：二至丸合丹栀逍遥散（《内科摘要》）加减。墨旱莲20g，女贞子

20g，生地 15g，白芍 18g，柴胡 12g，丹皮 12g，栀子 12g，土鳖虫 10g，郁金 10g，合欢皮 15g。

（五）气阴两虚，瘀热阻络

主症：色斑日久，边界不清，伴有口干，便秘。舌淡红或稍红，苔薄白或薄少，脉细。

逆向辨证分析：气虚则面不华而暗，阴虚无以滋养故无泽，虚火内生，热瘀互结，色斑形成。口干，便秘，苔薄少，脉细，均为气阴两虚，瘀热阻络之证。

治法：养阴益气，活血消斑。

方药：生脉散（《医学启源》）加味。生晒参 10g，麦冬 12g，五味子 9g，生地 15g，丹皮 10g，桑叶 10g，白僵蚕 12g，丹参 20g，玫瑰花 12g，甘草 6g。

（六）风热灼络

病因病机：过度暴晒而致风热郁肤入络，导致瘀热阻于孙络。

主症：春夏日晒后发病，色斑淡褐微红，或有微痒，饮食、二便如常。舌淡红或稍红，苔薄白或薄黄，脉无异常。

逆向辨证分析：春夏日晒，风热相侵，热灼络脉而致瘀阻不通，则色斑由生。色斑除淡褐外，兼有微红轻痒，乃风热所为。发病主要因外界风热所致，故素体可偏热或如常。

治法：疏散风热，通络祛斑。

方药：辛凉通络饮（经验方）。桑叶 10g，薄荷 9g，黄芩 12g，生地 12g，赤芍 12g，益母草 15g，白僵蚕 12g，枳壳 9g，生甘草 6g。

二、辨治发挥

1. 证候虚实夹杂，应补泻兼施　黄褐斑的证候虽如上述分为几个证候，但临证时患者所表现出的证候远不是简单某个证候，而是多个证候同时呈现，或以某个证候为主，兼有其他证候。因此，要求临床时务必详审细查，分清主次关系，用药有的放矢。如气血两虚兼有瘀血阻络，肾阴不足兼有肝郁血滞，气阴两虚兼有瘀热阻络，脾虚失运兼有湿瘀阻滞，气虚兼有气郁，等等。通常，病程短者，属实证者多，病程长者，虚实夹杂者多。临证务必补泻兼施，如补气与疏肝理气并举，滋阴与活血共用，健脾与化湿活血配伍，等等。当然，补与通的孰轻孰重，要根据患者的病情来定，把握好这个"度"，需要丰富的临床经验。

2. 色斑部位与病变脏腑　除了根据色斑色泽推断病变脏腑外，还可根据色斑存在的部位，帮助判别。如额部（颜）—心，左右面颊均属肺，口鼻—脾胃，颏—肾，耳前、下颌角（含左右颈部）—肝胆。此为根据色斑颜色、分布帮助辨证，再结合伴见症状，舌脉象等，综合得出精细的中医辨证，进而制定合理的治法和正确的方药。

3. **疗程长，依从性很重要**　黄褐斑顽固难治，起效慢，疗程长，让患者对治疗树立信心，具有良好的依从性十分重要。要让患者对治疗有信心，首先是患者必须对医生有较高的信任度，这种信任度来源于医生诊疗认真的态度、沟通的技巧，以及实实在在的疗效，要经常有适时基于疗效的鼓励，令患者坚持治疗下去。

4. **标本兼治**　单纯的内服药起效慢，配合外用消斑霜可以显著提高疗效。我们还配制纯中药的祛斑面膜，用牛奶和蜂蜜调成糊状外涂色斑处，可以增强疗效。

5. **中药祛斑**　常用的具有祛斑作用的中药有桑叶、益母草、山茱萸、当归、白僵蚕、茯苓、白附子、月季花、玫瑰花、天花粉、白蔹、桃花、杏花、甘草、白芷等。

【外治法】

1. **中药倒膜**　患者洁面后将祛斑面膜（科室协定处方打粉过筛密封备用）用温开水调成糊状，涂于面部成膜，并加盖石膏模约 30 分钟，待石膏模散热、凝固、冷却，除去硬模，将中药面膜清除干净，擦以少许润肤霜。

2. **五白膏**　白芷、白附子、白及各 6g，白蔹、白丁香各 4.5g，密陀僧 3g，共研细面，加蛋白或白蜜调成稀膏，睡前涂患处，晨起洗去。

3. **白面方**　牡蛎 90g，土瓜根 30g，研为细面，白蜜调匀，贮瓶备用。每晚睡前涂面，晨起温米泔水洗去。

【其他疗法】

1. **穴位注射**　患者取坐位，于足三里或三阴交等穴碘伏消毒后，取 2ml 注射器抽取复方当归注射液或丹参注射液，每次根据病情辨证取穴 2 穴，每穴 1ml 注射后并按压片刻，2 次 / 周，4 周为 1 个疗程。

2. **穴位埋线**　穴位埋线是以针灸学为理论依据，将羊肠线或其他可吸收线埋入对应穴位，柔和、持久地刺激穴位，调和气血，疏通经络，从而达到治疗疾病的目的，具有操作简便、安全可靠、疗效持久的优势。主穴：膈俞、足三里、肝俞、三阴交。

3．**耳穴压豆**　取肝、脾、肾、肺、心、内分泌等穴，操作方法：常规消毒单侧耳部皮肤后，以王不留行籽置于胶布上，辨证贴于相应耳穴并按压。嘱患者每日按压 3~4 次，每次 2~3 分钟，以耳部微热、微痛为度。每周更换 1 次，双耳交替。

【病案举例】

1．**气滞血瘀案**　女，34 岁，主诉：双颧部出暗褐色斑 1 年。现病史：1 年前不明原因地颧部出小片暗褐色斑，未治疗，现色斑右较左重，边界不甚清，纳眠均可，舌淡红，苔薄白，脉可。诊断：黧黑斑（黄褐斑）。辨证：气滞血瘀。治法：宜疏肝理气，化瘀通络。方用桃红四物汤加减：柴胡 12g、当归 15g、白芍 18g、川芎 12g、熟地 20g、桃仁 10g、红花 10g、桑叶 10g、白僵蚕 15g、甘草 5g、玫瑰花 9g。15 剂。水煎服。配合足三里穴丹参注射液穴位注射，每周 2 次，外用消斑霜Ⅱ号、消斑霜Ⅲ号、VE 乳膏（院内外用制剂），每日 2 次。二诊：色斑减轻，基本不显，舌尖红，苔白，脉沉。处方：中药原方加栀子 10g。15 剂，水煎服，余疗法同初诊。三诊：色斑很淡，面黄少华，舌尖红，苔白腻，脉右弱。处方：中药初诊方去甘草，加栀子 10g、云苓 20g、陈皮 9g，15 剂，水煎服，余同前。四诊：色斑左侧基本消退，右侧亦很淡，少寐多梦，面黄不华，舌淡红，苔薄白，脉右弱左可。处方：中药初诊方去桑叶、甘草，加生黄芪 15g、炒枣仁 20g，15 剂，水煎服，余同前。

按：本例患者平素身体状况良好，阳性体征仅为暗褐色斑片，见微知著，通过皮损色暗可反向推导出其核心病机为气滞血瘀。方选桃红四物汤加减，服药 2 月即收明显疗效。方中桃仁、红花、玫瑰花活血化瘀，熟地黄补肾填精，当归补血活血，白芍养血益阴，川芎活血行气，桑叶、白僵蚕辛凉入肺，为美容悦面之要药，全方共奏补血调血之功。

2．**阴虚火旺，肝郁血滞案**　女，26 岁，主诉：上唇、面颊出现青褐色斑 3 年。现病史：3 年前无明显诱因上唇、面颊出现青褐色斑，未正规治疗。诊见上唇、面颊部青褐色斑，消瘦，口干，平素易怒，舌稍红，苔薄，脉细。诊断：黧黑斑（黄褐斑）。辨证：阴虚火旺，肝郁血滞。治法：滋阴清热，疏肝活血。处方：滋肾消斑丸（院内中成药制剂），16 瓶，每次 9g，日 3 次，口服；大黄蟅虫丸 10 瓶，每次 3g，每日 2 次，口服。二诊：持续用药未间断，面颊色斑消退，上唇色斑亦减轻，舌稍红，苔薄淡黄，脉弱。方药同初诊方，加用消斑霜Ⅲ号、VE乳膏，各1盒，外用，每日2次。三诊：色斑完全消退，大便干，舌稍红，苔薄，脉可。处方：滋肾消斑丸100g×16瓶，每次9g，每日3次，口服，配合口服麻仁软胶囊。

按： 皮损青褐色，青为肝之主色，可推知其病位在肝。《外科正宗·卷四》："黧黑斑者，水亏不能制火，血弱不能华肉，以致火燥结成斑黑，色枯不泽。"阴虚火旺夹肝郁血滞是黄褐斑的常见证型，滋肾消斑丸即为此型而设。全方功能滋肾清热，疏肝活血，通络消斑。该药由古方二至丸合柴胡疏肝散的基础上加减而成。方中女贞子冬至采收，墨旱莲夏至采收，故名二至丸。二药皆色黑入肾经，滋补肝肾而不黏腻。柴胡醋制，疏肝解郁而无辛燥之弊，与女贞子、墨旱莲相伍，滋肾而不腻，疏肝而不伤阴，共为君药。地黄甘寒，养阴而补肝肾，辅助和加强女贞子、墨旱莲的滋补之功；当归养肝血，柔肝气；郁金行气解郁，活血化瘀；月季花、川芎活血行气疏肝，数药共同辅助柴胡，加强疏肝柔肝，行气活血通络，使肝气条达，气血通顺，携地黄共为臣药。牡丹皮味苦，凉血活血而退骨蒸；知母甘寒，养肺肾之阴，使金水相生；黄柏盐制，苦寒而泻相火，三药合用共奏清降虚热之功；水蛭辛咸，归肝经，活血通络；虚热去，经脉通，则色斑可退，共为佐使药。全方补而不腻，疏散而不伤阴，共奏滋阴清热，疏肝活血，通络消斑之功。

3. 风热郁肤，络脉瘀滞案 患者男，30岁，2005年11月11日初诊。主诉：面部出淡褐斑半年。现病史：半年前日光暴晒后面颊出淡褐斑，对称，形状不规则，纳可，大便如常，眠可。舌淡红，苔薄白，脉如常。诊断：黧黑斑（黄褐斑）。辨证：风热郁肤，络脉瘀滞。治法：疏散风热，通络祛斑。方药（中药配方颗粒）：桑叶10g，薄荷3g，当归12g包，赤芍20g包，云苓20g包，陈皮12g，生薏苡仁20g，山药20g包，红花6g，益母草30g包，甘草3g。20剂，水冲服。消斑霜Ⅱ号及Ⅲ号、VE乳膏各1盒，外用患处，日2次。2006年4月10日二诊：药后色斑明显减轻，因故停药又有所加重，但仍较治疗前轻。现色斑左面颊明显变淡，右侧亦减轻，面黄，舌淡红，苔薄稍腻，有齿印，脉弱。桑叶10g，薄荷3g，生黄芪20g，当归20g，云苓20g，炒薏苡仁20g，川朴6g，川芎12，夜交藤20g，白僵蚕20g，通草6g，大枣10g。30剂，水冲服。2006年6月17日三诊：色斑明显减轻，左面颊色斑已不甚明显，边界不清，右面颊色斑部分消退，舌淡红，苔薄白，脉同前。中药2006年4月10日方去夜交藤，加炒枣仁10g，30剂，水冲服。

按：本例乍看之下无证可辨，难以处方用药。但患者发病前有暴晒史，此为外感风热入里所致也。临床上，一部分黄褐斑的发病与日晒有关，这与现代医学的认识是相同的。此类患者临床多无明显不适，询问发病经过非常重要，多数在发病前有明确的外出旅游等日晒病史。病机属于风热入络，导致瘀热阻于孙络。治法则以辛凉疏风，通络化斑为要。本例至少提示两点：一是临证之时要重视对发病诱因的认识，应将其纳入辨证环节；二是提醒我们，黄褐斑的发病不能仅责之肝肾等脏腑，其与外因、内因、不内外因均会有所关联。

4. **肝气郁结，中气不足案**　刘某，女，38岁，2008年5月23日初诊。面部出淡褐斑2年。现病史：2年前面部出淡褐斑，曾在省、市级医院皮肤科中西药治疗，效不佳。现两颧部、上唇见对称性淡褐斑，边界尚清，少痒，好操心。舌淡红，苔薄白腻，脉弱。诊断：黧黑斑（黄褐斑）。辨证：肝气郁结，中气不足。治法：疏肝解郁，益气活血。方药：炙黄芪20g，柴胡9g，白芍18g，当归15g，云苓20g，陈皮9g，炒枣仁20g，玫瑰花10g，生薏苡仁20g，炙甘草6g。25剂，水煎服。消斑霜Ⅱ号、Ⅲ号、VE乳膏外搽患处，日2次。上方服完即色斑明显减轻，舌淡有齿印，苔薄白，脉弱。中药原方加减连续服用1个半月，色斑基本消退，舌转淡暗，边有齿痕，苔薄白，脉弱。中药初诊方炙黄芪增为30g，加桑椹15g，15剂，水煎服。参归消斑丸（院内中成药制剂）10瓶，每次9g，日3次，口服。当归注射液2ml，足三里穴位注射，1周1次。药后色斑消退，皮肤光亮，续拟参归消斑丸10瓶，每次9g，日3次，口服。当归注射液2ml，足三里穴位注射，1周1次。巩固疗效。

按：本例既有肝气郁结，又存在中气不足，二者似乎矛盾，然而正是这种矛盾的共存，导致疾病的复杂难治。因此，在治法、方药的制定和选择上一定要紧扣病机，补气与疏肝行气活血孰轻孰重，完全依赖你的临床经验了。必须达到补气不壅，行气不伤，才能收到既能补气扶正，又可疏肝活血之功。经过一段治疗，肝郁得解，而气血尚未全复，故后期加强补养气血，正本清源。不仅色斑消退，而且面色华润。

5. 患者女，33岁，2004年11月16日初诊。主诉：面部出褐斑二年。现病史：2年前分娩后半年，面部出淡褐斑，无自觉症，曾在美容院治疗，无明显疗效。面色黄不华，头晕，乏力，纳欠佳，时恶心，腹胀，月经色暗，痛经。舌暗红，苔薄白，脉沉弱。诊断：黧黑斑（黄褐斑）。治宜益气养血，化瘀消斑。方用参归消斑丸（院内中成药制剂），每次9g，日3次，口服。消斑霜Ⅱ号、Ⅲ号乳膏各1盒，外抹患处。2004年12月6日二诊：药后色斑稍减退，腹胀消失，仍时有恶心。舌淡，苔薄白，脉沉弱。参归消斑丸续服，加服附子理中丸，每次10粒，日3次。2005年1月3日三诊：色斑消退，恶心消失，仍觉乏力，舌同前，脉较前有力。参归消斑丸续服1月，巩固疗效。

按： 患者分娩后发病，乃气血损耗，无以荣养肌肤而瘀滞成斑，初诊即采用益气养血，化瘀消斑治法，给予院内纯中药水丸"参归消斑丸"（归脾汤加减），配合自制消斑霜，二诊色斑减轻，舌体转淡，脉沉弱，脾胃虚寒之象显现，加服附子理中丸。三诊则色斑消退，食纳增进。仍以参归消斑丸续服巩固疗效。

【预防与调摄】

1. 保持心情舒畅，避免情志刺激。
2. 注意劳逸结合，睡眠充足，避免劳损。
3. 避免日光暴晒，慎用含光敏性化妆品，忌用刺激性药物及激素类药物。
4. 多食富含维生素C类蔬菜、水果。

（屠远辉）

第三节　里尔黑变病（Riehl黑变病）

本病属于中医"黧黑斑""黧黑黚黯"范畴，清代《医宗金鉴·外科心法要诀·黧黑黚黯》曰："此证一名黧黑斑，初起色如尘垢，日久黑似煤形，枯暗不泽，大小不一，小者如粟粒赤豆，大者似莲子、芡实，或长，或斜，或圆，与皮肤相平。由忧思抑郁，血弱不华，火燥结滞而生于面上，妇女多有之。"临床表现为面颈部灰褐色、蓝灰色或灰黑色弥漫性斑片，边界不清，多无自觉症状或初起时有微痒，中年妇女多见。

【病因病机】

本病历代医家多从脾、肝、肾论治，此外都注重活血化瘀法，从肾论治者多宗明、清医家之滋肾清热法，赵炳南先生将本病分为"脾虚型"和"肾虚型"两型论治，脾虚型采用健脾益气，中和气血法，肾虚型则采用养血益肾，中和气血法。实际本病从肝论治者颇多，因本病色斑为青灰黄黑色，《灵枢·五色》曰："以五色命脏，青为肝"，故青色乃肝病，故肝郁脾虚血瘀是本病的核心病机，治疗则多采用疏肝健脾活血之法。

逆向辨证常根据色斑颜色和皮损分布确定病变脏腑经络，此外还应结合舌脉及自觉症状综合辨证，得出正确的辨证结论。本病除存在血瘀外，阳虚湿蕴也是常见的中医证候，患者多舌淡胖，苔白腻。

西医学认为里尔黑变病病因不明，可能是一种光敏性炎症反应。也可能与使用粗制化妆品有关。

【诊断要点】

1. 皮损为褐色或蓝灰色，其边缘有毛囊周围的小色素斑点，上覆微细的粉状鳞屑，呈特征性的粉尘样外观。

2. 通常波及暴露部位，如面，特别是额、颞部，颈、胸及手背等，可结合皮肤病理协助诊断。

3. 起病初期局部潮红，可有轻痒。

4. 中年妇女多见。

【鉴别诊断】

1. **脂溢性角化病**　可发生在面部，患者一般无自觉症状，是一种中老年常见的良性表皮肿瘤。除了面部以外，亦可发在手背、胸部、背部等其他部位。皮损一般呈圆形或椭圆形，直径大约 1cm，可变厚，颜色加深，出现黑色疣状的斑块。

2. **黄褐斑**　黄褐斑的皮损仅仅是颜色比正常皮肤深，并没有脱屑及其他症状。而本病好发于前额、颧部和颈侧，皮损颜色呈褐色或蓝灰色，色素斑上常有粉尘样外观。

【逆向思维辨证治疗】

一、中医证型与治疗方案

（一）阴虚火旺，肝郁血滞

病因病机：肾阴亏虚，相火妄动，肝郁血滞

主症：面部出青灰黑褐色斑片，以颏下部为甚，常伴心烦易怒、耳鸣、失眠多梦等症状，或见月经量少伴痛经及血块。舌红少苔，脉弦细。

逆向辨证分析：黑属肾，青属肝，按部位分颏下部属肾，该患者同时伴耳鸣、失眠多梦等症状为肾水亏虚无以制相火所致；肝肾同源，肾阴亏虚可致肝血郁滞，肝失疏泄则见平素易怒，月经量少伴痛经及血块，脉弦。

治法：滋阴清热，疏肝活血。

方药：二至丸合柴胡疏肝散（《景岳全书》）加减。女贞子20g，墨旱莲20g，醋柴胡12g，生地黄15g，当归15g，香附10g，川芎12g，陈皮9g，红花9g，土鳖虫10g。

（二）脾肾阳虚，湿蕴瘀滞

病因病机：脾肾阳虚，水湿内蕴，日久湿瘀互阻而成。

主症：面部色斑呈青灰褐黑色或灰黑色，边界不清，无光泽，色斑表面具有粉尘样外观，常伴畏寒肢冷，乏力，食凉食则胃中不适，大便溏或有黏滞不爽感，月经量少、色暗。舌淡胖，边有齿痕，苔白腻，脉弱。

逆向辨证分析：色斑呈黑褐色乃脾肾所主，日久也常影响及肝，故亦常见青灰之色，脾肾阳虚，水湿内蕴，日久气血瘀滞并与水湿互阻，故面部生斑。伴见畏寒肢冷，便溏或黏滞，乏力，食凉则胃中不适及脉弱等，均为脾肾阳虚之象，舌淡胖，苔白腻，脉弱，皆系阳虚之征。

治法：温补脾肾，除湿活血。

方药：四逆汤合苓桂术甘汤（《伤寒论》）加减。制附子15g（先煎），干姜9g，桂枝15g，茯苓20g，炒白术15g，陈皮9g，柴胡12g，川芎15g，当归15g，水蛭10g，土鳖虫10g，红花10g，炙甘草9g。

（三）气血瘀滞

病因病机：气机不畅，血凝经脉，肌肤失养而发斑。

主症：病程较长，黑褐色斑片，色泽较暗，色素斑上常有粉尘样外观，常伴肌肤甲错，月经色暗有血块或痛经等症状。舌暗有瘀斑，苔薄，脉涩。

逆向辨证分析：皮损色泽暗且颜色较深可逆向推知血瘀的存在，加之"久病必瘀"，气血瘀滞可见肌肤甲错、月经色暗有血块、舌有瘀斑等一派瘀滞之象。血瘀之病因常有肝郁气滞、气虚等导致，应根据具体病情加入疏肝或补气活血之品。

治法：行气活血，化瘀通络。

方药: 桃红四物汤(《医宗金鉴》)加减。当归 15g,红花 10g,桃仁 12g,川芎 15g,赤芍 15g,香附 12g,全蝎 9g,土鳖虫 10g,陈皮 9g。

二、辨治发挥

根据色斑的不同,偏青色的多与肝有关,偏黑色的多与肾有关,偏黄色的多与脾有关。因本病色斑多为青灰黄黑色,故可逆向定位其病位在肝、脾、肾。注重疏肝气、降肝火、养肝血,才能使人体气血充盈,皮肤才会不暗、不燥、有光泽。血的化生有赖肾中精气的气化,肾精足则气血旺,气血旺则面部肌肤明润含蓄。相反,肾虚精亏,肾水不能滋润面部肌肤则易生黑变。

当代人们多食肥甘,较少运动,故近年阳虚湿蕴者比较多见,应规范进行四诊,根据色泽、形体胖瘦、舌脉象等综合判定证候,采用相应的温阳化湿活血之法进行治疗。因本病的确顽固难治,应积极鼓励患者坚持治疗,最终取得良好疗效。

【外治法】

1. 五白膏外搽,日 2 次。中药雾化冷喷。辨证选取相应方药煎煮后保留药汤,冷却后加入雾化器中,对准皮损进行喷雾治疗,隔日 1 次。该疗法特点为用药均匀,减少刺激,直达病所。

2. 参见黧黑斑外治法。

【其他疗法】

1. **针刺疗法** 主穴:膈俞、肝俞、脾俞、肾俞、阴陵泉、三阴交、太溪、太冲,及局部取穴如太阳、颊车等穴,手法采用平补平泻,每日 1 次。

2. **放血疗法** 以三棱针于印堂穴、太阳穴、颊车穴、头维等穴,点刺放血,以活血理气、祛瘀消斑。操作:右手拇、食两指持针柄,中指紧靠针身下端,留出 1~2mm 针尖,对准已消毒的穴位迅速刺入 1~2mm,立即出针,轻轻挤压针孔周围,使出血数滴,然后用消毒棉球按压针孔,1~2 次/周。

【病案举例】

阳虚湿蕴,气血瘀滞案 患者女,58 岁,2013 年 6 月 27 日初诊。主诉:面部、颌部、颈项出青灰黑褐色斑片,偶痒 3 年余。现病史:3 年前患者颈项部出青灰黑褐色斑片，后额头、面颊、颌部、口周、眼周均出现相同斑片，遂于某省级中医院就诊，具体药物不详，效不佳。现症见：额头、面颊、颌部、眼周、口周、颈项出青灰黑褐色斑片，具有粉尘样外观，稍痒，平素畏寒，食冷则胃中不适，大便干，小便可，睡眠正常。舌质淡，苔白腻，脉弱。病理诊断：里尔黑变病。诊断：里尔黑变病。辨证：阳虚湿蕴，气血瘀滞。治法：温阳除湿，养血活血。处方：桂枝12g，制附子9g（先煎），炒白术10g，陈皮9g，当归15g，桔梗10g，防风12g，川芎12g，土鳖虫10g，红花6g，甘草6g。30剂，水煎服。配合外用消斑霜、VE乳膏（内部外用制剂）。

二诊：上方服1个月即色斑略减淡，原方加减连续服用半年，面颊灰黑色斑片消退，余处也减轻。畏寒，舌质淡，苔薄白腻，脉沉。仍以补气温阳，健脾除湿活血为主，添加疏肝之品。处方：黄芪20g，制附子9g（先煎），干姜9g，防风12g，炒白术10g，当归15g，红花9g，柴胡12g，大枣5枚，炙甘草6g。水煎服，外用药同前。

三诊：上方连续服用，其间根据病情变化，制附子增量为15g，又加全蝎6g，经过近1年半的治疗，额头、面颊部位黑褐色斑片大部分消退，显露正常明亮肤色，口周、颈项黑褐色斑明显变淡，大便干，舌质淡苔薄白，脉沉。处方：上方去炒白术、甘草，加生白术30g，枳实10g，水煎服。

四诊：面额色斑完全消退，仅颌部、颈部呈浅灰色，边界不清。舌淡苔薄白，脉右沉弱左沉。脾湿已去，拟益气温阳，疏肝活血为治。处方：黄芪20g，桂枝12g，制附子9g，柴胡12g，当归15g，川芎12g，陈皮9g，炒枣仁15g，炙甘草6g，水煎服，外用药同前。

五诊：上方加减连续服用至2016年8月22日，色斑基本消退。上方加减又服1个月，色斑完全消退，恢复本来正常肤色。自行停药半年后今来复诊，全部色斑完全消退未有复发。少寐，大便溏，日2次，腹胀。舌淡，苔薄白腻，脉右弱左沉。脾虚又现，拟温脾化湿，养血安神。处方：炒白术15g，云苓20g，陈皮9g，干姜9g，煨肉蔻10g，川芎10g，炒枣仁30g，炙黄芪20g，当归12g，大枣15g，菟丝子30g，炙甘草9g。30剂，水煎服。药后色斑未复发，停药。随访至今已近3年，色斑未见复发。且面部皮肤变得紧致，面容明显年轻许多。

按：本例患者面部、颈项等处出青黑褐色斑片，皮肤失去正常光泽，从皮损可逆向辨证气血瘀滞之证。畏寒怕冷，食凉则胃中不适，舌质淡，脉弱等，阳虚之象明显，舌苔腻则提示体内湿邪聚集。脾阳不足，湿邪内蕴是其重要的病机，气血瘀滞是其直接的致病机制。故治疗以温阳除湿、养血活血为法，药物选用制附子、干姜温补体内不足之阳气，黄芪、防风补气固表，炒白术、陈皮健脾除湿，川芎、当归、红花、土鳖虫养血活血，选用桔梗一味，用在畅肺气，通调水道，使湿邪自膀胱而出。服 1 月，色斑略有减轻，原方加减治疗半年，效果显著，面颊色斑基本消退，全部色斑均见减轻。又根据"青属于肝"，添加疏肝活血之品，连续服用至 1 年半时，全部色斑大部消退，显露明润面色，仍坚持大法不变，温阳益气，疏肝活血，色斑最终在治疗近 4 年时全部消退，大功告成。如此顽固之疾，经医患双方携手配合，4 年连续治疗，得以治愈。且面部皮肤变得紧致，面容比治疗前年轻 10 岁。

《内经》曰："阳气者，若天与日，失其所，则折寿而不彰。"本例黑变病患者，年近花甲，阳气已衰，水湿内蕴，加之肝郁血瘀，不能温煦面部，水湿瘀血停滞，故面生青黑色斑。治疗始终不离温阳活血，加之疏肝行气，使体内淤浊逐渐散去而气血通畅，色斑乃去。值得一提的是，本例治疗成功的经验就是一定要学会"守方"，辨证清楚后，不能"朝令夕改"，否则频繁更方，必定毁于"胸无成竹"的自乱。

历代医家从脾肾论治本病，较少用到温阳之法，本例则根据其证候采用纯温之法，又采用疏肝之法，最终使得"阴霾四散，瘀浊尽逐"，色斑完全消退。所以，"有是证，用是药"，不拘泥于既往之法，才能继承创新，不断提高治疗效果。本例治疗过程中，在多数的处方中均加用了土鳖虫、全蝎等虫类药，毕竟本例患者患病数年，瘀浊时间较长，不用虫类之品，难以通达气血经络。

【预防与调摄】

1. 避免接触焦油等制品。
2. 保持心情舒畅，避免情志刺激。
3. 避免日光暴晒，慎用含光敏性化妆品。
4. 减少局部摩擦等物理刺激。

（屠远辉）

第五章
血管性皮肤病

第一节　葡萄疫（过敏性紫癜）

葡萄疫之病名首见于明代申斗垣《外科启玄》，其后之《外科正宗》《医宗金鉴》均有详细论述。《外科正宗·葡萄疫》云："葡萄疫，其患多生于小儿，感受四时不正之气，郁于皮肤不散，结成大小青紫斑点，色若葡萄，发在遍体头面……"《医宗金鉴·外科心法要诀》认为皮损"惟腿胫居多，甚则邪毒攻胃，以致牙龈腐烂，臭味出血，形类牙疳，而青紫斑点，其色发淡，久则令人虚羸"。本病也属于中医学"血证""肌衄"范畴。葡萄疫类似于西医学的过敏性紫癜。临床表现为皮肤、黏膜下出现瘀点、瘀斑，可伴有腹痛、关节痛或肾脏改变。

【病因病机】

本病的逆向辨证根据其主要皮损"紫斑""瘀斑"，属于"瘀血"，查找"瘀血"形成的原因和病机，即可发现多种证候，虚实皆有，表里并见。《外科正宗》《医宗金鉴》均认为发病为"感受四时不正之气，郁于皮肤不散"，指出外界邪气参与了发病。证之临床，尚欠全面。一般瘀斑点色红，多属实证之血热，如风热蕴毒，毒热入血，则可导致血热妄行，溢于肌肤，形成本病；也可素体血热或过食辛辣之品，导致血热妄行而成；若体内湿热久居，入血伤络，同样可以出现瘀斑；如瘀斑点色淡，则多属虚证，如脾虚气亏，不能固摄血液，形成脾不统血之证；更有脾阳虚衰，无力统血导致者。亦可系阴液耗损，虚火灼络，血液外渗而致。

西医学认为过敏性紫癜病因不明，可能与多种药物、食物、支原体感染、昆虫叮咬、化学与物理因素、妊娠、其他变应原或淋巴瘤等有关，也有报道有家族同患者。本病是侵犯皮肤或其他器官的毛细血管及毛细血管后静脉的一种过敏性小血管炎。

【诊断要点】

1. 发病前可有上呼吸道感染或服食某些食物、药物等病史。

2. 发病较急，紫癜多见于下肢远端及臀部，对称分布，形状不一，高出皮面，压之不褪色。可伴有荨麻疹、血管神经性水肿、游走性大关节肿痛、腹痛、便血及血尿、蛋白尿等。

3. 血小板计数多数正常或升高，出血时间、凝血时间、血块收缩时间均正常。

4. 尿常规可有镜下血尿、蛋白尿等肾脏损伤表现。肾组织活检可确定肾脏病变性质。

欧洲抗风湿病联盟（EULAR）2008 年推荐的过敏性紫癜分类标准如下：

（1）必要条件：多发于下肢的皮肤紫癜（常为可触及紫癜且成批出现）或瘀点，不伴血小板减少。

（2）次要条件：①弥散性腹痛；②组织学检查示伴 IgA 沉积的皮肤白细胞碎裂性血管炎，或伴 IgA 沉积的增生性肾小球肾炎；③急性关节炎或关节痛；④肾脏受累：蛋白尿 ≥ 0.3g/24h 或血尿、红细胞管型。

出现必要条件加上至少一条次要条件即可诊断。

【鉴别诊断】

1. **血小板减少性紫癜** 除皮肤紫癜外，实验室检查血小板计数明显减少，出血时间延长，血块收缩时间延长。

2. **皮肤变应性血管炎** 皮损为多形性，可有红斑、丘疹、斑丘疹、紫癜、瘀斑、结节、溃疡、水疱或风团等。好发于四肢，尤其是小腿和前臂，播散性、对称性分布，消退和复发交替，病程长。

【逆向思维辨证治疗】

一、中医证型与治疗方案

（一）风热蕴毒，血热妄行
病因病机： 感受外界风热毒邪，毒热入血，导致血热妄行，溢于脉外。
主症： 发病前咽部红肿或出乳蛾，或有发热，不久小腿至足踝、足背出鲜红色或紫红色斑点或小斑片，绿豆至黄豆大小，伴有咽痛，口干。舌红，苔薄黄，脉数。

逆向辨证分析：瘀斑点鲜红或紫红，乃实证血热所致，究其原因，系感受外界风热毒邪，毒热入血，导致血热妄行而成。其口干、舌红、脉数，皆毒热入血之征。

治法：疏风清热，解毒凉血。

方药：翘根犀角地黄汤（经验方）加减。连翘15g，山豆根6g，水牛角30g（先煎），生地15g，丹皮15g，栀子12g，荆芥炭10g，黄芩炭10g。

（二）湿热蕴阻，络脉伤损

病因病机：素体湿热，或感受外界湿热，或嗜食肥甘辛辣，湿热下趋，日久络脉灼伤，血溢脉外。

主症：紫斑多见于下肢，色红而大，兼见瘀斑上有血疱或水疱，常伴有腹痛、关节痛，甚则出现柏油便，身困纳呆，腹胀。舌红，苔黄腻，脉滑。

逆向辨证分析：皮损色红，压之不褪色，兼见瘀斑上有水疱或血疱，且关节痛，表明血热因湿热导致，而湿热之源，在胃也。《诸病源候论》云："斑毒之病，是热气入胃，而胃主肌肉，其热夹毒蕴积于胃，毒气熏发于肌肉，状如蚊蚤所啮，赤斑起，周匝遍体。"叶天士认为瘀斑"点大而紫，胃中热也。"脾胃湿热或感受外界湿热，则困重纳呆，脾湿失运，气机不畅，则腹胀，舌红，苔黄腻，脉滑，皆湿热之象。根据《内经》"天人相应"理论，夏秋季节多湿热，也可根据发病季节辅助辨证。

治法：清热除湿，凉血消斑。

方药：四妙丸（《成方便读》）加减。苍术12g，黄柏10g，栀子12g，薏苡仁18g，丹皮15g，茜草15g，滑石18g（纱布包煎），木通6g，甘草3g。

（三）脾不统血

病因病机：脾虚不固，统血无权，血溢脉外而发斑。

主症：病程迁延日久，常反复发作，皮损色淡暗或略发黄，伴纳呆便溏，神疲乏力，面色萎黄。舌淡胖有齿痕，脉弱。

逆向辨证分析：皮损色黄责之于脾，加之皮损多见于下肢屈侧及阴经所过之处，可逆向推知脾虚气不摄血所致。疹色偏淡乃由虚致血溢脉外，从色淡便可逆向辨出其属虚证。

治法：益气健脾，养血止血。

方药：归脾汤（《正体类要》）加减。黄芪 20g，山药 18g，炒白术 12g，当归 18g，茯神 18g，陈皮 9g，大枣 15g，茜草 15g，仙鹤草 30g，炙甘草 9g。

（四）阴虚火旺

病因病机：虚火上炎，灼伤脉络而发斑。

主症：皮损色淡紫红，病程已久，反复发作，形体瘦削，伴见午后潮热，颧红盗汗，五心烦热。舌质红，苔少，脉细数。

逆向辨证分析：瘀斑淡紫，提示为虚证，再根据形瘦、潮热、五心烦热以及舌象、脉象等，辨证不难。该型皮损色紫红提示阴血不足，血随火动，渗于脉外所成，常伴有阴虚之象。

治法：滋阴清热。

方药：二至丸合六味地黄丸（《小儿药证直诀》）加减。墨旱莲 20g，女贞子 18g，生地 15g，山药 20g，山茱萸 15g，丹皮 12g，栀子 12g，大蓟 15g，小蓟 15g，仙鹤草 30g。

（五）脾肾阳虚

病因病机：脾肾阳虚，失于温固，血溢于脉外。

主症：瘀斑色淡红，久治不愈或反复发作，劳累则瘀斑增多，伴食纳不佳，四肢倦怠，畏寒肢冷，大便溏薄，腰膝酸痛。舌淡，苔薄白，脉沉弱。

逆向辨证分析：根据瘀斑色淡，反复发作，是为虚证。纳差倦怠，畏寒肢冷，大便溏，腰膝酸痛，脾肾阳虚之证备矣，舌脉皆阳虚之征。

治法：温补脾肾。

方药：黄土汤（《金匮要略》）加减。伏龙肝 30g（绢布包煎），炒白术 15g，阿胶珠 12g，制附子 9g（先煎），山茱萸 15g，黄芩 12g，仙鹤草 30g，炙甘草 9g。

二、辨治发挥

本病病因病机复杂，且易于复发。因此，欲收到良好的疗效，非医患默契配合不可。医生应四诊合参，精细辨证用药，和患者充分交流沟通，务必令患者卧床，尤其不可过度下床活动，更不能参加体育锻炼。否则前功尽弃。对于病情不稳定者，须详审细查，找到原因而随证治之。临床所见，病情不稳而难以治愈者，无非兼有气虚、阳虚、湿热、瘀血、肝郁等等。老年患者常伴有肝肾亏虚，应注意补肝肾。

【外治法】

足浴法　以凉血止血类中药煎煮后使药液温度保持在 37～39℃，水温不宜过热，令患者双足浸泡于足浴桶中，以药液漫过踝关节为度，每次足浴15～25 分钟，每日 1 次。足浴浸泡能使药物充分吸收，直达病所。

【其他疗法】

1. **针刺疗法**　取穴：足三里、三阴交、曲池、膈俞、血海等穴。血热妄行者加行间、大椎；阴虚火旺者加太溪、复溜；脾不统血者加足三里、脾俞。针法：取仰卧位，常规消毒，进针得气后施以捻转补泻手法，使患者有酸、麻、沉、胀等针感，行针至针感在局部扩散或循经传导。留针 30 分钟，其间行针 1 次，每日治疗 1 次。

2. **穴位注射**　取穴：膈俞、血海、三阴交、足三里等，根据辨证，气虚用黄芪注射液，血热用丹参注射液，气血虚用黄芪注射液或当归注射液穴位注射，每次选 2 穴，每穴 1ml，1 周 1～2 次。

【病案举例】

1. **脾不统血兼湿热案**　冯某，男，17 岁，2019 年 3 月 25 日初诊。主诉：四肢出瘀斑、瘀点 3 年。现病史：2016 年四肢出现瘀斑、瘀点，无明显自觉症状，冬季加重，曾在多家医院治疗后好转，停止治疗后病情复发，感冒、受凉后病情加重。二便可，纳差，眠可，乏力，舌尖稍红，苔白腻厚，脉稍弱。诊断：葡萄疫（过敏性紫癜）。辨证：脾不统血兼湿热。治法：益气健脾，清热除湿。处方：党参 15g，炒苍术 15g，生薏苡仁 12g，白豆蔻 9g，厚朴 9g，栀子 12g，茜草 15g，仙鹤草 20g，通草 9g，柴胡 6g。15 剂，水煎服。枸地氯雷他定片 8.8mg，每晚 1 次，口服。二诊：紫癜全部消退，无新发皮疹，舌红，苔染，脉右弱，左细稍弱。中药原方加白茅根 20g，15 剂，水煎服。三诊：皮损无复发，纳少，大便时稀，舌淡尖红，苔薄白腻，脉稍弱。处方：党参 12g，炒白术 12g，云苓 18g，陈皮 9g，柴胡 10g，神曲 15g，益母草 18g，栀子 12g，茜草 15g，白豆蔻 9g（后下），甘草 6g。15 剂，水煎服。停服枸地氯雷他定片。四诊：皮损无复发，纳少，舌尖红苔腻，脉左弱右可。拟中药上方去柴胡，加炒麦芽 15g，丹皮 12g，15 剂，水煎服。半年后随访病情无复发。

按：患者病情反复 3 年未愈，每至冬季加重，根据其紫癜反复发作，可知该患者为虚证或虚实夹杂证，脾乃后天之本，脾虚则卫外不固，故而感冒、受凉后病情加重，脾虚则水湿运化失常，湿热内生，外来寒邪入里化热可见舌尖稍红，苔白腻厚。脾主四肢，脾虚则统血无权，血溢脉外，故四肢出瘀点、瘀斑。核心病机为脾虚，益气健脾为治疗大法，略加清热除湿之药则诸症自解。患者辗转数家医院求治，然病情反复不愈，想必多是采用凉血止血之法所致。从皮损入手归纳出核心病机，进而方从法出，法随证立，精准辨证，效如桴鼓。

2. 气虚血热案　赵某，男，18 岁，2008 年 12 月 16 日初诊。主诉：四肢出紫红色斑点及血疱 1 个月余，反复发作。现病史：1 个月前咽痛，随后不久四肢出紫红色斑点及大小不等的血疱，伴关节疼痛，鼻出血，在当地医院诊为"过敏性紫癜"，住院治疗两周后皮损消退，现仍在下肢出大小不等的紫红色斑点，按之不褪色，仍有鼻出血，纳可，无发热，舌尖红，苔白腻苔心淡黄，脉左沉，右沉弱。查血常规（-），尿常规：蛋白（+），隐血（-），凝血四项正常。诊断：葡萄疫（过敏性紫癜）。辨证：血热妄行兼气虚。治法：补气清热，凉血止血。处方：生黄芪 20g，当归 15g，丹皮 15g，栀子 15g，黄芩炭 12g，生薏苡仁 15g，陈皮 9g，茜草 15g，三七粉 3g，白茅根 20g，雷公藤 15g。7 剂，水煎服。醋酸泼尼松片 25mg/d 口服，配合口服芦丁片、维生素 C 片及依巴斯汀片，皮损处外用去炎松乳膏、VE 乳膏（内部外用制剂）。二诊：紫癜由紫红转为淡紫，舌淡苔白腻，黄苔已退，脉同前。醋酸泼尼松片改为 20mg/d 已 3 天。处方：中药原方加云苓 20g，阿胶 10g（烊化），去丹皮，15 剂，水煎服。醋酸泼尼松片 3 天后减为 15mg/d，余同前。三诊：紫癜已转淡黄红色，即将消退，仅有少许新出皮疹亦将消退，鼻出血已止，舌淡红，苔黄腻，脉同前。查尿常规蛋白消失，隐血（++）。醋酸泼尼松片改为 10mg/d 已 2 天。处方：中药初诊方去黄芩炭，加土茯苓 20g，10 剂，水煎服。醋酸泼尼松片 10mg/d，余同前。四诊：皮损未出，但自觉有将出感觉，醋酸泼尼松片减为 5mg/d 已 3 天。舌尖红，苔腻淡黄，脉左弱右可。处方：生黄芪 15g，土茯苓 20g，栀子 12g，川朴 9g，白茅根 20g，车前草 20g，紫草 30g，茜草 15g，仙鹤草 30g，丹皮 15g，生薏苡仁 20g。7 剂，水煎服。醋酸泼尼松片 5mg/d，余同前。五诊：未见新皮疹，原皮损转淡，舌尖红，苔白，脉可。处方：中药上方栀子改为 15g，去川朴，20 剂。醋酸泼尼松片减为 2.5mg/d，余同前。六诊：未见皮疹出现，舌淡红，苔白，脉弱。左肾区痛，叩击痛（－）。尿常规仅蛋白（＋）。处方：肉桂 2g，制附子 6g（先煎），熟地 20g，丹皮 10g，云苓 18g，泽泻 9g，山萸肉 12g，山药 12g，怀牛膝 12g，金樱子 9g，黄芩 10g。10 剂，水煎服。停服醋酸泼尼松片及其他西药。七诊：尿常规（－），体征皆无，舌淡红，苔薄白，脉弱。处方：中药上方加生黄芪 18g，15 剂，水煎服。

按：该患者症状较复杂，先从皮损入手，患者四肢出紫红色斑点及血疱乃血热之象。皮损反复发作乃血热在久病之后伴有的虚证。血热妄行，不循常道，故可见鼻出血、尿血等。核心病机为血热妄行兼气虚。治宜补气清热，凉血止血。治疗伊始以清热凉血之品很快起效，随着皮损颜色转淡，证型也由热转寒，故而后期略加附子、肉桂等温热之品以起收官之效。该患者病情较重，为关节型和肾型的混合型紫癜，故配合小剂量激素等西药以减少并发症，缩短病程。通过该患者的治疗过程可以看出，疾病转归不是按预设的模式发展的，在疾病进展过程中寒热是会相互转换的，证候也是不断变化的，因此从皮损入手，由外及内，见微知著方能抓住核心病机。

【预防与调摄】

1. 积极寻找并消除可疑致病因素。预防上呼吸道感染，如有感染灶应及时去除。避免服用可疑致敏药物或食物。

2. 清淡饮食，如有消化道症状应流质饮食甚至禁食。

3. 急性进展期应绝对卧床休息，皮损消退后的 3 个月内也应避免剧烈活动。

（屠远辉）

第二节　瓜藤缠（结节性红斑）

瓜藤缠病名出自明代王肯堂《证治准绳·疡医》，仅称："足股生核数枚，肿痛久之，溃烂不已何如？曰：此名瓜藤缠，属足太阳经，由脏腑湿热，流注下部所致。"《医宗金鉴·外科心法要诀》论述较为详细："此证生于腿胫，流行不定，或发一二处，疮顶形似牛眼，根脚漫肿，轻者色紫，重则色黑，溃破脓水浸渍，好肉破烂，日久不敛。……若绕胫而发，即名瓜藤缠，结核数枚，日久肿痛，腐烂不已。"瓜藤缠是一种发生于下肢的蚕豆至枣大或更大的鲜红或暗红色红斑、结节，疼痛明显。多见于青年女性，以春秋季发病者为多。本病发病急，病程相对较短，但亦有长达数月甚至数年不愈者。《外科大成》记载："瓜藤缠生于足胫，结核数枚……属足阳明经湿热。"本病类似于西医学的结节性红斑。

【病因病机】

王肯堂认为本病"由脏腑湿热，流注下部所致"。《外科大成》《外科证治全书》均认为属于湿热，《医宗金鉴·外科心法要诀》则将其附在"湿毒流注"病下。根据本病皮损为红色或暗红色红斑结节，好发于小腿，有疼痛和触痛，属于湿热下注，导致气血与湿热交阻，也就是湿热瘀阻。湿热瘀阻乃该病的核心病机，其皮损发病部位多在胫前，属足阳明、少阳、太阳经所主。根据逆向思维辨证，其湿热多责之于脾胃和肝胆。本病初起多为实证，日久则常虚实夹杂。此外，外界湿热或风热亦可侵犯肌肤，导致经络阻隔而发病。正如《医宗金鉴·外科心法要诀》所言："此证生于腿胫，由暴风疾雨，寒湿暑火，侵在腠理，而肌肉为病也。"

西医学认为结节性红斑病因复杂，主要有：①感染，尤其是链球菌性咽炎；②药物，如磺胺类、溴剂、碘剂，尤其是口服避孕药；③雌激素；④其他疾病，如自身免疫病、溃疡性结肠炎、某些恶性肿瘤等。

【诊断要点】

1. 瓜藤缠好发于青年女性，多数发病前有前驱症状，如上呼吸道症状、发热、肌肉酸痛、关节痛、乏力等。

2. 本病皮疹多对称发生于小腿伸侧，蚕豆至杏核大或核桃大结节，略高于皮肤表面，呈半球形或红斑状，红斑下方为皮下结节，呈暗红色或鲜红色。自觉疼痛及压痛，多不发生溃疡。

3. 大部分患者皮损 3~6 周后可自行消退，且不遗留瘢痕，但可反复发作。

【鉴别诊断】

1. **驴眼疮（硬红斑）** 硬红斑好发于两小腿屈侧，结节为暗红色，损害较深。病程长，消退慢。结节有的可破溃，不易愈合。愈后局部皮下脂肪萎缩。

2. 皮肤变应性血管炎 皮损为多形性，可有红斑、丘疹、斑丘疹、紫癜、瘀斑、结节、溃疡、水疱或风团等。好发于四肢，尤其是小腿和前臂，播散性、对称性分布，消退和复发交替，病程长。

【逆向思维辨证治疗】

一、中医证型与治疗方案

（一）湿热瘀阻

病因病机： 外感湿热或内蕴湿热致湿热下注，气滞血瘀，瘀阻经络而发。

主症： 双小腿出红斑、结节，色红，伴有疼痛。舌稍红，苔薄黄或黄腻，脉数或滑数。

逆向辨证分析： 双小腿结节色红或紫红，按之疼痛，多为湿热阻滞，且发于人体下部，乃湿热下注，经脉阻塞所致，舌稍红，苔薄黄或黄腻，脉数或滑数也是湿热之征。

治法： 清热利湿，祛瘀通络。

方药： 四妙丸（《成方便读》）加味。黄柏 10g，苍术 12g，薏苡仁 20g，川牛膝 10g，忍冬藤 20g，赤芍 15g，鸡血藤 20g，丝瓜络 15g，川木通 6g，土茯苓 20g。

（二）脾虚失运，湿热下注

病因病机： 脾虚运化失职，水湿内生，日久化热或夹热下注，湿热阻隔经络而成。

主症： 素体脾虚，形瘦面黄或虚胖，暗红色红斑、结节，疼痛，皮损多分布于小腿伸侧和内侧（足阳明胃经和足太阴脾经循行区域），多于运动后症状加重，纳差，大便溏。舌淡红而胖，苔白腻，脉弱。

逆向辨证分析： 根据皮损暗红色及其皮损分布，加之运动后症状加重，逆向判定为脾胃病变，加之形瘦面黄或虚胖，纳差，便溏，舌淡红而胖，苔白腻，脉弱，综合得出此辨证。

治法： 健脾化湿，清热通络。

方药： 参苓白术散（《太平惠民和剂局方》）合四妙丸加减。党参 12g，炒白术 12g，云苓 18g，陈皮 9g，炒薏苡仁 18g，炒苍术 12g，炒黄柏 10g，川牛膝 12g，忍冬藤 20g，赤芍 12g。

（三）肝胆湿热，气血阻隔

病因病机： 肝胆湿热下注，导致气血经络阻隔而发病。

主症： 平素脾气急，嗜食辛辣肥甘，双小腿红斑结节鲜红、疼痛较重，皮损多分布于小腿内外侧，常伴口苦口干，易怒，月经不调。舌红，苔黄腻，脉弦数。

逆向辨证分析： 根据皮损鲜红，疼痛较重，判定为实证，再根据皮损分布经络所主，大致判定属肝胆湿热。结合口苦口干，易怒，月经不调。舌红，苔黄腻，脉弦数等，确定辨证不难。

治法： 清利肝胆，除湿通络。

方药： 丹栀逍遥散（《内科摘要》）合四妙丸加减。栀子 15g，丹皮 15g，柴胡 12g，当归 12g，赤芍 15g，云苓 18g，川牛膝 12g，苍术 12g，薏苡仁 18g，黄柏 10g，川木通 9g，丝瓜络 15g，伸筋草 15g。

（四）阳虚湿蕴，湿热阻滞

病因病机： 素体阳虚，水湿内生，湿热阻滞，虚实夹杂，寒热错杂而成。

主症： 病程已久，反复发作，双下肢红斑、结节呈淡红色或淡暗红色，疼痛较轻，常伴畏寒肢冷，乏力，易感冒。舌淡胖，苔白腻，脉弱。

逆向辨证分析： 皮损淡红或淡暗红，痛轻微，湿热不甚之征，加之畏寒肢冷，乏力，易感冒，舌淡胖，苔白腻，脉弱，皆为阳虚与湿热并存之证。

治法： 温阳化湿，清热通络。

方药： 附子汤（《伤寒论》）合四妙丸加减。制附子 9g（先煎），黄芪 20g，桂枝 12g，炒白术 12g，云苓 18g，生薏苡仁 18g，陈皮 9g，黄柏 10g，赤芍 15g，丝瓜络 15g，益母草 15g。

二、辨治发挥

该病好发部位为双小腿，可知其病位在下，且小腿伸侧为阳经所过之处，可知其病性属热，然热性炎上，皮损本该发于上焦却为何出现在双小腿？其中主要原因乃湿邪所致，湿性趋下，易袭阴位，湿热共同为病，故多见下部的症状。《医宗金鉴·痈疽总论歌》谓："痈疽原是火毒生。"该病的红斑、疼痛具备热邪致病的红肿热痛的主要特征。

临证应根据皮损色泽，皮损与非皮损皮肤温热程度，以及病程长短判定属于实证或虚实夹杂证，还要注意患者皮损发作或加重的季节，推测发病是否与外界淫邪有关。需要强调的是，本病不少是属于虚实夹杂或寒热错杂的，辨证务必详细精准，用药才能贴切。很多患者长期反复发作，必是存在各种虚证，不补虚，则湿热瘀阻难以祛除。

结节性红斑和硬红斑的临床表现有很多相似之处，古代文献限于诊断技术所限，没有认识到这是两种病，所论述的"瓜藤缠"实际包含了结节性红斑和硬红斑这两种病。

【外治法】

1. **芙蓉膏或紫色消肿膏** 外敷，每日 1 次或隔日 1 次。

2. **中药离子喷雾** 根据辨证选用清热除湿（黄柏、黄连、大黄、苦参、马齿苋等）或温散寒湿类（艾叶、当归、蜀椒、五味子、白芨等）相应中药煎煮后冷却至室温，3~5 层纱布浸湿后敷于局部，用中药离子喷雾机喷雾，对湿热下注证患者采用冷喷，对兼气虚阳弱证患者采用热喷。

【其他疗法】

1. **针刺疗法** 主穴取：足三里、三阴交、阳陵泉、阴陵泉、丰隆，实证用泻法，虚证用补法，每日 1 次。

2. **穴位注射法** 选取足三里或三阴交，用丹参注射液穴位注射，每次 1 穴，两侧各注射 1ml，每周 1~2 次。

【病案举例】

1. **湿热下注，经络闭阻案** 吴某，男，48 岁，2010 年 5 月 27 日初诊。主诉：小腿出红斑结节 2 年。现病史：2 年前小腿出红斑、结节，疼痛，反复发作，经前段我处治疗已愈，数月未发，现右小腿屈侧触及一豆大小结节，表面色沉无触痛，舌红，苔白厚，脉可。诊断：瓜藤缠（结节性红斑）。辨证：湿热下注，经络闭阻。治法：除湿清热，通络散结。处方：土茯苓 20g，栀子 15g，川朴 9g，生薏苡仁 30g，川牛膝 15g，赤芍 15g，土鳖虫 9g，蜈蚣 2 条，川木通 6g。15 剂，水煎服。二诊：结节尚存，舌稍红，苔薄白，脉可。处方：中药原方加白芥子 6g，15 剂，水煎服。药后皮损消退，至今未出，病愈。

按： 皮损表面呈色素沉着，可逆向辨证出经络闭阻之证，且该患者 2 年前曾患病，治愈后复发，"久病必瘀，久病入络"。且加之舌红苔白厚，为湿热之象，故可知该患者的核心病机为湿热下注，经络闭阻。治宜除湿清热，通络散结。方中土茯苓、栀子、生薏苡仁等清热除湿，川木通通络止痛，土鳖虫、蜈蚣通络散结。二诊结节仍未消散，加白芥子以加强理气散结，通阳滑湿之效，且该药善祛"皮里膜外之痰"，故结节尽除。

2. **气虚阳弱，湿热蕴阻案**　王某，女，49岁，2014年5月29日初诊。主诉：四肢出现红斑结节伴有疼痛及丘疱疹1个月余。现病史：患者自4月中旬小腿出现红斑结节，疼痛，10天后手背、前臂出虹膜样皮疹，纳可，某省级医院诊为"多形红斑"，大便可，畏寒，易感冒。舌胖偏淡，尖稍红，苔薄白稍腻，脉弱。诊断：①结节性红斑；②多形红斑。辨证：气虚阳弱，湿热蕴阻。治法：益气通阳，除湿清热通络。处方：生黄芪30g，桂枝10g，苍术15g，云苓20g，生薏苡仁30g，陈皮9g，黄柏10g，益母草18g，蜈蚣2条，泽泻15g。15剂，水煎服，地酮洗（内部制剂）2瓶，外用，2次/d。二诊：皮损全部消退，无新发皮疹，腕、踝关节疼痛，舌尖稍红，舌苔薄白腻，脉右弱，左沉稍弦。处方：中药原方加木瓜10g，忍冬藤15g，15剂，水煎服。三诊：皮损未发，畏寒，舌淡，苔薄腻，脉右沉弱，左沉稍弦。中药守初诊方去黄柏、蜈蚣，加柴胡12g，制附子9g（先煎），山萸肉15g，30剂，水煎服。汤药服完后以桂附地黄丸善后。

按：结节色红，按之疼痛，提示为湿热阻滞。该患者症状较为复杂，既有寒象，如舌淡胖、畏寒，又有热象，如舌尖稍红，可谓是寒热错杂，且同时罹患两种疾病，故而治疗更需抽丝剥茧，环环相扣。方中益气温阳与清热除湿不是相互矛盾，而是相反相成，又互为因果：阳气不足则湿热难化，湿邪不化则致阳气不通。三诊过后，诸证自解，此之谓异病同治也。

【预防与调摄】

1. 注意休息，适当抬高患肢。
2. 忌食辛辣食物。
3. 避风寒，冬季注意保暖。

（屠远辉）

第三节　血瘙（色素性紫癜性皮病）

血瘙之病名出自清代唐容川《血证论·血瘙》："癣疥血点，血疙瘩，一切皮肉赤痒，名色不一，今统称之曰血瘙，皆由血为风火所扰。火甚则起点，起疙瘩，风甚则生虫生痒。"本病类似于西医学的色素性紫癜性皮病。色素性紫癜性皮病包括进行性色素性紫癜性皮病、色素性紫癜性苔藓样皮病／皮炎、毛细血管扩张性环状紫癜、肉芽肿性色素性紫癜性皮病、家族性色素性紫癜样疹五种类型。好发于中老年人，以双下肢或小腿出现铁锈色细小斑点为特征，如撒胡椒面样，压之不褪色。小斑点可排列成环状，或伴有瘙痒及苔藓化，病程较长。本病中医有"血风疮""血疳"等多种命名，但根据西医对本病的描述，本病较少有《外科启玄》论述"血风疮"之"抓破出黄水成疮"以及《外科正宗》之"破脂流水，日渐沿开"，《医宗金鉴·外科心法要诀》之"津脂水浸淫成片"之症。故《血证论》之"血瘙"与本病较为类似，现代皮科名家徐宜厚先生认为《血证论》之"血瘙"概括了血风疮、血疳等病。

【病因病机】

本病乃外界风热之邪或内生之热入于血分，迫血妄行，溢于络脉之外所致。《诸病源候论·疮病诸候·血疮候》曰："诸患风湿搏于血气而生疮。其热气发逸，疮但出血者，名为血疮也。"其核心病机为血热血瘀，临床常见兼证有湿热、血虚、气虚等。

西医学认为本病病因不明，属于淋巴细胞围管性毛细血管炎。

【诊断要点】

1. 多见于中年以上男性，病程缓慢。
2. 好发于双下肢及足背，有的可蔓延至大腿、下腹部。
3. 散发或成片的铁锈色小斑点，压之不褪色，可排列成环状，或伴苔藓化或瘙痒，消退后留下淡褐色色素沉着。

【鉴别诊断】

1. **葡萄疫（过敏性紫癜）**　皮损形态及颜色较单一，主要为瘀斑、瘀点，可伴关节痛、胃肠症状和血尿、蛋白尿。

2．血小板减少性紫癜　除皮肤紫癜外，实验室检查血小板计数明显减少，出血时间延长，血块收缩时间延长。

3．皮肤变应性血管炎　皮损为多形性，可有红斑、丘疹、斑丘疹、紫癜、瘀斑、结节、溃疡、水疱或风团等。好发于四肢，尤其是小腿和前臂，播散性、对称性分布，消退和复发交替，病程长。

【逆向思维辨证治疗】

一、中医证型与治疗方案

（一）血热血瘀

病因病机：风热之邪入血分，迫血妄行，溢瘀肌肤脉络所致。

主症：双下肢出现紫红色或铁锈色瘀点、瘀斑，如撒胡椒面，压之不褪色，或伴有瘙痒及苔藓化。舌红或暗，苔薄黄，脉数。

逆向辨证分析：皮损紫红色或铁锈色，按之不褪色，伸侧为多，乃风热入血伤络，血溢脉外所致。舌脉也提示血热血瘀之象。

治法：清热凉血，祛瘀通络。

方药：凉血地黄汤（《血证论》）加减。生地 15g，当归 12g，栀子 15g，玄参 12g，荆芥 10g，蝉蜕 10g，赤芍 12g，紫草 20g，丹皮 12g，川牛膝 10g，甘草 6g。

（二）气血两虚，血热血瘀

病因病机：素体气血两虚，复夹热如血分，络脉受损，血溢脉外。

主症：病程日久、反复发作，双下肢瘀点、瘀斑较淡，常伴面色不华，头晕乏力、少寐多梦，月经量少。舌淡，脉细弱。

逆向辨证分析：瘀点色较淡，提示是虚证。加之久病，反复发作，面色不华，头晕乏力，少寐多梦，月经量少。舌淡，脉细弱，皆气血两虚，兼有血热血瘀，虚实夹杂也。

治法：补益气血，凉血化瘀。

方药：圣愈汤（《医宗金鉴》）加减。人参 10g，炙黄芪 20g，当归 15g，熟地 18g，白芍 15g，阿胶珠 10g，炒枣仁 20g，丹皮 12g，炒栀子 12g，紫草 20g，三七粉 3g（分冲），炙甘草 9g。

（三）湿热下注，血热血瘀

病因病机： 素体湿热内蕴，下注而致血热外溢。

主症： 双小腿瘀点密集紫红带褐，融合成片，伴有密集丘疹形成的苔藓化斑块，瘙痒，伴有小腿困重，口黏，尿黄。舌红或暗红，苔黄腻，脉滑或数。

逆向辨证分析： 瘀点紫红带褐，且融合成片，而且形成苔藓化斑块，瘙痒，此皆湿热下注，血络伤损，且肌肤瘀滞之征。舌脉均为湿热夹瘀之象。

治法： 除湿清热，凉血活血，祛风通络。

方药： 四妙丸（《成方便读》）加味。黄柏 10g，苍术 12g，薏苡仁 20g，川牛膝 15g，赤芍 15g，川木通 9g，生地 12g，荆芥炭 10g，蜈蚣 2 条，白鲜皮 20g。

（四）阳虚湿蕴，血虚血瘀

病因病机： 阳虚失于温化，湿邪内蕴，加之血虚而血行不畅，出现瘀点瘀斑。

主症： 病程较久，平素体弱畏寒，双下肢出现褐红色瘀点、瘀斑，如撒胡椒面，压之不褪色，少寐多梦，月经量少。舌淡，苔薄白，脉弱。

逆向辨证分析： 瘀点褐红，病程较久，且畏寒体弱，少寐多梦，月经量少，乃阳虚湿蕴，血虚而瘀之象。

治法： 温阳化湿，养血化瘀。

方药： 黄芪桂枝五物汤（《金匮要略》）加减。黄芪 30g，桂枝 12g，制附子 9g（先煎），白芍 15g，川芎 10g，仙鹤草 30g，三七粉 3g（分冲），炒苍术 12g，炒薏苡仁 18g，陈皮 9g，红花 9g，蜈蚣 2 条，炙甘草 9g。

二、辨治发挥

本病的核心病机是血热血瘀，重点是"瘀"，《血证论》曰："盖血初离经，清血也，鲜血也，然既是离经之血，虽清血鲜血，亦是瘀血，离经既久，则其血变作紫血"。又云"凡系离经之血与营养周身之血已睽绝不合……此血在身，不能加于好血，而反阻新血之化机"。瘀血可使脉络不通，导致血不循常道而溢出脉外，反复形成新的离经之血，因此，化瘀是本病贯彻始终的治法。

导致瘀的原因很多，热、虚、寒、湿热皆是，临床往往是多种证候混为一体，虚实夹杂，寒热错杂，务必四诊合参，详察细问，治法和方药才能贴合病机，取得良好疗效。

本病病程一般较长，时常反复发作，而且中老年多见，虚实夹杂是本病证候特点。

【外治法】

1. 紫草茸油（紫草茸 500g，麻油 2 500ml）。制备方法：将药置于铜锅内，油浸一昼夜，文火熬至焦枯，离火过滤去渣，取油贮瓷皿内备用。用法：用纱布蘸药油后戳于患处，日 2 次。（引自《赵炳南临床经验集》）

2. 茯苓粉 60g，寒水石粉 10g，冰片粉 3g，用去皮之鲜芦荟蘸药粉外搽，日 1~2 次。（引自《简明中医皮肤病学》）

【其他疗法】

1. **穴位注射法**　患者取坐位，于足三里或三阴交等穴碘伏消毒后，取 2ml 注射器抽取复方当归注射液或丹参注射液，每次根据病情辨证取穴 2 穴，每穴 1ml 注射后并按压片刻，2 次 / 周，4 周为 1 个疗程。

2. **药浴法**　大黄、生地、栀子、赤芍、仙鹤草、雷公藤各 30g，煎煮后使药液温度保持在 37℃左右，令患者双足及双小腿浸泡于足浴桶中，每次足浴 15~30 分钟，每日 1 次。足浴浸泡能使药物充分吸收，直达病所。适用于血热血瘀证。

【病案举例】

1. **血热血瘀案**　患者女，28 岁，2005 年 7 月 24 日初诊。主诉：双小腿出现淡红褐色斑片 1 周余。现病史：1 周前无明显原因双小腿出现小片红褐色斑，无自觉症状。斑片中间有针头大小红点。现双小腿伸侧出现淡红皮疹，大小不一。舌稍红，苔白，脉稍弦。诊断：血瘙（色素性紫癜性皮病）。辨证：血热血瘀。治法：凉血活血，化瘀散热。处方（中药配方颗粒）：生地 20g，赤芍 20g，丹皮 20g，川牛膝 10g，玄参 20g，栀子 20g，甘草 3g，鸡血藤 20g，太子参 30g，雷公藤 10g。7 剂，水冲服。外用：去炎松乳膏、VE 乳膏（内部制剂），外用患处，日 2 次。二诊：皮损个别消退，舌稍红，苔淡黄，脉细弦。处方：中药初诊方加柴胡 10g,14 剂，水冲服。三诊：皮损大部消退，舌脉大致同前。中药初诊方加红花 12g，7 剂，水冲服。四诊：药后皮损消退，舌苔厚黄，脉可。以中药初诊方加土茯苓 20g，7 剂，水冲服，巩固疗效。

按：皮损为红褐色斑，逆向辨证为血热血瘀证，因无虚证及其他兼证，应用清热凉血、活血通络之剂即可，后期舌苔黄厚，加一味土茯苓以解毒除湿，1 个月左右即愈。

2. **阳虚湿困，血虚而瘀案** 患者女，46 岁。2006 年 3 月 28 初诊。主诉：双小腿处紫红褐色斑片半年。现病史：半年前双小腿出小片紫红褐色斑，无痛痒，未治疗，皮损渐大渐多。现双小腿至踝关节处大小不等紫红褐色斑片，表面少许鳞屑，手足不温，纳可，多梦。舌淡白，有齿印，苔白腻，脉沉弱。诊断：血瘙（色素性紫癜性皮病），辨证：阳虚湿困，血虚而瘀。治法：益气通阳，燥湿健脾，养血活血。方药：黄芪 20g，桂枝 10g，苍术 15g，生薏苡仁 20g，防风 12g，当归 15g，鸡血藤 30g，川牛膝 10g，红花 10g，蜈蚣 2 条，雷公藤 20g（先煎）。14 剂，水煎服。多磺酸黏多糖乳膏（喜辽妥），外用。2006 年 4 月 19 日二诊：原皮损消退，但有少许新疹，为淡褐黄色斑片。舌淡红，苔腻白，脉沉弱。中药初诊方去红花，加土茯苓 18g，川朴 9g，7 剂，水煎服。外用药同上。2006 年 4 月 28 日三诊：皮损消退，少寐。舌淡，苔白腻，脉可。生黄芪 15g，桂枝 9g，炒苍术 15g，川朴 9g，生薏苡仁 20g，鸡血藤 30g，当归 15g，炒枣仁 20g，桔梗 9g，红花 9g，土茯苓 15g。10 剂，水煎服。

按：本病之瘀点色泽根据逆向辨证，多数可以提示实证或虚证，但并不能一概而论，有些必须结合整体辨证，综合得出结论。本例之瘀点并不淡，其阳虚湿蕴之辨证则主要根据手足不温，舌淡，脉弱而确定。因此，逆向辨证并不仅仅限于皮损，也包括肌肤温或凉，注意手足之温与不温，可以基本判定其阳气之多少。本例通过温阳养血活血治疗，1 个月而愈。

3. **血热血瘀兼气虚案** 患者男，45 岁，2007 年 1 月 13 日初诊。主诉：双下肢出紫红色斑点及斑片 1 年。现病史：自 1 年前双胫前出紫红色斑点及斑片，无自觉症，曾在当地医院治疗，服激素可消退，但停药即很快复发。最近在他处连续服中药汤剂 22 剂，皮损未见减轻。现小腿见多片紫红色斑点及斑片，无痒，纳可，少寐多梦。舌淡红，苔薄白，脉左沉弱，右尚可。诊断：血瘙（色素性紫癜性皮病）。证属血热血瘀兼气虚，治应益气化瘀，凉血清热。方药：生黄芪 20g，当归 15g，川牛膝 10g，赤芍 12g，栀子 10g，紫草 18g，鸡血藤 30g，雷公藤 20g（先煎），白鲜皮 20g，甘草 6g。7 剂，水煎服。去炎松乳膏、多磺酸黏多糖乳膏外用，日 2 次，二诊：皮损明显减轻，色转淡，舌淡红，苔薄白，脉同前。效不更方，原方续服 7 剂。药后皮损完全消退，留有淡褐色色沉，舌稍红，苔薄白，脉左沉弱，右可。病已痊愈，再予数剂以巩固疗效。以初诊方去雷公藤、白鲜皮，加生地 15g 续服 1 周。

按：本例逆向辨证根据瘀点瘀斑呈紫红色，判定为血热血瘀，但患者辗转治疗 1 年，疗效不佳，且脉弱，显然兼有气虚证。故本例为虚实夹杂，在凉血活血的同时，必须加入补气之黄芪，所谓"气行则血行""气为血之帅"也。前后仅服 3 周中药，顽疾告愈。足见辨证正确，用药贴切之疗效迅速。

【预防与调摄】

1. 避免长时间站立，休息时适当抬高下肢。
2. 忌食辛辣食物。

（屠远辉）

第四节 变应性皮肤血管炎

变应性皮肤血管炎在中医学中无相对应的病名，属于中医学之"血疮""瓜藤缠""梅核火丹""湿毒流注"等范畴。临床表现为好发于小腿及踝部的对称性多形性皮损，包括可触及性紫癜、丘疹、风团、血疱、水疱、结节、溃疡等，往往伴有发热、关节疼痛、全身不适，严重时可波及胃肠道、肾、肺、脾等内脏受累。病程较长，可反复发作数月甚至数年。西医认为本病是真皮上部毛细血管和小血管的坏死性血管炎。

【病因病机】

根据本病特征性皮损为瘀点瘀斑、血疱、水疱，本病的核心病机为湿热血瘀，外感湿热之邪或过食醇酒厚味、辛辣食物，使脾胃湿热内生，湿热下注，络脉阻塞，气血凝滞，皮肤出紫癜、结节、风团、丘疹，甚至坏死。湿热日久化毒，热毒聚结，外阻肌肤血络，内窜脏腑经脉。湿热之邪阻碍气机，致血液瘀滞则可见关节痛、血疱、溃疡等。

西医学认为本病是Ⅲ型变态反应。可能的致病因子包括感染，异性蛋白及药物，化学品，以及伴随疾病等。

【诊断要点】

1. 好发于双下肢，特别是小腿及踝部，但亦可发生于全身各部位，包括背、臀部，对称分布，常成批发疹。

2. 发病时有前驱症状，急性者发病前及发病期间均可出现发热、全身不适、关节疼痛及胃肠道症状；轻型及慢性复发者发作前仅有头晕及全身不适感。

3. 皮疹呈多形性，包括红斑、丘疹、风团、紫癜、浅表小结节、血疱、水疱、溃疡等损害。但其特征性表现是可触及性紫癜，鲜红色至紫红色，压之不褪色。其上可发生溃疡、坏死及血疱，有时可发展为结节。消退后遗留色素沉着斑，或有萎缩性瘢痕。自觉瘙痒或烧灼感，少数有疼痛感，极少数无自觉症状。可反复发作，使病程迁延数月至数年。

4. 可分为皮肤型和系统型，前者仅表现为皮肤症状，后者常有明显的系统症状。

5. 儿童及成人均可患病，以青年女性多见。

【鉴别诊断】

1. **葡萄疫（过敏性紫癜）** 多见于儿童和青少年，皮损形态及颜色较单一，主要为瘀斑、瘀点，可伴关节痛、胃肠症状和血尿、蛋白尿。

2. **血小板减少性紫癜** 除皮肤紫癜外，实验室检查血小板计数明显减少，出血时间延长，血块收缩时间延长。

【逆向思维辨证治疗】

一、中医证型与治疗方案

（一）湿热下注

病因病机：外感湿热之邪或素体内有湿热，湿热下注，与气血交阻，湿热夹血外溢而发病。

主症：双下肢紫癜性丘疹、丘斑疹，血疱，水疱，溃疡，伴有关节疼痛，大便溏薄，小便短赤。舌质红，苔黄腻，脉滑数。

逆向辨证分析：皮损以紫癜、血疱为主，可知证属湿热，结合好发于双下肢的脾胃经循行部位，根据皮损形态和分布，可逆向辨证为湿热下注证。素体湿盛，久而蕴热，可见大便溏薄，小便短赤，舌质红，苔黄腻，脉滑数；湿热之邪阻碍气机，则可见关节痛。

治法：清热除湿，凉血通络。

方药：四妙丸（《成方便读》）加味。黄柏 10g，苍术 15g，薏苡仁 20g，川牛膝 10g，白茅根 20g，茜草 15g，仙鹤草 30g，通草 9g，白鲜皮 20g，甘草 6g。

（二）热毒瘀阻

病因病机：风湿热日久化毒，热毒聚结，外阻肌肤血络，内窜脏腑经脉发为本病。

主症：发病急骤，下肢泛发瘀点、瘀斑、坏死性溃疡，色紫红，灼热疼痛，皮疹反复发作，留有色素沉着、萎缩性瘢痕，伴有发热，便血，关节痛等。舌质红绛，苔黄燥或有瘀斑，脉数或涩。

逆向辨证分析：瘀点、瘀斑、坏死性溃疡、皮损色紫红为热毒聚结的皮损表现；色素沉着、萎缩性瘢痕可逆向辨证为瘀阻脉络。"不通则痛"，关节痛为血瘀之象，热毒内窜脏腑则可见便血、尿血等症状。

治法：凉血解毒，活血化瘀。

方药：犀角地黄汤（《备急千金要方》）加减。水牛角 30g（先煎），生地 15g，丹皮 15g，连翘 15g，金银花 15g，玄参 12g，紫草 20g，白茅根 30g，鸡血藤 20g，栀子 15g，全蝎 6g，丹参 20g。

（三）阳虚寒凝

病因病机：素体阳气虚弱，或病久损伤阳气，感受外来寒邪，阳虚寒凝，或无力运行水液而致水湿停滞而发为本病。

主症：病程日久，反复发作，冬重夏轻，皮损颜色晦暗，溃疡日久难消，脓液稀薄，新肉不生，下肢浮肿，伴畏寒肢冷，面色苍白，腰膝酸软。舌淡胖，苔白滑，脉沉细。

逆向辨证分析：皮损颜色晦暗，溃疡日久难消，脓液稀薄，新肉不生，且冬重夏轻，乃阳虚于内，复感外寒，水液不得温化，寒凝经脉。畏寒肢冷，面色苍白，舌淡胖，苔白滑，脉沉细，皆为阳虚之征。

治法：温阳散寒，利湿化瘀。

方药：阳和汤（《外科证治全生集》）加减。制附子 9g（先煎），白芥子 6g，桂枝 12g，麻黄 6g，桑寄生 15g，鹿角胶 10g（烊化），黄芪 18g，当归 15g，苍术 12g，蜈蚣 2 条，甘草 6g。

二、辨治发挥

1. **热毒**　根据皮损辨证，皮损色鲜红、皮温高、触痛明显均表明热毒炽盛；紫癜、瘀斑为火热之邪易迫血妄行。

2．瘀　紫癜乃离经之血，即瘀血也。

3．本病反复发生在双小腿及踝关节等人体下部，且常见有水疱出现，可见"湿"是本病的重要致病因素，"缠绵难愈，易袭阴位"，正是湿邪的致病特点。

4．皮损颜色晦暗，紫斑色黑无泽，溃疡日久难消，脓液稀薄，新肉不生则为寒凝经脉。萎缩性瘢痕为该病主要皮损特征，提示"血瘀"在本病的发生发展起主导作用。

5．丘疹、风团伴有瘙痒，则为风邪为患，治疗则应根据辨证添加祛风之药。可见，毒、瘀、湿、寒、风，是本病发生发展的重要因素。本病缠绵难愈的主要因素是正气不足，如气虚、阳虚、阴虚等，注重查知正气之不足，并及时扶正，方能达到治愈疾病的目的。

【外治法】

1．**紫色消肿膏**（《简明中医皮肤病学》）　用于皮损新发，湿热瘀热者。外敷，日1次或隔日1次。

2．**生肌玉红膏**（《外科正宗》）　外敷溃疡面，每日1次。

【其他疗法】

1．**针刺疗法**　辨证选取穴位，以近端取穴配合辨证取穴位为原则，可取足三里、阴陵泉、三阴交、太冲等穴，急性期可用泻法，中强刺激，慢性期宜用补法，每日1次或隔日1次。

2．**灸法**　适用于阳虚寒凝证。可选取足三里、血海等穴随证加减，可使用艾灸盒，每次约20~30分钟，每日1次。

【病案举例】

1．**湿热下注，血热外溢案**　朱某，女，21岁，2006年5月23日初诊。主诉：双小腿至踝部出紫癜、水疱，伴疼痛3年。现病史：3年前不明原因地双小腿出紫癜及水疱，伴疼痛，在某省级医院诊为"变应性血管炎"，服激素等治疗效欠佳。现双小腿及踝关节出密集黄豆大小紫癜及水疱，轻微肿胀，现仍在服醋酸泼尼松片（7.5mg/d）。舌淡红，苔腻，脉滑。诊断：变应性皮肤血管炎。辨证：湿热下注，血热外溢。治法：除湿清热，凉血止血。处方：苍术15g，生薏苡仁20g，川牛膝9g，黄柏10g，生黄芪18g，川朴9g，当归12g，茜草15g，三七粉3g（分冲），仙鹤草20g，通草9g。15剂，水煎服。醋酸泼尼松片20mg，早8时顿服；雷公藤多苷片20mg，日3次，口服；西替利嗪片10mg/d，维生素C片0.2，日3次，口服；去炎松乳膏、VE乳膏（内部制剂）各1盒，外用。二诊：药后皮损消退，但自行停药。足部又有个别新出皮疹。舌淡红，苔腻。处方：中药初诊方15剂，水煎服。醋酸泼尼松片减为10mg/d，雷公藤多苷片减为20mg/d，余同前。三诊：右踝关节处尚有数个水肿性丘疹，无痒，有压痛，食后腹胀，口干。舌淡红，苔薄，脉弱。加强补气健脾，处方：炙黄芪20g，炒白术10g，云苓20g，陈皮10g，丹皮12g，徐长卿15g，栀子12g，白鲜皮30g，地肤子20g，生薏苡仁20g，仙鹤草20g，茜草15g。15剂，水煎服，西药同前。四诊：原皮损消退。前天右踝关节出少许紫色斑点，无自觉症。舌淡苔白腻，脉较前有力。仍以上方加减连续服用月半，皮损完全消退，无新出皮损，西药逐渐停服而愈。

按：本病患者皮损发于人体下部且多为紫癜及水疱，乃湿热下注，迫使血热而溢于脉外所致，湿性趋下，故多发生在下肢，反复发作，不易好转。脾失健运，水液内停，故下肢肿胀，踝关节有压痛。《素问·至真要大论》说："热淫于内，治以咸寒，佐以甘苦。"方用四妙丸化裁，清利下焦湿热；当归、三七、茜草、仙鹤草活血行气止痛；黄芪、川朴益气健脾利水消肿。苦寒之药易伤脾胃，故后期加强益气健脾之功，脾气健运则气血津液运行如常，水湿得化，瘀血得散。从中可以看出临证之时，不可泥古不化，应随核心病机灵活用药。因该患者病情较重，故需短期配合使用糖皮质激素及免疫抑制剂。

2．**阳虚湿蕴，湿热蕴肤案**　患者女，40岁，2007年10月22日初诊。主诉：双小腿出丘疱疹、紫红色斑点3年。现病史：3年前双小腿出散在丘疱疹，时有紫红色斑点及溃破，曾在多家省级中、西医医院皮肤科就诊，均诊断为"变应性血管炎"，服中西药效不佳，皮损仍不断出现。现双小腿见散在淡红色丘疱疹及褐色斑片。皮损冬重夏轻。舌淡，苔薄白腻，脉右细弱，左平。诊断：变应性皮肤血管炎。辨证：阳虚湿蕴，湿热蕴肤。治法：益气温阳，除湿清热。方药：中药配方颗粒：生黄芪20g，桂枝12g，制附子3g，苍术20g，当归20g，炒薏苡仁20g，川牛膝10g，黄柏12g，白鲜皮20g，蜈蚣1g，甘草3g，大枣10g。14剂，水冲服。去炎松乳膏、VE乳膏，混匀外抹，日2次。

西替利嗪糖浆 10ml/d，口服。2007 年 11 月 12 日二诊：皮损色已很淡，有个别新出丘疹，舌偏淡而胖，苔薄白腻，脉右弱。中药初诊方改为汤剂，增加附子剂量：生黄芪 18g，桂枝 9g，制附子 9g（先煎），苍术 15g，当归 15g，炒薏苡仁 30g，川牛膝 9g，黄柏 10g，白鲜皮 30g，蜈蚣 2 条，甘草 6g，大枣 5 枚。7 剂，水煎服。药后皮损已消退，原方加减继服半月，巩固疗效。

按：患者病历 3 年，皮损时轻时重，多家医院治疗，始终不能稳定。久病必虚，乃必然也。查其皮损为散在丘疱疹和褐色斑片，但舌淡，苔薄白腻，脉右细弱，皮损冬重夏轻，湿热犹存，而阳气已虚，阳虚则湿热难去，必温阳与除湿清热并举方能成事。以黄芪、桂枝、附子温阳益气，黄柏、苍术、薏苡仁等除湿清热，很快起效，后加大附子剂量，1 周即皮损消退，可见"阳光一出，阴霾四散"，诚可信矣！

【预防与调摄】

1. 避风寒，注意局部保暖。
2. 卧床时适当抬高下肢，避免剧烈活动，勿劳累。
3. 忌食辛辣鱼虾，畅情志。

（屠远辉）

第五节　急性痘疮样苔藓样糠疹

本病在中医学中无对应病名。皮损为密集或散在分布，互不融合的淡红或红褐色针头至豌豆大小的斑疹、丘疹、丘疱疹或水疱，圆形或椭圆形，中央易出血、坏死，形成暗红色或黑色结痂。愈后留有光滑而微凹陷的瘢痕。自觉症状不明显。病程长短不一，可呈急性、亚急性或慢性。发病前 2～3 天可伴有乏力、发热、咽痛、关节痛等，多见于青少年。

【病因病机】

根据皮损为孤立性丘疱疹、黑色血痂，发病前可有发热、咽痛等，故初发时乃风湿热侵犯，日久热蕴成毒。若病程已久，反复发作或时轻时重，伴有面黄形瘦，纳食不佳，则系脾虚湿热，发于肌肤。

西医学认为本病是淋巴细胞性血管炎改变，并认为可能是由于机体对某感染性病原体引起的超敏反应的一种血管炎性免疫复合物疾病。

【诊断要点】

1．皮损呈多形性，好发于躯干及四肢屈侧，呈密集或散在分布的孤立性丘疹、斑疹或丘疱疹，常无自觉症状。日久常形成暗红色或黑色结痂。掌跖、面部和黏膜罕见累及，愈后留有光滑、微凹陷的瘢痕。

2．发病前可有乏力、发热、咽痛、关节痛等症，青少年多发。

3．病程长短不一，可呈急性、亚急性或慢性，约经 4 周或半年而自然消退，有的也可长达数年不愈。

4．组织病理学特点为表皮角化不全，细胞间及细胞内水肿，基底细胞液化变性，可产生表皮坏死，真皮可见淋巴细胞性血管炎的变化。

【鉴别诊断】

1．**丘疹坏死性结核疹**　多侵犯青年人，在四肢伸侧发生散在性绿豆至豌豆粒丘疹、脓疱，色鲜红或暗红，部分中心坏死附黑色痂皮，痂皮下为火山口样溃疡，预后留有瘢痕，患者常伴有肺结核或其他体内结核病灶，或并发其他皮肤结核。结核菌素试验常呈强阳性，病理检查可协助鉴别。

2．**水痘**　是由病毒感染引起的，多发于学龄儿童的一种传染性疾病。皮损呈向心性分布于颜面、躯干，多形性皮损表现与本病相似，但水痘皮损中央无变黑、坏死，病程较短，约为 2 周，预后不留瘢痕。

【逆向思维辨证治疗】

一、中医证型与治疗方案

（一）湿热蕴毒

病因病机：风湿热侵犯肌肤，湿热与气血交结。

主症：发病前有发热、咽痛、乏力等，皮损为丘疱疹、丘疹或斑疹，互不融合，成批出现，可见黑色结痂或小片椭圆形溃疡。舌红，苔薄黄腻，脉数。

逆向辨证分析：皮损为丘疱疹、丘疹或斑疹，乃湿热蕴肤；发疹前有发热、咽痛，感受外来风热之象；皮损有暗红色或黑色结痂，表明湿热入血成毒。舌脉皆湿热之征。

治法： 疏风清热，除湿解毒。

方药： 消风散（《外科正宗》）加减。荆芥 10g，连翘 15g，生石膏 30g（先煎），土茯苓 20g，炒苍术 12g，薏苡仁 18g，厚朴 9g，黄柏 10g，金银花 20g，丹皮 10g，通草 6g。

（二）脾虚湿热

病因病机： 脾失健运，化生湿热，与气血交结于肌肤而成。

主症： 多发于少年，病程已久，皮损淡红，时轻时重，全身散在红色丘疹、丘疱疹及少许黑色结痂和瘢痕，以四肢屈侧为多，皮疹可有压痛，常伴形瘦面黄，纳差。舌淡胖，苔白腻，脉弱。

逆向辨证分析： 皮损淡红不重，时轻时重，且皮损多发于躯干四肢屈侧，乃脏腑虚证之征，加之患者多为少年，面黄形瘦，纳差，舌淡胖，脉弱，均为脾虚之象。脾虚水湿运化失常，日久化热，湿热与气血交结，发于肌肤而成丘疱疹、丘疹，久则气血瘀滞，可形成凹陷性瘢痕。

治法： 健脾除湿，解毒清热。

方药： 参苓白术散（《太平惠民和剂局方》）加减。党参 10g，炒白术 10g，茯苓 18g，炒扁豆 12g，薏苡仁 15g，砂仁 9g（后下），炒山药 18g，陈皮 9g，栀子 12g，土茯苓 18g，益母草 15g，白鲜皮 20g，蜈蚣 2 条。

二、辨证发挥

本病的中医病因病机较复杂，其核心病机为湿热蕴肤，瘀热阻络。外界风热、湿热，内伤之湿热皆可致病。发病初起常有外邪参与，病久则为虚实夹杂。根据皮损多发于躯干四肢屈侧，可判定本病大多以内脏病变为主，同时具有湿热与气血交结，阻于络脉为病。故皮损为丘疱疹、丘疹和暗红及黑色结痂。临证应明辨表里和虚实，采用表里同治或补泻兼施之法。本病严重者可出现片状坏死性结痂或糜烂，伴有疼痛或压痛，属毒热为患，当适时采用解毒化瘀之法。

【外治法】

1. 黄连软膏或普连软膏外涂，日 2 次。

2. 药浴疗法　黄柏、苍术、薏苡仁、苦参、益母草、丹皮各 30g，防风 20g，水煎置温后泡浴，日 1 次。每次 20 分钟。

【其他疗法】

耳针疗法　可取肾上腺、皮质下及交感等穴，或找敏感点，中强刺激。

【病案举例】

1. **气虚湿热，瘀热阻络案**　患者女，40 岁，2004 年 9 月 10 日初诊。主诉：四肢、躯干出丘疹、丘疱疹 10 个月。现病史：自去年 11 月不明原因地四肢出现散在绿豆大小红丘疹，渐延及胸背。2004 年 7 月 23 日在郑州某西医院诊为"急性痘疮样糠疹"，服激素、雷公藤多苷可消退。十余天前自行停药后皮疹复发，现全身较多散在红丘疹及黄豆大瘢痕及坏死性皮疹，以四肢较多，皮疹按之有压痛。因服药导致纳差，大便可。舌淡红，舌体胖，苔白厚，脉左沉弱，右沉滑。诊断：急性痘疮样糠疹。证属气虚湿热，瘀热阻络。治应益气清热，除湿通络解毒。方药：生黄芪 20g，当归 15g，茯苓 20g，川朴 10g，土茯苓 20g，炒栀子 12g，鸡血藤 20g，忍冬藤 30g，蜈蚣 2 条，神曲 15g，泽泻 12g。21 剂，水煎服。醋酸泼尼松片 25mg，晨 8 时顿服；雷公藤多苷 20mg，日 3 次，饭后服；雷尼替丁 0.15g，日 2 次，口服。二诊：未见新出皮疹，老皮疹色均转淡，胃胀不适，大便溏，舌尖边暗红，苔黄，口干，脉细弱。中药初诊方去泽泻，加竹茹 9g，全蝎 9g，14 剂，水煎服。雷公藤多苷减为 5 片 /d，余药同前。2004 年 10 月 22 日三诊：有 2 个新出皮损，为绿豆大小红斑，不痒，余皮损均见好转，纳食欠佳，舌红，苔黄厚，脉弱。内热明显，处方调整：栀子 12g，黄连 6g，炒枳壳 10g，云苓 20g，神曲 15g，丹皮 10g，茜草 12g，忍冬藤 20g，全蝎 9g，白鲜皮 20g，泽泻 10g。14 剂，水煎服。2004 年 11 月 6 日四诊：醋酸泼尼松片减为 5 片 /d 后，面颈部出现 2 个新皮损，但其后未再有新皮损出现。舌苔较前变薄，食欲欠佳，形瘦，面黄不华。脉弱。仍采用补气清热，除湿通络法：生黄芪 20g，黄精 18g，鸡血藤 20g，当归 12g，炒栀子 12g，全蝎 6g，蜈蚣 2 条，神曲 15g，山药 20g，炒枣仁 20g，忍冬藤 20g，陈皮 9g。7 剂，水煎服。雷公藤多苷减为 4 片 /d。此后一致按此方加减，连续服用至 2005 年 4 月 5 日，共半年时间，皮损全部消退，无新皮损出现，西药渐次停服，临床治愈。随访 5 年未见复发。

按： 本例中年女性，患病后皮损反复发作，单纯使用激素等治疗，病情不稳，且长期服用激素等，副作用明显，乃转请中医治疗。初诊四诊合参，采用益气清热，除湿通络解毒法治疗，皮损减轻，为尽快控制病情，同时使用了西药。随着治疗时间的延长，皮损逐渐减轻，西药也逐渐减少至停，最终达到临床治愈，随访 5 年未复发的良好远期疗效。

2. **脾虚湿热夹风案** 患者女，10 岁，2018 年 2 月 6 日初诊。患儿躯干四肢反复出丘疱疹、丘疹，结暗红色痂 10 个月。曾在多家省级西医院就诊，均诊为"急性痘疮样糠疹"，治疗效不佳。经人介绍来诊。刻诊见躯干、四肢散在孤立丘疹、丘疱疹，个别暗红色痂和绿豆大小凹陷性瘢痕。形瘦面黄，纳欠佳，舌尖红，苔薄白腻，脉弱。证属脾虚湿热夹风。治宜祛风清热，健脾除湿。方用参苓白术散加减：荆芥 9g，连翘 12g，防风 10g，党参 10g，炒白术 9g，茯苓 15g，炒扁豆 12g，栀子 12g，丹皮 9g，白鲜皮 18g，炙甘草 5g。21 剂，水煎服。药后皮损基本消退，纳增，自停药一段时间后又出少许丘疹，舌淡，苔薄白，脉弱。考虑脾阳不足，原方加制附子 6g，续服 21 剂后皮损全部消退。拟原方续服 3 周巩固疗效。

按： 本例患儿病历 10 个月，诊断明确，虽经多次西医治疗，疗效不佳，乃转请中医诊疗。因患儿病程已久，皮损虽不重，多年缠绵难愈。初诊根据皮损以丘疱疹和丘疹为主，判定为虚实夹杂证，且有外风参与发病。治应祛风清热，健脾除湿，方选参苓白术散加减。服药 3 周，皮损基本消退，但因故自停药一段时间，皮损略有反复，出少许丘疹，查孩子面黄形瘦，舌淡，考虑脾阳不足，仅于原方加制附子 6g，又服 3 周而愈。可见，本病的病因病机非常复杂，很多时候，不少顽固难治，易于复发的疾病，阳气的充足与否，关乎疾病进程与转归。

【预防与调摄】

1. 避风寒，作息规律，勿劳累。
2. 忌辛辣、海鲜、醇酒之物。
3. 适当锻炼，增强体质。

（屠远辉）

第六章
结缔组织病

第一节　红蝴蝶疮（红斑狼疮）

红蝴蝶疮是近代医家根据红斑狼疮面部特有的蝴蝶形红斑而提出的新的病名，也有称红蝴蝶丹、蝴蝶斑或红蝴蝶斑。古代医籍中并无此类似的病名。根据病程中的不同阶段分别属于中医学的"阴阳毒""温毒发斑""温病发斑"，以及"日晒疮""鬼脸疮""痹病""水肿""心悸"等范畴。

早在东汉时期张仲景的《金匮要略》中就描述过"阴阳毒"，其曰："阳毒之为病，面赤斑斑如锦纹，咽喉痛。""阴毒之为病，面目青，身痛如被杖，咽喉痛。"隋代《诸病源候论·时气病诸候·时气阴阳毒候》载："此谓阴阳二气偏虚，则受于毒。若病身重腰脊痛，烦闷，面赤斑出，咽喉痛，或下利狂走，此为阳毒。若身重背强，短气呕逆，唇青面黑，四肢逆冷，为阴毒。或得病数日，变成毒者，或初得病，便有毒者，皆宜依证急治。失候则杀人。"从张仲景和巢元方所论"阴阳毒"的症状及预后来看，符合系统性红斑狼疮之活动期。本病相当于西医学的"红斑狼疮"，为病谱性疾病，一端为盘状红斑狼疮，另一端为系统性红斑狼疮，其间还包括亚急性皮肤型红斑狼疮、深在性红斑狼疮等。盘状红蝴蝶疮特点为面部蝶形盘状红斑，病变呈慢性局限性。系统性红蝴蝶疮，除面部蝶形水肿性红斑等皮肤损害外，常累及全身多脏器、多系统，病变呈进行性发展，预后较差。本病男女皆可发病，女性患者居多。

【病因病机】

红斑狼疮活动期皮损鲜红、紫红、高热不退，常为热毒炽盛，多因心经有火，脾经有热，热盛成毒，毒热炽盛，燔灼营血，热损血络，血溢成斑，内则损及五脏；若斑疹暗红，手足心热多气阴两伤，多因先天性禀赋不足，肾精亏损，水亏火旺，虚火上炎；皮损红斑不明显或无红斑，多为阴损及阳，脾肾阳虚；盘状红斑狼疮皮损颜色暗红，上覆灰白色鳞屑，多为气滞血瘀，常由于七情内伤，肝郁气滞，血瘀凝聚而成。

辨证过程中，本病是本虚标实，脏腑虚为本，尤以脾肾两虚为本，热毒炽盛为标，皮损辨证结合全身辨证。

西医学认为红斑狼疮的发病确切原因目前不是十分清楚，但是认为红斑狼疮的发生发展可能为多因素、多机制共同作用的结果。①遗传学说：虽然红斑狼疮不是经典的遗传性疾病，但是红斑狼疮的发病具有家族聚集性，而且双胞胎患者和同卵双生子、异卵双生子的发病均有明显的升高，表明遗传因素在红斑狼疮发病中起着重要的作用。②性激素水平：红斑狼疮发病以生育期的女性多见，成人红斑狼疮患者男女比例为1∶9，对于同一女性红斑狼疮患者，病情也往往随着月经周期、妊娠以及口服避孕药等过程，出现性激素水平的波动而有变化，以上表明性激素在红斑狼疮的发病中起着重要作用。③免疫学说：红斑狼疮是经典的自身免疫性疾病，因为患者血清中会查到各种各样的自身免疫性的抗体。④药物、环境、紫外线照射、感染等，也是红斑狼疮的发病诱因。

【诊断要点】

系统性红斑狼疮（SLE）诊断标准（美国风湿病学会1997年修订）：

1. 面部蝶形红斑。

2. 盘状红斑。

3. 光敏感。

4. 口腔或鼻咽部溃疡。

5. 关节炎　非侵蚀性关节炎，累及2个或更多的外周关节，有压痛，肿胀或积液。

6. 浆膜炎　胸膜炎或心包炎。

7. 肾脏病变　尿蛋白 ≥ 0.5g/24h 或 +++，或管型（红细胞、血红蛋白、颗粒管型或混合管型）。

8. 神经病变　癫痫发作或精神病，除外药物或已知的代谢紊乱。

9. 血液学疾病　溶血性贫血，或白细胞减少，或淋巴细胞减少，或血小板减少。

10. 免疫学异常 抗 ds-DNA 抗体阳性，或抗 Sm 抗体阳性，或抗磷脂抗体阳性（后者包括抗心磷脂抗体阳性，或狼疮抗凝物阳性，或至少持续 6 个月的梅毒血清试验假阳性中具备三者之一）。

11. 抗核抗体 在任何时候和未用药物诱发"药物性狼疮"的情况下，抗核抗体滴度异常。

以上 11 项中，符合 4 项或 4 项以上者，在除外感染、肿瘤和其他结缔组织病后，可诊断系统性红斑狼疮。

盘状红斑狼疮的诊断要点：

1. 好发部位 多见于颧、颊、鼻、外耳、手背等曝光部位。

2. 皮损特点 多呈浸润性红斑，表面有黏着性鳞屑，久之皮损中央萎缩性瘢痕，伴有毛细血管扩张、色素沉着和色素减退。

3. 一般无全身症状，少数可有低热、乏力、关节酸痛。

4. 实验室检查 一般无明显异常，可有血沉增快，白细胞减少，丙种球蛋白升高，类风湿因子（RF）（+）；少数患者抗核抗体（ANA）（+），但滴度较低。

5. 组织病理 角化过度，毛囊角栓，表皮萎缩，基底细胞液化变性，真皮血管及附属器周围淋巴细胞呈块状浸润。真皮浅层水肿，血管扩张，少量红细胞外溢。直接免疫荧光可见表皮真皮交界处有 IgG、IgM 及（或）C3 沉积。

【鉴别诊断】

（一）系统性红斑狼疮的鉴别诊断

1. 肌痹（皮肌炎） 典型皮损为双上眼睑水肿性紫红斑，经常波及整个面、颈、肩背和手指背，病久后呈皮肤异色病样，四肢肌肉疼痛且肌力减退，可出现吞咽困难、声音嘶哑、血清肌酶增高、肌电图呈肌源性损害。

2. 痹证（类风湿性关节炎） 关节疼痛，可有关节畸形；无红斑狼疮特有的皮损；类风湿因子大多呈阳性。

（二）盘状红斑狼疮的鉴别诊断

紫癜风（扁平苔藓） 二者临床表现比较相似，主要借助病理检查，扁平苔藓病理表现为角化过度，颗粒层楔形增厚，基底细胞液化，真皮浅层带状淋巴细胞浸润。

【逆向思维辨证治疗】

一、中医证型与治疗方案

（一）热毒炽盛

病因病机： 日光暴晒，外热入里，内有心脾经热，热盛成毒，内外合邪，毒热炽盛，燔灼营血，热损血络，血溢成斑。

主症： 多见于系统性红斑狼疮的急性发作期，皮损为水肿性鲜红色斑片，可有瘀点、瘀斑，血疱，甲下和眼结膜出血点，高热，烦躁，神昏，口渴，大便干结，尿短赤。苔黄燥而干，舌质红绛，脉弦滑或洪数。

逆向辨证分析： 皮损颜色鲜红，甚至紫红，有瘀斑、瘀点，且伴有高热，提示毒热炽盛，燔灼营血，热损血络。热从何来，考虑为外有日光暴晒，内有心脾经热，内外合邪。

治法： 凉血清热解毒。

方药： 犀角地黄汤合黄连解毒汤（《外台秘要》引崔氏方）加减。水牛角30g（先煎），生地20g，玄参12g，牡丹皮15g，赤芍15g，金银花30g，白茅根30g，生石膏30g（先煎），知母12g，生甘草6g。高热神昏者，加安宫牛黄丸，或服紫雪丹、至宝丹。

（二）阴虚火旺

病因病机： 先天性禀赋不足，肾精亏损，水亏火旺，虚火上炎，或因火热渐退，耗伤肾阴所致。

主症： 斑疹暗红，关节痛，足跟痛；伴有不规则发热或持续性低热，手足心热，心烦失眠，疲乏无力，自汗盗汗，面浮红，月经量少或闭经。舌红，苔薄，脉细数。

逆向辨证分析： 皮损颜色暗红，低热，手足心热，面浮红，均为阴虚而虚火上浮之症，阴血匮乏，则月经量少或闭经，虚热扰心，故心烦失眠，阴亏则气亦亏，虚热迫阴外出，故乏力且自汗盗汗。阴液不足，无以滋养关节和骨骼，则关节痛、足跟痛。舌红，苔薄少，脉细数，皆为阴虚火旺之征。

治法： 滋阴清热。

方药： 知柏地黄汤合清骨散（《证治准绳》）加减。生地黄15g，山茱萸15g，山药24g，牡丹皮9g，知母10g，盐黄柏9g，地骨皮15g，青蒿15g，鳖甲 12g，墨旱莲 20g。

（三）脾肾阳虚

病因病机： 疾病后期阴损及阳，累及脾，脾肾阳虚，水湿泛滥。

主症： 眼睑、下肢浮肿，胸胁胀满，尿少或尿闭，面色无华，腰膝酸软，面热肢冷，口干不渴。舌淡胖，苔薄白，脉沉弱。

逆向辨证分析： 面色无华，眼睑、下肢肿胀为脾肾二经病变，肾主水液代谢，脾主运化水液，脾肾二经病变，则水液代谢失调，水湿泛溢肌肤。

治法： 温肾助阳，健脾利水。

方药： 附桂八味丸合真武汤（《伤寒论》）加减。制附子 12g（先煎），桂枝 12g，干姜 9g，炒白术 15g，茯苓 20g，熟地 20g，山茱萸 15g，泽泻 12g，车前子 30g（布包煎）。

（四）气滞血瘀

病因病机： 七情所伤，肝气郁结，气血凝滞，瘀阻经络。

主症： 多见于盘状红斑狼疮。红斑暗滞，角质栓形成及皮肤萎缩，伴倦怠乏力。舌暗红，苔白或光面舌，脉沉细涩。

逆向辨证分析： 皮损颜色暗滞，角质栓形成乃局部血瘀。瘀从何来？七情所伤，五志过极，肝气郁结，气滞则血瘀，气郁化火，燔灼经络血液，则形成血瘀。

治法： 疏肝理气，活血化瘀。

方药： 逍遥散（《太平惠民和剂局方》）合血府逐瘀汤（《医林改错》）加减。柴胡 12g，枳壳 10g，赤芍 15g，香附 10g，川芎 12g，青皮 9g，当归 15g，桃仁 10g，红花 10g，郁金 12g，丹参 20g，蜈蚣 2 条。

二、辨治发挥

本病病情复杂，多累及全身多个系统，治疗上应辨病与辨证相结合。首先要利用现代医学技术，对本病进行确诊，并评估病情程度；再望闻问切，四诊合参进行中医辨证治疗。疾病活动期多表现为热毒炽盛和阴虚火旺，疾病缓解期复发期，多表现为脾肾阳虚和气滞血瘀。

本病根据红斑之深浅可判定热之轻重，亦可根据皮损之部位初步判定病变之脏腑经络。结合患者形体胖瘦，气色与声息，结合舌脉与自觉症状，可得出正确的辨证，从而制定治法，遣方用药。

本病多本虚标实，单用攻邪，过服易耗气动血，单用扶正，则病邪易缠绵难祛。故辨证时应分清主次、先后，分别施以扶正、祛邪之法，急性期祛邪为主，静止期扶正为主，但注意扶正不可峻补，祛邪不可过缓。祛邪时可加黄芪、白术益气健脾，当归、丹参养血活血，以防伤正。因个人禀赋不同，对药物耐受各不相同，临床用药祛邪应小剂量开始，渐增大剂量，不可骤然用大量，以防药物不良反应。

临床常见部分患者，患病多年，面颊手足红斑或暗红斑，但手足冰凉，畏寒，疲乏无力，舌淡，脉弱，此乃阳虚气弱，血热血瘀之证，寒热错杂，虚实夹杂，当细辨详审，不可孟浪，单纯凉血清热。

【外治法】

以避光、护肤、润肤为原则。清凉膏或黄连软膏外抹，日 2 次。外出前应在患处涂擦药膏以避光。

【其他疗法】

1. **中成药** 昆明山海棠或雷公藤多苷片口服。
2. **针灸疗法** 包括针刺、艾灸、穴位注射、耳针等。

【病案举例】

1. **脾肾阳虚案** 宋某，女，40 岁，2009 年 2 月 23 日初诊。主诉：反复双手指背、耳、面暗红斑脱屑，轻痒 3 个月。现病史：3 个月前面部出淡红斑，继而双手指背、耳廓均出现暗红斑脱屑，轻痒，曾在 2 年前县医院诊断为"红蝴蝶疮"，服中药稍好转。畏寒，手足不温，舌淡，苔白腻，脉可。ANA、抗SSA 抗体（＋）。尿常规：WBC（＋），余暂无异常。诊断：红蝴蝶疮（系统性红斑狼疮）。辨证：肾阳不足。治法：温补肾阳。方药：制附子 12g（先煎），干姜 9g，桂枝 15g，当归 15g，鸡血藤 30g，赤芍 15g，丹参 20g，白鲜皮 30g，车前草 30g，炙甘草 6g。15 剂，水煎服。去炎松乳膏、VE 乳膏各 2 盒，外涂红斑处，日 2 次。醋酸泼尼松片 20mg，早 8 点 1 次顿服。2009 年 4 月 17 日二诊：中药服 20 剂，西药未服，现面部红斑减少。舌淡，苔薄白，脉右弱。中药原方制附子增为 20g（先煎），加云苓 20g，陈皮 9g，20 剂，水煎服。2009 年 5 月 15 日三诊：药后面、耳部、手背皮损均消退，纳可，舌淡，苔白，脉右沉弱。中药初诊方加生黄芪30g，制附子改为20g，20剂，水煎服。醋酸泼尼松片15mg，早8点1次顿服。2009年6月6日四诊：皮损消退未出，纳可，便稀，日2次。舌淡白，苔薄白，脉沉稍弱。脾肾两虚，注重温补脾肾。方药：炙黄芪25g，制附子30g（先煎），桂枝15g，煨肉蔻12g，砂仁9g（后下），赤芍15g，炒薏苡仁20g，蜈蚣2条，云苓20g，大枣5枚，炙甘草9g。40剂，水煎服。醋酸泼尼松片减为12.5mg/d。此后一直加减连续服用，制附子增量为50g，至2010年3月2日，面部红斑及手部皮损均消退，舌淡，苔白腻淡黄，脉沉弱。醋酸泼尼松片已停服。关节轻痛。仍按2009年6月6日方加独活、桑寄生等又连续服药4个月余，皮损全部消退，且关节疼痛也消失。随访至2014年10月，偶有轻微不适，单纯中药煎服几剂即愈。

按：红斑狼疮是一种自身免疫性疾病，通常需要长期或终身服用激素。本病中医多属于阴虚火旺，治疗多采用滋阴清热的方法。本例患者考虑肾阳亏虚，女子属阴，阳气先天不足，加之此患者年过五七，阳气愈加衰减；畏寒怕冷，舌质淡白，皆阳虚之象。面部、耳部、手背红斑，乃阳虚不能温经，寒邪阻滞所致。故自始至终均以温补为大法。治疗中间出现大便溏薄，提示脾阳也受累而虚弱，治法改为温补脾肾后，大便逐渐转为正常，皮损也基本消退。后因关节疼痛，原方添加温经通络、除湿止痛之品，疼痛很快缓解。笔者认为，红斑狼疮的治疗应当中西药配合，当病情需要时，可以加服糖皮质激素，可以起到迅速缓解病情的作用。本例经一段时间治疗后，激素逐渐减量至停，皮损完全消退，病情稳定。

2．正气亏虚，痰浊蒙心案　王某，男，84岁，2008年9月15日初诊。主诉：头面、颈、胸V字形区、前臂、手等曝光部位出红斑、脱屑、萎缩2个月。现病史：2个月前始于曝光部位出红斑、脱屑并形成萎缩，在郑州某医院皮肤科诊为皮肤型红斑狼疮，无痒，外搽卤米松软膏后皮损略减轻，但近2天红斑延及胸腹，纳可，大便可，精神委顿。舌暗，苔白稍厚，脉右弱，左尚可。诊断：红蝴蝶疮（亚急性皮肤型红斑狼疮）。辨证结论：气虚血热，痰浊蒙心。治法：补气凉血，化痰开窍。方药：生黄芪18g，当归15g，丹皮15g，赤芍15g，栀子12g，蜈蚣2条，菖蒲10g，远志10g，云苓20g，紫草20g，法半夏9g，甘草5g。25剂，水煎服。沙利度胺片50mg，日2次，口服。2008年10月11日二诊：药后8天，皮损开始减轻，药服完后皮损已基本消退。病人未来。中药原方10剂，水煎服。沙利度胺片50mg，日2次，口服。

2008 年 12 月 17 日电话随访：患者家属诉一直用沙利度胺与中药原方交替间断服用，病情未复发。

　　按：患者年事已高，脏腑功能衰退，夏日日光之毒热侵犯肌肤，则头面、颈、上胸部 V 字形区、前臂、手等曝光部位出红斑、脱屑，日久形成萎缩；正气不足，则邪气猖獗，故皮损逐渐扩大，延及胸腹部。精神委顿，舌暗苔白厚，脉弱，皆正气亏虚，痰浊蒙心之征象。治疗则采用扶正祛邪之法，补气凉血，化痰开窍，脏腑功能渐得修复，肌肤毒热逐渐清解，则皮损很快减轻并逐渐消退。

　　3. 湿热内蕴转脾肾阳虚案　患者女，55 岁，2013 年 9 月 2 日初诊。主诉：日晒后面部出红斑，关节痛，口疮 5 年。现病史：5 年前在协和医院确诊为系统性红斑狼疮，一直服雷公藤多苷片治疗（20mg/d，日 3 次）。现日晒后面部出散在红斑，关节痛，口疮，纳可，大便稍干。舌稍红，舌体胖，苔淡黄，脉右沉稍弦，左沉。诊断：红蝴蝶疮（系统性红斑狼疮）。辨证：湿热内蕴。治法：清热除湿。方药：苍术 15g，薏苡仁 30g，柴胡 12g，陈皮 9g，栀子 12g，茯苓 20g，泽泻 12g，忍冬藤 20g，炒枣仁 20g，白鲜皮 15g。15 剂，水煎服。2013 年 9 月 19 日二诊：面部红斑消退，指关节轻痛，口疮常发，腰痛，少寐，口苦，舌稍红，苔薄黄腻，脉沉稍弱。在清热除湿基础上加用黄芪益气健脾，墨旱莲补肾。方药：苍术 15g，薏苡仁 20g，茵陈 15g，厚朴 9g，益母草 15g，黄芪 20g，通草 9g，炒黄柏 9g，墨旱莲 20g，白茅根 15g。30 剂，水煎服。雷公藤多苷片减为 50mg/d。2013 年 11 月 21 日三诊：皮损消退未发，口疮时发，少寐，口苦消失。腰痛，纳可。舌稍红，苔薄白腻，脉沉。方药：白术 12g，茯苓 20g，陈皮 9g，炒黄柏 9g，桑寄生 15g，熟地 20g，牡丹皮 9g，泽泻 9g，木瓜 12g。30 剂，水煎服，雷公藤多苷片，50mg/d。2013 年 12 月 26 日四诊：偶有口疮发生，少寐，指关节、膝痛时发。舌偏淡，苔薄白腻，脉弱。皮疹消退未复发，关节仍有疼痛，加用桂枝、制川乌祛风湿、温经止痛。方药：黄芪 20g，桂枝 12g，茯苓 20g，苍术 15g，陈皮 9g，当归 15g，制川乌 5g（先煎），炒枣仁 20g，大枣 15g，炙甘草 6g，炒川断 12g。30 剂，水煎服，雷公藤多苷片减为 40mg/d。2014 年 2 月 25 日五诊：无明显不适，唯少寐。时发口疮。舌淡，苔薄白，脉可。关节疼痛消失，无皮损，考虑脾肾阳虚，改为桂附八味丸加减。方药：当归 12g，熟地 20g，山茱萸 15g，牡丹皮 9g，附子（先煎）6g，肉桂 3g，山药 15g，泽泻 9g，炒枣仁 20g。30 剂，水煎服。雷公藤多苷片减为 30mg/d。之后在该方基础上加减用药。2015 年 1 月

22 日检查，除尿中 WBC（＋）外，其余检查（自身抗体等）均无异常。口疮极少发，病情比较稳定。

按： 红斑狼疮病情复杂，多为本虚标实之证，治疗过程中应随证加减，不可守方到底。该患者疾病初期，日光之毒热侵犯肌肤，素体脾虚夹湿，内外合邪，侵犯肌肤、关节、经络，治疗上以清热除湿为法。病久正气虚，在脾肾二脏，主要为脾肾阳虚，不能温化水湿，不能温养肌肤、关节、脏腑，故出现畏寒，关节疼痛反复不愈，反复口疮，故后期以温肾助阳、健脾利水为主，随证加减，减少复发。

【预防与调摄】

1. 合理洗浴，清洁皮肤。
2. 饮食有节，少食鱼虾蟹，辛辣刺激性食物，避免诱发和加重因素。
3. 起居有常，避免熬夜和精神过度紧张。
4. 适当锻炼，增强体质。

（王　丽）

第二节　皮痹（硬皮病）

皮痹病名首见于《内经》,《素问·痹论》曰:"风寒湿三气杂至，合而为痹也……以秋遇此者为皮痹。"《诸病源候论·风病诸候上·风痹候》说:"秋遇痹者为皮痹，则皮肤无所知。"本病临床表现为以皮肤进行性浮肿、硬化，最后发生萎缩，严重者可累及全身多器官损害。西医学称本病为硬皮病，分为局限性和系统性两种。局限性硬皮病，一般累及皮肤，无内脏受累，根据皮损可分为点滴状、线状、斑块状、泛发性硬斑病。早期紫红色或淡红色水肿性斑块，日久皮损中央稍微凹陷，呈黄白色或象牙色，触之如皮革样，周围绕以紫红色晕。系统性硬皮病，病前出现前驱症状，如低热、食欲不振、关节疼痛等，皮肤红斑、水肿、刺痛、麻木或蚁行感，压之皮紧坚韧，皱纹消失；晚期皮损日益萎缩，累及肌肉而畸形或功能障碍；部分病人可伴内脏损害，侵犯心、肺、胃肠道、肝、脾及泌尿、神经系统等。

【病因病机】

本病皮损特征为皮肤硬化，皮温降低，皮色发暗，核心病机为寒凝血瘀。导致寒凝血瘀的原因却较多，既有外界风寒湿，又有脏器阳虚而失却温煦，气血瘀滞。亦可内外合邪而致病。主要病机涉及肺脾肾三脏，肺主气属卫，合皮毛而润泽肌肤，肺气虚损则气短乏力，毛肤失去柔润，故皮肤甲错、硬化。脾主肌肉，为生化之源，五脏六腑、四肢百骸皆赖之以养，脾气虚亏，运化无权，气血衰少，故腹胀，便溏，面色萎黄，肌肤皮毛无华；肾主骨藏精，只宜固藏，不宜泄露，久病失养，必致耗伤精气，表现为皮肤萎缩，干燥无华，舌质淡白，脉象沉细弱。既要不足者补之以温，又要寓驱邪于补正之中，使邪去而正不伤。总之，其病因病机是肺、脾、肾阳虚，营卫不固，腠理不密，风、寒、湿之邪乘虚内袭，正气为邪所阻，不能化寒燥湿，寒湿留滞，气血凝涩，经络阻隔，痹塞不通而成。

西医学认为目前本病病因不明，系统性硬皮病主要的发病学说有自身免疫学说、血管学说和胶原合成异常学说，局限性硬皮病可能与外伤或感染有关。其发病机制的核心为各种病理途径激活了成纤维细胞，从而合成过多胶原，导致皮肤和内脏器官的纤维化。

【诊断要点】

根据1980年美国风湿病学会制定的系统性硬皮病分类标准，如符合下述一个主要标准或两个次要标准即可成立诊断。

1. **主要标准** 对称性手指及掌指关节或跖趾关节近端的皮肤增厚、绷紧及硬化。这种皮肤改变可波及整个肢体、面部、颈部和躯干（敏感性91%，特异性大于99%）。

2. **次要标准** ①手指硬化，指上述皮损仅限于手指；②指端凹陷性瘢痕或指垫实质丧失；③双侧肺底纤维化。

局限性硬皮病根据典型皮肤改变即可诊断。初起为水肿性斑片，淡红或紫红，经数周或数月逐渐扩大硬化，颜色变为淡黄色或象牙色，局部无汗，毛发脱落，数年后转化为白色或淡褐色萎缩性瘢痕。

【鉴别诊断】

1. 局限性硬皮病需与下列诸病鉴别。

①斑萎缩：早期损害为大小不一，呈皮色或青白色，微凹或隆起，表面起皱，触之不硬。

②萎缩性硬化性苔藓：皮损为淡紫色发亮的扁平丘疹，大小不一，常聚集分布，但不互相融合，表面有毛囊角质栓，有时发生水疱，逐渐出现皮肤萎缩。

2. 系统性硬皮病需与下列诸病鉴别。

①成人硬肿病：皮损多从头颈开始向肩背部发展，真皮深层肿胀和僵硬。局部无色素沉着，亦无萎缩及毛发脱落表现，有自愈倾向。

②混合结缔组织病：患者具有系统性红斑狼疮、硬皮病、皮肌炎或多发性肌炎等病的混合表现，包括雷诺氏现象，面、手非凹陷性浮肿，手指呈腊肠状肿胀，发热，非破坏性多关节炎，肌无力或肌痛等症状。

【逆向思维辨证治疗】

一、中医证型与治疗方案

（一）风寒湿痹

病因病机：素体阳气不足，卫外不固，腠理不密。风寒湿邪乘虚外袭，凝结于肌腠，致经脉阻滞而成。

主症：多见于发病初期，皮肤浮肿，皮纹消失，紧张变厚，按之无凹陷，颜色苍白或黄褐，表面温度偏低，自觉刺痛或麻木，肢端青紫、苍白，遇寒冷或情绪激动时加剧。伴有关节痛，或有月经不调，痛经，经血暗紫。舌紫暗，苔薄白，脉濡细。

逆向辨证分析：皮肤浮肿，颜色苍白或黄褐，肢端青紫、苍白，为风寒湿侵犯，经络闭阻，气血阻滞。气血不通，则局部麻木，发凉，肢端青紫，寒主收引，故遇寒加重。关节经络闭阻，则关节痛，冲任虚寒，则痛经。舌脉皆为风湿痹阻之征。"邪之所凑，其气必虚"，本证以风寒湿侵犯为主，但素体阳气不足是其根本原因。

治法：祛风除湿，温经通络。

方药：独活寄生汤（《备急千金要方》）加减。独活 10g，防风 12g，秦艽 12g，桂枝 15g，细辛 5g，茯苓 18g，人参 6g，川芎 12g，当归 15g，白芍 15g，桑寄生 15g，怀牛膝 15g，杜仲 12g，全蝎 6g。

（二）肾阳不足

病因病机： 素体肾阳不足，复感风寒湿邪，经络气血闭阻。

主症： 肤顽硬而肿，继而变薄，光亮如蜡，好发肢端，甚至泛发全身。四肢厥冷、手足青紫，关节酸痛、活动不利。伴疲乏无力，畏寒肢冷，或胸闷气喘，吞咽困难，恶心呕吐，性欲减退，月经失调。舌淡胖，边有齿印，脉沉弱。

逆向辨证分析： 皮肤光亮如蜡，四肢厥冷，畏寒，胸闷均为肾阳虚寒，外不能温煦肌肤、肌肉，内不能温煦脏腑。

治法： 温煦肾阳、散寒通络。

方药： 右归丸（《景岳全书》）加减。制附子12g（先煎），桂枝15g，杜仲12g，菟丝子20g，鹿角胶10g（烊化），熟地18g，山萸肉15g，巴戟天15g，细辛6g，鸡血藤30g。

（三）肺脾气虚

病因病机： 肺气虚，不能宣发卫气，输精于皮毛，则导致皮毛干枯无华；脾虚失健运，则消化吸收运输功能失调。

主症： 皮肤如革，干燥，甚者皮肤萎缩，皮纹消失，毛发脱落，疲倦乏力，体重减轻，纳差，便溏。舌胖淡嫩，边有齿印，苔薄白，脉细弱或沉缓。

逆向辨证分析： 之所以皮肤干燥，毛发脱落，乃肺合皮毛，肺气虚则皮毛失养而干燥无华；疲倦乏力，纳差，便溏，系脾主肌肉、四肢，脾主运化，脾虚运化水谷精微功能失司。舌胖淡嫩，边有齿印，苔薄白，脉细弱或沉缓均为肺脾气虚之象。

治法： 健脾益肺，温经通络。

方药： 参苓白术散（《太平惠民和剂局方》）加减。炙黄芪30g，党参12g，炒白术12g，茯苓18g，山药20g，砂仁9g（后下），炒扁豆12g，薏苡仁18g，当归15g，桂枝15g，干姜6g，炙甘草9g。

（四）气滞血瘀

病因病机： 外邪侵袭，以致气血运行不利，气滞血瘀；或者因虚致瘀。

主症： 皮肤变硬，有蜡样光泽，不能用手指捏起，皮肤皱纹不显，皮损处色素加深，间或有色素减退斑，伴有毛细血管扩张，肌肤甲错，毛发干枯脱落，面部表情呆板，眼睑、口部张合受到限制，胸部有紧束感，手指屈伸困难，关节活动不利，口唇青紫变薄；可伴胸闷，心悸，腰痛，血尿，皮下有包块结节,女性月经量少夹有血块,闭经。舌紫暗或有瘀点、瘀斑,舌下静脉怒张,苔薄,脉细涩。

逆向辨证分析: 两种病机均为气滞血瘀。前者主要为饮食起居失宜,腠理空疏,卫外失固,风寒湿等邪趁虚而入肌腠、经络之间,致营卫失和,气血凝滞,肌肤失养而发为皮痹。后者因虚致瘀,气虚则运血无力,阳虚则脉道失于温通而滞涩,阴虚则脉道失于柔润而僵化,阴津亏虚,无以充血则血脉不利。因此素体虚弱或久病伤正,气津阴阳的虚损皆能引起血液运行不畅而致瘀。

治法: 活血软坚,化瘀通络。

方药: 血府逐瘀汤(《医林改错》)加减。桃仁 12g,红花 10g,全蝎 9g,当归 15g,生地 15g,鸡血藤 30g,牛膝 15g,川芎 15g,桔梗 10g,赤芍 15g,枳壳 10g,柴胡 12g,甘草 6g。

二、辨治发挥

本病为慢性难治之病,根据临床症状和病机转化,辨证施治,局部与整体并重。本病本是肺脾肾阳气不足,标是风寒湿三气杂至。复杂之证用复杂之法,故临床中补肺脾肾、祛风散寒除湿、温经活血软坚常交互使用。辨证得当,一旦有疗效可守方坚持服用,也可汤药改丸药徐徐图之。

临床经验,皮肤硬化期,汗出障碍,可考虑为风寒闭阻,肺气不宣,采用辛温宣肺法,使用生麻黄、桂枝等,有一定疗效,尤其是对于脾肾阳虚加外寒者。

【外治法】

1. **积雪苷软膏** 市售。清热解毒,利湿消肿。适用于硬皮病肿胀期,涂于患处,日 2 次,配合按摩 3~5 分钟。

2. **中药熏洗** 桂枝、细辛、炒桃仁、红花、川乌、透骨草熬水熏洗患处。

3. **按摩** 红花 60g,白酒 250 毫升,浸泡 1 周后,取药酒涂于患处按摩。

【其他疗法】

1. **针刺疗法** 选阿是穴(硬皮病局部)和辨证取穴,采用"实则泻之,虚则补之"原则,行毫针或电针治疗,每日 1 次,10 次为 1 个疗程。

2. **艾灸疗法** 选用青艾条,点燃,对准局部皮损部位进行艾灸,以局部皮肤潮红为度，每日 1 次，7 次为 1 个疗程。

3．**七星针疗法**　阿是穴（皮损区）常规消毒后，用七星针轻轻敲打直至其潮红或微出血，2 日 1 次。

4．**耳针疗法**　肺、内分泌、肾上腺、肝、脾。方法：进针后留针 30 分钟，2 日 1 次。

5．**穴位注射**　辨病取穴：局限性硬皮病取双肺俞、肾俞、曲池、外关；系统性硬皮病取双曲池、足三里、血海，丰隆、关元、气海、中脘。方法：选用胎盘组织浆，针刺得气后，每穴缓慢推注 1.5～2ml，2～3 日 1 次。

【病案举例】

气虚兼有瘀热案　患者男，11 岁，2011 年 2 月 14 日初诊。主诉：鼻左侧至额部萎缩凹陷 1 个月余。现病史：1 个月前局部注射针剂后鼻左侧纵向凹陷状皮损，无自觉症状，现凹陷为纵向为 7cm，上细下宽，皮色。舌稍红，苔薄白，脉可。诊断：皮痹（局限性硬皮病）。辨证：气虚兼瘀热。治法：益气活血清热。方药：丹参酮胶囊 2 粒 / 次，日 3 次，口服。琥乙红霉素 0.125g，日 3 次，口服。VAA 乳膏、VE 乳膏、地酮洗各 1 瓶，联合外搽患处，日 2 次。2011 年 3 月 22 日二诊：皮损无明显变化，亦无发展，舌红，苔薄白，脉弱。停上述西药，改服中药，用中药配方颗粒：太子参 20g，生地 10g，墨旱莲 10g，丹参 20g，蜈蚣 1 条 / 包 ×1 包，赤芍 20g，甘草 3g，栀子 10g。30 剂，水冲服。多磺酸黏多糖乳膏 1 支，外用，日 2 次。2011 年 4 月 23 日三诊：皮损较前减轻，凹陷较前好转，舌稍红，苔薄白，脉右弱左可。中药二诊方加柴胡 6g，20 剂，水冲服。2011 年 5 月 28 日四诊：皮损减轻，凹陷较前稍平，常鼻流清涕，舌淡红略胖，舌薄白，脉弱。热除而阳气不足，宜温阳固表，活血化瘀，处方（中药配方颗粒）：黄芪 10g，桂枝 6g，防风 6g，炒白术 6g，当归 6g，川芎 6g，云苓 10g，陈皮 6g，白芷 6g，炙甘草 3g。30 剂，水冲服。2011 年 7 月 2 日五诊：皮损明显减轻，外观凹陷已不明显，面黄不华，鼻涕已止，舌淡红，苔薄白，脉右弱，左可。中药四诊方去桂枝，加栀子 10g，丹参 10g，蜈蚣 1g。30 剂，水冲服。2011 年 8 月 13 日六诊：外观凹陷已很不明显，基本恢复，舌淡红略群，尖稍红，苔薄白，脉右弱左可。生黄芪 10g，桂枝 6g，白芷 10g，川芎 10g，云苓 10g，陈皮 6g，生薏苡仁 10g，当归 10g，黄芩 10g，蜈蚣 1g，甘草 3g。30 剂，水冲服。2011 年 10 月 18 日七诊：皮损已痊愈，外观已正常，凹陷平复，舌尖红，苔薄白，脉沉。上方加减续服 1 个月，巩固疗效。

按：硬皮病属于自身免疫因素导致的结缔组织疾病，以皮肤组织硬化萎缩为特征。硬皮病临床分为系统性和局限性两种，本例属于局限性硬皮病。发生于额面部的局限性硬皮病多见于儿童，西医没有好的治疗方法。本例患者系儿童，发病多与气虚有关，舌稍红，提示有内热，中医辨证为气虚兼有瘀热，先用丹参酮胶囊和红霉素口服治疗未效，二诊改用中药益气凉血活血之剂，1 个月后皮损有所减轻，此后根据病情变化加用通阳健脾之品，历时半年有余，萎缩凹陷的皮肤完全恢复正常，收效良好。

【预防与调摄】

1. 防寒保暖，防止外伤，避免主动和被动吸烟。
2. 避免精神创伤或过度紧张，保持愉快乐观的情绪。
3. 适当休息，加强功能性体育锻炼。
4. 多食含丰富维生素、高蛋白且易消化的食物，避免食用辛辣刺激和寒凉食品。

（王　丽）

第三节　肌痹（皮肌炎）

肌痹病名出自《素问·痹论》，又名肉痹。《素问·长刺节论》曰："病在肌肤，肌肤尽痛，名曰肌痹，伤于寒湿。"《素问·痹论》谓："肌痹不已，复感于邪，内舍于脾。……脾痹者，四肢懈堕，发咳呕汁，上为大塞。"《诸病源候论·风病诸候上·风湿痹身体手足不随候》云："人腠理虚者，则由风湿气伤之。搏于血气，血气不行，则不宣，真邪相击，在于肌肉之间，故其肌肤尽痛。"又曰："夫风寒湿之气合为痹，病在于阴，其人筋骨痿枯，身体疼痛，此为痿痹之病。"本病的特征是双眼睑对称性水肿性紫红斑，掌指关节、肘膝关节伸侧对称性扁平紫红色丘疹，肌肉疼痛、无力，严重者可伴有食管、心、肺、肝等系统症状。本病相当于西医学的"皮肌炎"。

【病因病机】

肌痹的皮损早期表现为紫红色水肿性红斑，伴有乏力、肌肉疼痛，乃湿热蕴积肌肤，经络阻滞。湿热从何而来？从其特征性皮损部位眼睑和面部来判断，多属于外界湿热侵犯。如湿热侵犯日久，或素体脾虚失运，日久化热蕴肤，或内外合邪，可形成虚实夹杂和内外同病。久病损及脾肾，气血亏虚，阳气虚乏，不能温煦肌肤，筋骨得不到水谷精微的濡养，故见肌肉酸痛，甚至痿软、干瘦，关节、筋脉挛缩不能活动，甚至危及生命。

西医学认为该病是一种主要累及皮肤和横纹肌的自身免疫性疾病，以亚急性和慢性发病为主。通常包括皮肤、肌肉两方面病变，也可表现为单一病变。任何年龄均可发病，有儿童期和 40～60 岁两个发病高峰。男女患者之比约为1：2。本病病因尚不明确，可能与自身免疫、肿瘤、感染、遗传相关。本病可分为 6 种类型：①多发性肌炎；②皮肌炎；③合并恶性肿瘤的皮肌炎或多肌炎；④儿童皮肌炎或多肌炎；⑤合并其他结缔组织病的皮肌炎或多肌炎；⑥无肌病性皮肌炎。

【诊断要点】

主要表现为皮肤和肌肉两方面的症状，皮肤损害多先于肌肉症状数天、数周，甚至数月表现。

1．皮肤损害

（1）典型皮损为以双上眼睑为中心的持久性浮肿性紫红色斑，可扩展至额、颧、颊、耳前（后）、颈及上胸部 V 字形区红斑是其主要特征。

（2）Gottron 征：手指关节以及肘膝关节侧面散在扁平的紫红色鳞屑性丘疹，即 Gottron 征。

（3）甲周皮肤潮红，伴甲周围皮肤毛细血管扩张和瘀点。

（4）皮肤异色，弥漫性红斑，网状青斑，稀疏脱发，1% 患者有雷诺现象，部分患者对光敏感。

2．肌肉症状

（1）对称性四肢近端肌肉无力，疼痛、触痛，体检时见早期为肌肉肿胀，以后出现进行性肌萎缩。

（2）也可侵及其他肌群，如颈肌、喉肌、食管肌、眼肌、心肌、颜面肌肉、膈肌、肋间肌等而出现相应的症状。

3. **全身症状**　不规则发热，关节痛，倦怠，体重减轻，少数患者可有肝脾肿大、淋巴结肿大。恶性肿瘤、心肺受累是患者死亡的主要原因。

4. **实验室检查**

（1）血清中肌酶增高，其中肌酸激酶（CK）、醛缩酶（ALD）的改变与症状活动有平行关系。

（2）肌电图改变，显示为肌源性萎缩相肌电图。

（3）肌肉活检取疼痛和压痛最明显或肌力中等减弱的肌肉进行检查，表现为肌肉炎症和间质血管周围淋巴细胞浸润

（4）肌肉磁共振成像可发现局部损害。

（5）心电图可发现心肌炎、心律失常。

（6）胸片可发现间质性肺炎、胸部肿瘤。

（7）其他血清肌红蛋白在肌炎患者中可迅速升高，可早于 CK 出现，有助于肌炎的早期诊断；尿肌酸排出增加，常常超过 0.2g/d；部分患者 ANA 阳性，少数患者抗 Jo-1 抗体、抗 PL-7 抗体、抗肌凝蛋白抗体等阳性。其他尚有血沉加快、贫血、白细胞增多、C 反应蛋白阳性等。

目前临床多使用 1975 年 Bohan 指定的皮肌炎和多发性肌炎的诊断标准：

1. 对称性近端肌无力伴有或不伴有吞咽困难和呼吸肌无力。

2. 血清肌酶升高，特别是 CK，但转氨酶、乳酸脱氨酶、醛缩酶也可升高。

3. 肌电图三联改变：①短时限，低电压多相运动单位电位；②纤颤、正锐波、插入激惹；③自发性杂乱和高频放电。

4. 肌活检有肌纤维变性、再生、坏死、吞噬和间质单核的细胞浸润。

5. 典型皮肌炎的皮肤损害。

诊断判断：

1. **肯定诊断**　具备上述 3 项或 4 项（应有皮肤损害）诊断为皮肌炎，具备上述 4 项（无皮损）诊断为多发性肌炎。

2. **疑似诊断**　具备上述 2~3 项，其中如包括皮肤损害则疑似皮肌炎，如无皮肤损害则疑似多发性肌炎。

【鉴别诊断】

1. **皮痹（硬皮病）** 常有雷诺现象，皮肤发硬明显，无类似皮肌炎的皮疹。
2. **丹毒（丹毒）** 皮肤焮红，色如涂丹，肿胀明显，甚至出现水疱。
3. **红蝴蝶疮（红斑狼疮）** 有蝶形红斑，多有发热，多脏器损害，尤其肾脏损害较多且严重，肌肉症状不明显，白细胞计数偏低，狼疮带试验阳性，血清肌酸激酶及 24 小时尿肌酸正常。

【逆向思维辨证治疗】

一、中医证型与治疗方案

（一）湿热浸淫

病因病机：湿热侵袭，蕴蒸肌肤。

主症：肌肤紫红肿斑，肌肉酸痛，肢体困重痿软，或有发热，胸脘痞闷，纳呆，大便溏滞。舌红，苔黄腻，脉滑数。

逆向辨证分析：肌肤红色肿斑，肌肉酸痛，肢体困重痿软，均为湿热浸渍肌肤，瘀阻气血之象；湿热郁蒸，气机不利，可见身热不尽，胸脘痞闷；湿热困脾，脾失健运，则纳呆，大便溏滞；舌红，苔黄腻，脉滑数，均为湿热内盛之征。

治法：清热化湿，通利筋络。

方药：四妙丸（《成方便读》）加减。黄柏、苍术、防己、木通、薏苡仁、川牛膝等。

（二）脾虚湿热

病因病机：脾虚失运，湿热内蕴，溢于肌肤。

主症：眼睑或面部略具水肿性的淡红斑或淡紫红斑，或无明显皮损，纳呆，口黏或淡，腹胀，便溏，四肢疲乏无力，无力抬举或蹲下难以站起。舌淡红，苔淡黄腻，脉弱或濡弱。

逆向辨证分析：面部、眼睑略具水肿性淡红斑或淡紫红斑，系湿热蕴肤，伴见纳呆，口黏或淡，腹胀，便溏，四肢疲乏无力，无力抬举或蹲下难以站起，或无皮损，则系脾虚失运，湿邪内蕴，日久化热溢于肌肤所致。舌脉皆是脾虚湿热之征。面部、眼睑略具水肿性淡红斑或淡紫红斑，也可为脾虚湿热与外界湿热侵犯共同形成。

治法：益气健脾，除湿清热。

方药：参苓白术散（《太平惠民和剂局方》）加减。炙黄芪 30g，党参 12g，炒白术 12g，茯苓 18g，陈皮 9g，薏苡仁 20g，黄连 9g，黄芩 12g，益母草 15g，通草 9g，地肤子 20g。

（三）气血亏虚

病因病机：气血亏虚，肌肉失养或因虚而瘀导致。

主症：多见于慢性期。肌肉萎缩，消瘦乏力，自汗，面色㿠白。舌淡，苔薄白，脉细弱。

逆向辨证思维：久病不愈，气血内伤或饮食劳倦，精血暗耗，致气血虚弱，不能鼓动气血濡养肌肤，而致气血痹阻，经络阻隔。

治法：益气养血。

方药：十全大补汤（《太平惠民和剂局方》）加减。党参 15g，炙黄芪 30g，肉桂 6g，茯苓 18g，炒白术 12g，当归 18g，熟地黄 18g，川芎 10g，白芍 18g，陈皮 9g，鸡血藤 30g。

（四）脾肾阳虚

病因病机：脾肾阳虚，不能温煦肌肤，肌肉失养。

主症：病情日久，皮损从颜面发展到胸上部、四肢伸侧，皮色暗红或淡红，或没有明显皮损，腰膝酸软无力，甚至肌肉萎缩，伴有畏寒肢冷，纳呆，便溏。舌质淡胖嫩，脉沉细弱。

逆向辨证分析：皮损色淡红、暗红或无皮损，病程长，表明虚证明显，再根据其自觉症状如腰膝酸软无力，肌肉萎缩，畏寒肢冷，纳呆，便溏，一派脾肾阳虚之象，经曰：阳气者，若天与日，失其所，则折寿而不彰。阳虚无以温煦脏腑肌肤，则痿软无力，畏寒肢冷，纳少便溏。其原因可能是脾肾阳虚，也可为风寒湿热蕴阻日久，耗伤阳气所致。本证若有皮损如红斑等，应在温阳基础上，添加除湿清热活血之品。如无皮损，则可径直温脾肾，通经络。

治法：补肾壮阳、健脾益气。

方药：肾气丸（《金匮要略》）加减。熟地黄 24g，山茱萸（酒炙）15g，山药 15g，茯苓 12g，牡丹皮 9g，泽泻 9g，桂枝 12g，制附子 12g，黄芪 30g，巴戟天 12g，白鲜皮 20g。

二、辨治发挥

本病轻者四肢无力，重者可致死亡。肺主皮毛，脾主四肢、肌肉，肾主骨，故本病多责之于肺脾肾。湿邪是本病主要病因，初起多为湿热阻滞肌肤为患，日久则脏腑虚证显现，脾虚失运，脾肾阳虚，水湿内蕴，因此本病临床最多见的是虚实夹杂，本虚标实。临证应详查细审，分清轻重缓急，正确遣方用药。本病病程较长，因有些患者病情危重，可加用西药激素或免疫抑制剂等及时控制病情发展，缓解期则转以中医辨证治疗为主，发挥中西医结合的治疗优势。

【外治法】

1. 生侧柏叶 30g，钩藤 15g，当归 30g，槐花 10g，水煎熏蒸药浴外洗，每日 1 次。

2. 透骨草 50g，海桐皮 30g，桂枝 15g，红花 15g，水煎熏蒸药浴外洗，每日 1~2 次。

3. 红花五灵脂药酒涂擦按摩肌肉关节疼痛处。

【其他疗法】

1. **毫针法处方** 主穴取足三里、三阴交、曲池；配穴取阳陵泉、肩髃等。

2. **穴位注射法** 上肢主穴取肩三针，下肢主穴取环跳、市风、伏兔；配穴：合谷、曲池、血海、足三里。方法：采用泼尼松龙（强的松龙）0.1ml，加 10% 普鲁卡因注射液 0.2ml，针刺得气后，每穴推注 0.3ml，3 日 1 次。此法对改善肌肉挛缩和运动功能障碍有明显的治疗作用。

3. **刺血疗法** 上肢主穴取腕骨、肩贞，配穴取曲池、大椎；下肢主穴取足窍阴、悬钟、足三里，配穴取下巨虚、昆仑。方法：常规消毒后，小号三棱针针刺出血，不可刺之过深，若出血过多立即用棉球揉按止血。

4. **七星针疗法** 上肢取脊柱两侧、腕部或上臂阳经穴；下肢取膝部、足踝部。方法：轻度弹刺，以微微渗血为度，3 日 1 次。

5. **拔罐法** 上部取大椎、肩髃、身柱、大杼；下部取腰眼、命门、环跳、承山。方法：用闪火法或投火法，拔吸 3~5 分钟，日 1 次。若合并恶性肿瘤者，不宜施用本法。

【病案举例】

中气虚陷，湿热蕴阻案　患者女，45 岁，2006 年 12 月 15 日初诊。主诉：面部水肿性红斑，四肢无力半年余。现病史：患者自 2006 年 4 月面部出现红斑、肿胀，伴脱发增多，四肢无力，于 2006 年 6 月在北京协和医院皮肤科按脂溢性皮炎用中西药治疗，未效，后到该院免疫科就诊，查血，肌酶：AST63U/L，LDH533U/L，CK305U/L，HBD386U/L，CRP11.2ng/L；ALT25U/L，ALB33g/L，AST63U/L，Cr63mol/L，ESR57mm/h，血糖：6.8mmol/L，上胸部 V 字形区皮疹，双下肢肌力Ⅳ级，双上肢肌力Ⅳ级，双下肢至足背肿胀，BP130/70mmHg，肌电图呈肌源性损害，ANA 为 1∶80，抗 dsDNA（－），抗 ENA（－）。诊断：皮肌炎。给醋酸泼尼松片 50mg，日 1 次，口服；甲氨蝶呤（MTX）15mg，1 周 1 次，口服；氯化钾 0.5g，日 3 次，口服；碳酸钙 D₃ 咀嚼片（钙尔奇 D）1 片，日 1 次，口服；复方甘草酸苷片 3 片，日 3 次，口服，等等。治疗十余天后，症状稍减轻，后到空军总医院皮肤科住院治疗 1 个月，皮损减轻，醋酸泼尼松片减为 30mg/d，余同上。出院带药回到郑州，特求诊。刻诊面色潮红，满月脸，形体肥胖，下蹲站立困难，双上肢抬举无力，动则心悸，纳差，腹胀，口苦，少寐。舌稍红，舌体略胖，有齿印，苔黄厚腻润，脉沉弱。诊断：肌痹（皮肌炎）。辨证：中虚气陷，湿热蕴阻。治法：补中益气，健脾助运，清热和中。方药：党参 15g，炙黄芪 18g，炒白术 10g，云苓 20g，升麻 3g，陈皮 9g，清半夏 10g，黄连 8g，炒枣仁 18g，炙甘草 6g。15 剂，水煎服。西药仍照上述剂量服用。2006 年 12 月 30 日二诊，药后体力稍增，精神好转，舌脉同上。原方续服 15 剂，水煎服。2007 年 1 月 15 日三诊：纳食好转，口苦减轻，蹲下站立较前有力。舌苔较前薄，脉沉弱。原方加生薏苡仁 18g，15 剂，水煎服。嘱甲氨蝶呤减少 1 片（2.5mg）。此后，因我去日本做访问学者，中药仍照初诊方加减持续服用，并定期到北京协和医院免疫科检查，肌酶逐渐下降，四肢较前明显有力。2008 年 3 月 8 日四诊：醋酸泼尼松片已减为 10mg/d，甲氨蝶呤 2.5mg/ 周，纳欠佳，口稍苦，少寐，乏力，二便如常，舌淡红，有齿印，苔黄厚腻，脉沉弱。证属中虚脾弱，兼有蕴热，拟补中益气，健脾清热方：党参 15g，炙黄芪 18g，炒白术 10g，茯苓 20g，升麻 3g，陈皮 9g，黄连 5g，清半夏 10g，桂枝 6g，益母草 15g，炒枣仁 18g，炙甘草 9g。15 剂，水煎服。此方加减连续服至 2009 年 6 月 30 日，西药全部停服，精神很好，肢体活动如常，唯易汗出，乏力，近段远端关节疼痛，舌质暗，苔淡黄腻厚，脉沉弱。至2010 年 12 月 11 日，自停药已大半年，气色已转正常，舌偏淡，苔腻淡黄，脉弱。再拟下方巩固疗效：炙黄芪 25g，桂枝 15g，云苓 20g，陈皮 9g，黄连6g，清半夏 10g，当归 12g，大枣 5 枚，炙甘草 6g。30 剂，水煎服。随访至今，一切安好。

按：皮肌炎属中医"肌痹""痿证"范畴，属于顽固难治性疾病，严重者可导致死亡。该患者首诊即表现为明显的气虚、气陷，兼有湿热内蕴，脾主四肢，主肌肉，脾虚则运化失职，气血匮乏，无以充养四肢和肌肉，故无力而痿，下蹲而不能站起。综观本例患者，以虚为主，兼有湿热，乃因虚致实，虚实夹杂，治疗当以补气健脾为主，兼以化湿清热，清阳得补则升，湿热自可消除。方选李东垣"升阳益胃汤"加减，并基本贯彻始终，共治疗 4 年，西药全部停服，症状、体征全部消失而愈。临床体会，对于此类顽固难治之疾，需要中西药配合治疗，单纯西医或中医都难以收到良好疗效，中药持续服用，西药逐渐减量至停，是成功的治疗思路与方法。

【预防与调摄】

1. 加强营养，避免风寒外感。
2. 心情舒畅，避免精神刺激。
3. 忌食辛辣之物。
4. 防止日光暴晒，加强肢体锻炼。
5. 中年以上患者应全面检查，除外并发恶性肿瘤。

（王 丽）

第七章
瘙痒性皮肤病

第一节　风瘙痒（皮肤瘙痒症）

　　风瘙痒病名首见于《诸病源候论·风病诸候下·风瘙痒候》："风瘙痒者，是体虚受风，风入腠理，与气血相搏，而俱往来于皮肤之间，邪气微，不能冲击为痛，故但瘙痒也。"《外科证治全书·痒风》记载："遍身瘙痒，并无疮疥，搔之不止。"清代沈金鳌《杂病源流犀烛》中记载"风瘙痒，血虚之痒，虫行皮中，皮虚之痒，淫淫不已，风邪之痒，痒甚难忍。"西医学称之为皮肤瘙痒症，是皮肤科常见病。其特征是一种自觉瘙痒而无明显原发性皮肤损害，以瘙痒为主要症状的皮肤感觉异常的皮肤病。本病好发于老年人群，病程长，病情反复，迁延日久难愈，给老年患者的躯体和心理带来了很大的痛苦。

【病因病机】

　　风瘙痒无明显原发皮损，常表现为皮肤干燥或皮肤如常而自觉不同程度的瘙痒，皮肤干燥者多见于老年人，皮肤如常者则多见于中年人，亦可见于儿童。其核心病机是风邪留恋，然其瘙痒也分内因、外因，虚可痒，实亦可痒；热可痒，寒亦可痒；燥可痒，湿亦可痒。如皮肤干燥瘙痒，形体瘦削，通常属于阴血不足，风邪内生；亦可因阳虚血亏，不能温润充养而致，而非单纯血虚也。皮肤如常而瘙痒者，外感风寒，营卫不和或风邪稽留可引起；湿热蕴肤可引起；风湿蕴肤也可引发；如皮肤暗黑略厚，干燥而不润泽，则多属肌肤气血瘀滞，老年患者多见。本病和季节也有一定关系，秋冬风寒致病居多，春夏风热湿热居多，务必注重季节气候与本病发生发展的关系。

　　风瘙痒的辨证除了逆向根据皮肤及形体状况外，必须四诊合参，考虑脏腑病变以及舌脉信息，综合得出正确辨证。

西医学认为皮肤瘙痒症病因病机复杂，目前尚未完全明确，有研究显示，内环境紊乱会引起瘙痒症的发生，其病因有内因和外因，内因多和某些内部疾病、饮食习惯、神经精神等因素有密切关系，外因多与季节、温度、接触物等因素有关。

【诊断要点】

1. 好发于老年人，多见于冬季。

2. 无原发性皮肤损害，表现为阵发性瘙痒，尤以夜间为重。饮酒之后，情绪变化，被褥温暖及搔抓摩擦，使瘙发作或加重。

3. 皮肤划痕征阴性。

4. 患处可有继发性皮损，如抓痕、结痂、色素沉着和苔藓样变，慢性迁延日久，可以与季节有关。

【鉴别诊断】

1. **虱病** 虽有全身皮肤瘙痒，但主要发生在头部、阴部，并可找到成虫或虱卵，有传染性。

2. **疥疮** 好发于皮肤皱褶处，皮疹以丘疱疹为主，隧道一端可挑出疥螨。

【逆向思维辨证治疗】

一、中医证型与治疗方案

（一）血虚风燥

病因病机：气血亏虚，血虚生风，或风邪乘虚外袭，肌肤失养。

主症：多见于老年患者，病程较长，皮肤干燥，瘙痒剧烈，可见较多抓痕和干燥血痂，伴形体瘦削，神疲乏力，纳少，大便干。舌淡或舌体瘦薄，苔薄少，脉细弱。

逆向辨证分析：皮肤干燥而痒，平素神疲乏力，少气懒言，形体瘦削，提示气血两虚，肌肤失却濡养，纳差，舌淡或舌体瘦薄，苔薄少，脉细弱，皆系气血两虚，血虚风燥之象。

治法：养血祛风止痒。

方药：荆防四物汤（《张皆春眼科证治》）加减。荆芥 10g，防风 12g，生黄芪 20g，当归 15g，白芍 15g，熟地 18g，川芎 10g，白鲜皮 20g，大枣 15g，甘草 6g。

（二）卫阳虚弱，气血不足

病因病机：卫阳虚弱，无力温煦，气血亏血，血虚风燥。

主症：冬季皮肤干燥，瘙痒剧烈，遇冷尤甚，面黄形瘦，神疲乏力，畏寒，少寐多梦，月经量少。舌淡，苔白，脉弱。

逆向辨证分析：冬季皮肤干燥瘙痒，遇冷加重，与寒邪和血虚有关，冬季风寒侵犯加之虚体阳虚不能温煦，叠加血虚无以濡养肌肤，则痒作矣。面黄形瘦，神疲乏力，畏寒，多梦，舌淡，苔白，脉弱等，均为卫阳不足，气虚亏虚之症。

治法：温阳益气，养血祛风。

方药：黄芪桂枝五物汤（《金匮要略》）加减。生黄芪 20g，桂枝 15g，制附子 9g（先煎），当归 15g，白芍 15g，川芎 10g，熟地 18g，炒枣仁 20g，防风 10g，地肤子 20g，甘草 6g。

（三）湿热蕴肤

病因病机：素体湿热，与风邪相合，阻于肌肤而发病。

主症：皮肤瘙痒，无原发皮损，抓破结浆痂，或血痂周围红晕微肿，伴口干口黏，纳欠佳，小便黄赤，大便时干。舌质红，苔黄腻，脉滑数。

逆向辨证分析：皮肤瘙痒，无原发皮损，抓破结浆痂，或血痂周围红晕微肿，乃肌肤湿热之征。湿热从何而来，应查找源头，或饮食摄入，或源自肝胆，可根据自觉症状和舌脉判定。

治法：清热利湿，祛风止痒。

方药：萆薢渗湿汤（《疡科心得集》）加减。萆薢 15g，防风 12g，茯苓 18g，黄柏 10g，薏苡仁 18g，生地 12g，滑石 18g（纱布包煎），丹皮 12g，甘草 3g。

（四）阴血不足，肝旺生风

病因病机：阴血不足，肝阳亢盛，风邪内生。

主症：老年人多见，病程较久，形瘦，皮肤干燥，抓破后可有少量脱屑，血痕累累；如情绪波动，可引起发作或瘙痒加剧；伴头晕眼花，失眠多梦。舌淡，少苔，脉细数或弦数。

逆向辨证分析：老年患者病程日久，形瘦，皮肤干燥，头晕眼花，失眠多梦，舌淡，苔少，均为心肝阴血不足表现，瘙痒遇情绪波动加重，脉弦，提示肝阳亢盛，其原因乃老年人心肝阴血亏虚，阴不制阳，导致肝阳亢盛，肝阳化风作痒。

治法： 滋阴养血，平肝息风。

方药： 丹栀逍遥散合当归饮子（《重订严氏济生方》）加减。丹皮 12g，栀子 12g，柴胡 12g，白芍 18g，薄荷 5g（后下），白蒺藜 15g，当归 15g，天冬 12g，北沙参 15g，钩藤 15g（后下），白鲜皮 20g，地骨皮 12g，甘草 6g。

（五）风寒束表

病因病机： 感受风寒，日久不愈，营卫不和。

主症： 冬季多发，发病前有感受风寒病史，但无发热，皮肤瘙痒，遇冷加重。舌淡红，苔薄白，脉浮或平。

逆向辨证分析： 皮肤瘙痒，皮肤如常，无发热恶寒，遇冷瘙痒加重，此乃轻微风寒表证，辛温轻剂最为适合。

治法： 辛温解表

方药： 麻黄桂枝各半汤（《伤寒论》）加减。麻黄 6g，桂枝 9g，白芍 9g，防风 9g，生姜 6g，大枣 9g，炙甘草 6g。

（六）风热血热

病因病机： 素体蕴热，感受外风而成。

主症： 皮肤瘙痒剧烈，遇热更甚，皮肤抓破后有血痂；伴心烦，口渴，小便色黄，大便干燥。舌质红，苔薄黄，脉浮数。

逆向辨证分析： 患者皮瘙痒剧烈，遇热加重，与风热有关，心烦，口渴，小便色黄，大便干燥；舌质红，苔薄黄，脉浮数，均为血热风热之征。

治法： 疏风清热，凉血止痒。

方药： 消风散合四物汤（《仙授理伤续断秘方》）加减。荆芥 10g，防风 12g，蝉蜕 10g，牛蒡子 9g，火麻仁 12g，苦参 10g，苍术 12g，生石膏 30g（先煎），知母 10g，栀子 12g，当归 15g，生地 15g，甘草 6g。

（七）风湿蕴阻，肌肤瘀滞

病因病机： 风湿阻于肌肤，久病抓挠，气血瘀滞肌肤。

主症： 中青年人多见，患病已久，长期抓挠，肌肤增厚脱屑而暗，形成斑块。舌淡红，苔白腻，脉滑或弦。

逆向辨证分析： 皮损肥厚而暗，伴有脱屑剧痒，乃风湿久蕴，与血搏结化燥而成。舌苔白腻，脉滑，均为湿蕴之征。

治法：祛风除湿，化瘀止痒。

方药：全虫方（《简明中医皮肤病学》）加减。全蝎 9g，皂角刺 12g，刺蒺藜 15g，苦参 10g，防风 12g，威灵仙 10g，川芎 10g，当归 15g。

二、辨治发挥

1. 关于卫阳虚弱，气血不足证　本证临床上仅仅卫阳虚弱，并非阳气虚损明显，根据多年临床经验，不少老年患者病程日久，病情反复发作，平素畏寒，四肢不温，舌体淡胖，苔白滑或白腻，脉沉弱，乃阳虚湿蕴之征。阳虚湿蕴，不能温分肉、肥腠理，风邪湿邪易于侵犯，故瘙痒也。故临床常采用桂枝，制附子，苍术，川朴，云苓，当归，鸡血藤，白芍，防风，白鲜皮，生姜，大枣等药温阳化湿，养血祛风，往往可药到痒止。

2. 营卫不和　本证在少年或幼儿多可见到，舌脉如常，病程几天，此类多因营卫不和、风邪作祟。采取调和营卫，方选桂枝汤常常可获良效。

3. 本病之证候常常并非单一出现，临证时往往多证互见，故应详查细审，辨证精细，方能用药贴切。

4. 本病虽然没有太多皮损供逆向辨证，但患者之抓挠所致的血痂和抓痕应当仔细查看。血痂和抓痕周围轻微红肿者，是肌肤湿热的征象。抓痕细密，皮肤干燥脱碎屑，乃是阴血亏虚。皮肤暗褐或黑，肌肤无光泽，多属气血瘀滞。形体瘦削，也是阴血不足之象。

【外治法】

1. **中药熏洗治疗**　当归、鸡血藤、黄精、红花、地骨皮、何首乌、苍耳子、蛇床子各 50g，加水至 10L，煎至药浴浓度为 2.5L，药浴时间一般为 20 分钟左右，水温调至 35～45℃之间。

2. **中药涂搽治疗**　止痒酊外搽，每日 3 次，取中药：苦参 10g，白鲜皮 10g，土荆皮 10g，用 95% 酒精 300ml 浸泡，取药液外用于瘙痒处。皮肤破损处禁用。

【其他疗法】

1. **耳穴贴压**　肺、大肠、皮质下、肾上腺、风溪、心、肝。

2. **敷脐疗法**　红花、桃仁、杏仁、生栀子、荆芥、地肤子各 10g，共研为细末备用。用时取 10g，用蜂蜜调成糊状敷脐，外用胶布固定，日 1 次。具有活血润肤，散风止痒之功。

【病案举例】

1. **卫阳虚弱，气血亏损案** 王某，女，35 岁，2017 年 10 月 17 日初诊。主诉：全身皮肤瘙痒十余年。现病史：患者十余年来每逢秋冬季节则皮肤干燥，瘙痒剧烈，入夜尤甚，遇冷加重。曾在省内多家医院给予中西医结合治疗，疗效不佳。现症见：全身皮肤干燥，瘙痒剧烈，未见明显皮疹，面黄形瘦，多梦，月经前期，白带色黄，乏力。舌淡红稍暗，苔薄白，脉尚可。诊断：风瘙痒（皮肤瘙痒症）。辨证：卫阳虚弱，气血亏损。治应温阳益气，养血祛风。方药：生黄芪 20g，桂枝 10g，制附子 6g（先煎），当归 15g，白芍 18g，鸡血藤 30g，炒枣仁 20g，白僵蚕 12g，白鲜皮 20g，地肤子 20g，大枣 5 枚，甘草 6g。8 剂，水煎服，上方服后瘙痒明显减轻，原方加减又连续服用 60 余剂，瘙痒症状逐渐消退，最终疾病告愈。

按： 临床治疗皮肤瘙痒症常用滋阴养血、祛风止痒类药物，本例根据月经情况、症状、舌脉，推断瘙痒必与气血虚亏，肌肤失养有关并不困难。但本患者每逢秋冬季节则皮肤瘙痒发病加重，且入夜尤甚，认为发病时间正属一年之中、一日之中阴寒所盛之时，且遇冷加重，故瘙痒与卫阳虚弱无力温煦，气血两虚无以濡养密切相关。故以黄芪桂枝五物汤加制附子为基础方，温阳、养血，兼以祛风止痒。自始至终，主方不变，随证加减，十余年痼疾终获治愈，未再复发。

2. **气血亏虚，风邪留恋案** 李某，女，45 岁，2019 年 8 月 1 日初诊。主诉：全身皮肤瘙痒半年余。现病史：患者半年前无明显诱因出现全身皮肤瘙痒，未见明显皮疹，自行外用激素类药膏，瘙痒可缓解，但仍反复发作，现症见：全身皮肤瘙痒，皮肤划痕症阴性，纳差，多梦，面黄唇绀，口苦，乏力。舌淡红，苔薄白，边有齿痕，脉可。诊断：风瘙痒（皮肤瘙痒症）。辨证：气血亏虚，风邪留恋。治应补益气血，祛风止痒。方药：荆防四物汤加味。生黄芪 30g，荆芥 10g，防风 15，当归 15g，白芍 18g，熟地 20g，川芎 10g，白鲜皮 30g，生姜 9g，大枣 5 枚。7 剂，水煎服。二诊：药后瘙痒较前减轻，鼻塞，流鼻涕，舌淡红而胖，苔薄白，脉弱。中药原方加辛夷 9g，10 剂，水煎服。三诊：瘙痒完全消失，皮肤划痕症阴性，舌尖红，苔薄白，脉可。中药原方加辛夷 9g，黄芩 9g，10 剂，水煎服，巩固疗效。

按： 本例辨证气血亏虚、风邪留恋并不困难，但出现舌边有齿痕、口苦，易于使人习惯性地考虑到是否同时存在脾虚、胆热肝郁，造成辨证复杂化。本例因病程较短，认为病因病机仍属单一，故以气血亏虚、风邪留恋为主要矛盾，投荆防四物汤加味数剂而见效，提示对于病程较短的疾病，临证之时应注意避开干扰症状、体征，找主要矛盾，避免辨证、治疗复杂化。

3. 阴虚肝旺，生风化燥案　夏某，男，80 岁，2017 年 8 月 20 日初诊。主诉：全身剧烈瘙痒 20 年。现病史：患者 20 余年来全身皮肤瘙痒，在多家医院给予中西医结合，瘙痒可暂时缓解，但停药则复发加重。瘙痒冬重夏轻。伴少寐多梦。现症见：全身皮肤干燥瘙痒，未见明显皮疹，晚间痒甚。舌红而暗，苔薄，脉弦硬。诊断：风瘙痒（皮肤瘙痒症）。辨证：阴虚肝旺，生风化燥。治应滋阴平肝，润燥祛风。方药：生白芍 30g，生地 20g，北沙参 15g，地骨皮 12g，白蒺藜 20g，钩藤 20g（后下），栀子 10g，炒枣仁 30g，白鲜皮 30g，地肤子 30g，甘草 6g。7 剂，水煎服，尿囊素乳膏外用，日 2 次。二诊：瘙痒明显减轻。药后大便稀，日 2 次。舌不如前红，苔薄，脉同前。中药原方加山药 20g，砂仁 6g（后下），7 剂，水煎服。药后瘙痒进一步减轻，大便转正常。舌脉同前。以初诊方加减连续服用 1 个月，瘙痒止，至此 20 余年的瘙痒完全消失。

按： 本例患者年过八旬，皮肤干燥瘙痒，入秋加重，晚间痒甚，实为阴虚所致。老年之人，元阴本已不足，肝气偏旺，兼之多年剧痒，寝食难安，更易耗伤脏腑阴精，内生肝风，肌肤失于濡养而燥痒。仅投以滋阴平肝、润燥祛风中药 7 剂而瘙痒明显减轻，加减续进，未及 2 个月，20 余年顽固瘙痒完全消失，其余症状亦有改善。

4. 阳虚湿泛，气血虚弱案　任某，男，80 岁，2015 年 8 月 1 日初诊。主诉：躯干皮肤瘙痒 2 个月。现病史：患者 2 个月前出现躯干部瘙痒，无皮疹，自行外用复方樟脑乳膏治疗，效不佳。1 周前在外院诊断为皮肤瘙痒症，给予祛风除湿、清热止痒类中药配合依巴斯汀片口服治疗，瘙痒面积增大。舌淡胖，苔薄白腻，脉尚可。诊断：风瘙痒（皮肤瘙痒症），辨证：阳虚湿泛，气血虚弱。治应：温阳化湿，养血祛风。方药：桂枝 10g，制附子 9g（先煎），防风 12g，苍术 15g，生薏苡仁 30g，川朴 9g，云苓 20g，白鲜皮 20g，当归 15g，鸡血藤 20g，白芍 15g，生姜 3 片，大枣 5 枚。10 剂，水煎服。药后瘙痒明显减轻，舌脉同前。中药原方 7 剂，水煎服。瘙痒白天已止，原方加雷公藤，又连续服用 50 剂，瘙痒完全消失而愈。

按： 风瘙痒临床中以血虚风燥多见，本例为阳虚证实属少见。治疗初期一般以疏风除湿、清热止痒治疗，未收良效，后细加辨证，以桂附温阳化湿，术、朴、苓健脾利湿，当归、鸡血藤、白芍养血润肤，防风、白鲜皮祛风止痒，君臣佐使配伍合理，切中病机，故 7 剂瘙痒著减，范围局限，后加入活血通络、祛风除湿作用的雷公藤，虽停西药，瘙痒再未复发。皮肤瘙痒症，患者病程虽短，但病机却并非简单。前投以疏风除湿、清热止痒中药，疗效不佳，方不对证，应更换思路，重新辨证。患者年逾八旬，且舌淡胖，苔薄白腻，乃阳虚湿蕴之征。阳虚湿蕴，不能温分肉，肥腠理，风邪湿邪易于侵犯，故瘙痒也。

5. **营卫不和案** 姬某，男，24 岁，2017 年 6 月 10 日初诊。主诉：全身瘙痒 1 年余。现病史：患者 1 年前无明显诱因出现全身皮肤瘙痒，未见皮疹，夜间瘙痒明显，曾在外院口服抗组胺药治疗，未效。现症见：全身皮肤瘙痒，无皮疹。舌淡红而胖，苔薄白，脉滑。诊断：风瘙痒（皮肤瘙痒症）。辨证：营卫不和。治应调和营卫。方用桂枝汤加味：桂枝 12g，白芍 12g，防风 15g，地肤子 30g，白鲜皮 30g，炙甘草 9g，生姜 3 片，大枣 5 枚。5 剂，水煎服。二诊：瘙痒明显减轻，舌稍淡，苔薄白，脉同前。中药原方加当归 12g，5 剂，水煎服。药后瘙痒症状消退，疾病痊愈。

按： 本例辨证资料殊少，但诊疗具有一定代表意义。《诸病源候论》曰："风瘙痒者，是体虚受风，风入腠理，与血气相搏，而俱往来于皮肤之间，邪气微不能冲击为痛，故瘙痒也。"机体感受风邪导致营卫不和，病情轻者症状、体征均不明显，故临证时确有部分患者"无证可辨"。凡此情况，只要没有明显热象者，均可以桂枝汤辈调和营卫，则风邪自去。

【预防与调摄】

1. 忌饮酒类，少食鱼、虾、蟹等动风发物，多食蔬菜水果。
2. 避免用搔抓、摩擦或热水烫洗等方式止痒，不用碱性强肥皂洗澡。
3. 内衣柔软宽松，宜穿棉织品或丝织品，不宜穿毛织品。
4. 平素调畅情志，避免劳累，保持心情舒畅。

（王庆兴）

第二节　摄领疮（神经性皮炎）

摄领疮病名出自《诸病源候论·疮病诸候·摄领疮候》，其曰："摄领疮，如癣之类，生于颈上痒痛，衣领拂着即剧。云是衣领揩所作，故名摄领疮也。"《外科正宗》谓："牛皮癣如牛项之皮，顽硬且坚，抓之如朽木。"其特征是颈项、肘关节伸侧、尾骶处圆形或多角形的扁平丘疹融合成片，剧烈瘙痒，搔抓后皮损肥厚，皮沟加深，皮嵴隆起，极易形成苔藓化。本病属于西医学神经性皮炎范畴，又称慢性单纯样苔藓。

【病因病机】

摄领疮的皮损为密集丘疹或斑块脱屑，瘙痒，根据皮损多发于颈部两侧与肘伸侧，乃手足少阳经循行之处，《灵枢经·经脉》曰："足少阳之脉，……下耳后，循颈行手少阳之前……络肝属胆。"又曰："三焦手少阳之脉，……出臂外两骨之间，上贯肘。"故本病常归责于肝胆、三焦病变。如皮损红色或淡红色，多属于肝经郁热，血热风燥，肌肤瘀滞。病因病机为患者长期情志抑郁或肝气亢旺，郁热循经上犯，津血耗伤，生燥生风而致。若皮损色淡，形成肥厚粗糙斑块，疏肝清热无效，则为风湿蕴阻，日久化燥而成。治疗则应疏风除湿，通络止痒。

西医学认为神经性皮炎病因病机尚未完全明确，大多认为与大脑皮层功能失调有关，精神因素是本病公认的主要诱因，此外胃肠道功能失调、内分泌系统紊乱、体内慢性病灶感染、外界物理摩擦、化学制剂刺激、昆虫叮咬、日晒、反复搔抓等，均可诱发或加重病情。

【诊断要点】

1. 多见于青、壮年，多夏季加剧，冬季缓解。

2. 皮损好发于颈项部、额部，其次为尾骶、肘窝、腘窝，亦可见腰背、两髋、外阴、肛周、腹股沟及四肢等处。

3. 皮损初为皮色或淡褐色扁平丘疹，久之融合成片，皮肤增厚干燥成席纹状，长期搔抓，皮肤浸润肥厚，嵴沟明显，呈苔藓化，瘙痒剧烈，情绪波动时，瘙痒随之加剧。

4. 局限型　皮损仅见于颈项等局部，为少数境界清楚的苔藓样肥厚斑片。

5. 泛发型　分布较广泛，以肘窝、腘窝、四肢、面部及躯干为多，甚至泛发全身各处，皮损同局限型。

6. 本病慢性病程，常多年不愈，易反复发作。

【鉴别诊断】

1. **慢性湿疮**　由急性湿疮转变而来，皮损也可苔藓化，但仍有丘疹、小水疱、点状糜烂、流滋等，病变多在四肢屈侧。

2. **紫癜风（扁平苔藓）**　损害多为暗红、淡紫或皮肤色多角扁平丘疹，有蜡样光泽、网状纹，可累及黏膜及指（趾）甲，组织病理切片有诊断价值。

3. **白疕（寻常型银屑病）**　皮损基底呈淡红色，上覆银白色鳞屑，剥去后有薄膜现象和点状出血点。

【逆向思维辨证治疗】

一、中医证型与治疗方案

（一）肝经郁热

病因病机： 肝气不畅，肝火郁滞，气血运行失职，凝滞肌肤。

主症： 皮疹色红，为密集丘疹形成的斑块，瘙痒剧烈，分布于颈部两侧和肘伸侧，症状随情绪变化明显，心烦易怒，失眠多梦，眩晕，心悸，口苦咽干。舌边尖红，脉弦数。

逆向辨证分析： 皮损为密集丘疹形成的斑块，瘙痒剧烈，分布于颈部两侧和肘伸侧，责之于肝胆病变。患者症状随情绪变化明显，心烦易怒，失眠多梦，眩晕，心悸，口苦咽干；舌边尖红，脉弦数，皆为肝经郁热征象，本证乃素体情志不佳，肝气郁结，肝郁化火，导致气血凝滞肌肤而发病。

治法： 疏肝解郁，清热祛风。

方药： 丹栀逍遥散（《内科摘要》）加减。丹皮 15g，栀子 15g，柴胡 15g，白蒺藜 15g，白芍 18g，薄荷 5g（后下），当归 15g，生地 12g，蜈蚣 2 条，白鲜皮 30g，甘草 6g。

（二）血虚风燥

病因病机： 阴血不足，血虚风燥，肌肤失于濡养。

主症：皮损色淡或灰白，抓如枯木，肥厚粗糙似牛皮；心悸怔忡，失眠健忘，女子月经不调。舌淡，苔薄，脉沉细。

逆向辨证分析：皮损色淡或灰白，抓如枯木，肥厚粗糙似牛皮。属血虚风燥。本证久病患者，暗耗阴液，导致营血不足，血虚生风化燥，无以润泽肌肤，反复发病。

治法：养血柔肝，清热祛风。

方药：当归饮子（《重订严氏济生方》）加减。白芍 18g，当归 15g，熟地 18g，川芎 10g，鸡血藤 30g，醋柴胡 12g，白蒺藜 15g，丹皮 12g，栀子 12g，白鲜皮 30g，甘草 6g。

（三）风湿蕴阻

病因病机：风湿久稽，化燥生风，肌肤瘀滞。

主症：皮损为灰白色肥厚斑块，粗糙脱屑，剧痒夜甚。舌淡红，苔薄白腻，脉濡缓。

逆向辨证分析：皮损为灰白色肥厚斑块，粗糙脱屑，剧痒夜甚，为风湿蕴阻日久，化燥生风而致，夜晚阳气不足，湿为阴邪，故瘙痒甚。本证的辨证关键在于透过燥象看到湿邪，风湿在先而燥化继之，且风湿犹存。

治法：祛风除湿，通络止痒。

方药：乌蛇驱风汤（《朱仁康临床经验集》）加减。乌蛇 12g，荆芥 10g，防风 10g，羌活 9g，苦参 10g，当归 15g，炒苍术 12g，薏苡仁 18g，蜈蚣 2 条，栀子 12g。

二、辨治发挥

本病临床十分常见，其证候以肝经郁热证最为常见，患者多为高中生或企业领导、个体创业等心理压力长期较大的人群，发病前往往有心理压力增大史。常舌尖边红，脉弦，皮损部位多为颈部和肘伸侧，疏肝清热常能获得好的疗效。需要提醒的是，风湿蕴阻证容易被人遗漏而误用疏肝清热之法，疗效不佳。其皮损特点为肥厚斑块，边界清楚，曾用疏肝清热法无效。此证看似燥象明显，而实际风湿在里而燥化在表，二者并存。治疗不可只润燥，必须以祛风除湿为主，兼以润燥止痒，而且必须加入蜈蚣、乌蛇等虫类药，以通络散结。

【外治法】

1．黑豆馏油软膏（市售）　外抹患处，日 2 次。

2．京红粉软膏（《简明中医皮肤病学》）　外涂患处，日 1～2 次。用于皮损肥厚，苔藓化者。注意，对汞过敏者禁用。

3．百部酒（《简明中医皮肤病学》）　外搽，日 2～3 次。

【其他疗法】

1．**热烘疗法**　皮损局部外涂油膏和蛷黛软膏后，用保鲜膜封包，电吹风热烘 10～20 分钟，每天 1 次，4 周为 1 个疗程。

2．**梅花针**　苔藓化明显者，用梅花针在患处来回移动扣刺，每天 1 次。

3．**刺络拔罐**　以三棱针在苔藓样改变或皮损肥厚处刺络出血，选择适当大小的玻璃罐，以闪火法速将罐按至刺络部位，留罐 10 分钟，令出血 5～10ml。具有很好的活血通络、祛风止痒之功。

【病案举例】

1．**肝经郁热案**　李某，女，30 岁，2019 年 3 月 18 日初诊。主诉：肘膝关节伸侧出密集多角形丘疹伴瘙痒 10 年，加重 4 个月。现病史：10 年前患者因生气后四肢肘、膝关节伸侧出密集多角形丘疹，瘙痒明显，时愈时发，迁延至今，4 月前因再次生气病情加重，未系统治疗，现四肢肘、膝关节伸侧密集多角形丘疹，部分皮损肥厚，呈苔藓样改变，瘙痒剧烈，平素脾气急躁，纳眠可，二便调，舌尖红，少苔，脉弦数。诊断：摄领疮（神经性皮炎）。辨证：肝经郁热。治应疏肝解郁，清热祛风。方药：丹栀逍遥散加减。丹皮 12g，栀子 12g，生地 15g，白芍 15g，柴胡 12g，薄荷 3g，白蒺藜 15g，防风 15g，白鲜皮 30g，甘草 6g。15 剂，水煎服，复方氟米松软膏外用，药后皮损消退，舌红，苔薄白，脉可。痒止。中药原方加蜈蚣 2 条，15 剂，水煎服，巩固疗效，嘱调畅情志。

按：本例是典型的肝经郁热，现代社会生活节奏加快，人们各方面的压力都很大，若不能适当放松精神、调畅情志，很容易引起肝气不畅，郁久生风化热，发为本病，病久不愈会反过来造成精神负担，更加重病情，这也是本病发病率逐年增高，且易于复发的一个很重要的因素。因此，在临证之时应注意疏肝解郁，调畅情志方面的用药，如此例患者 10 年痼疾仅以丹栀逍遥散加减而收功。

2. 风湿蕴阻，肝气不调案 患者男，61 岁，2017 年 9 月 4 日初诊。主诉：项背部出红斑，脱屑，肥厚，伴瘙痒 2 个月。现病史：2 个月前项部出红斑，痒，脱屑，渐扩大增厚，曾在外院治疗未效。现皮损位于项部至上背部，大致呈梯形斑块，上边 6cm，下边 18cm，边界基本清，肥厚脱屑，瘙痒难耐，纳可，舌稍红，苔白腻厚，脉弦。诊断：摄领疮（神经性皮炎），证属风湿蕴阻，兼肝气不调。治应疏风除湿，疏肝平肝，通络软坚。方药：生麻黄 6g，防风 12g，苍术 15g，生薏苡仁 30g，川朴 9g，益母草 20g，生牡蛎 30g（先煎），白蒺藜 20g，蜈蚣 2 条，白鲜皮 20g，柴胡 12g。15 剂，水煎服。丙酸氯倍他索乳膏、尿囊素乳膏（院内外用制剂），混匀外用，日 2 次。药后项背部肥厚皮损明显变薄，痒亦减轻。舌尖红，苔白腻，脉弦。原方加醋三棱 12g，醋莪术 12g，21 剂，水煎服。服完即皮损完全消退。

按：本例患者，来诊前曾在外院中药治疗未效，查其皮损位于项部至上背部，为肥厚脱屑性较大斑块，剧痒难耐，此乃风湿蕴阻，久病蕴热化燥，与气血交阻于肌肤，不得疏通。又查其舌稍红，苔白腻厚，亦与辨证符合，但其脉弦，又提示肝气不调而亢旺，故采用疏风除湿，疏肝平肝，通络软坚之法，因皮损位于太阳经循行之处，故方仿麻杏薏甘汤意，加疏肝平肝通络之品，以麻黄辛温而开肺窍，恢复肺的宣发之功，防风、苍术、薏苡仁、川朴、白鲜皮除湿祛风，益母草凉血利水，解毒活血，柴胡、白蒺藜、生牡蛎、蜈蚣疏肝平肝，通络软坚，半月即见显效，又 3 周而顽疾告愈。

3. 胆热脾寒案 患者男，34 岁，初诊：2016 年 12 月 30 日。主诉：眼睑、左手掌内侧粗糙、增厚、脱屑伴瘙痒 2 年。现病史：患者两年前因熬夜多出现上症，曾于某知名西医院就诊，诊断为"神经性皮炎"，外用药治疗后效不佳，后于某中医院冷冻治疗未效。现症见：上眼睑增厚、粗糙、苔藓样变、呈暗红色，脱屑，瘙痒明显。左掌小鱼际处增厚、干燥、脱屑、瘙痒。饮酒和熬夜后皮损加重，纳可，眠可，口苦，二便正常，面黄，手足不温，腹部受冷后便溏。舌淡，苔薄白，脉稍弦细。诊断：摄领疮（神经性皮炎）。证属肝热脾寒证，予柴胡桂枝干姜汤加减：柴胡 12g，桂枝 12g，干姜 6g，黄芩 10g，白芍 15g，白蒺藜 15g，党参 12g，炒白术 15g，陈皮 9g，地肤子 15g，蜈蚣 2 条，甘草 6g。8 剂，水煎服。丙酸氯倍他索乳膏、尿囊素乳膏（院内外用制剂）混匀外用，日 2 次。二诊：皮损明显减轻，痒稍减，面黄，舌淡，苔薄白，脉左细稍弦，右沉。中药原方干姜加为 9g。再服 14 剂。药后皮损全部消退，仍以原方续服半月，巩固疗效。

按：上眼睑及手掌皮肤增厚脱屑，乃肌肤瘀滞，查其口苦、饮酒或熬夜则加重，乃肝胆蕴热；面黄，受凉则腹泻，脉细，乃脾寒之症。《伤寒论》147 条云："伤寒五六日，已发汗而复下之，胸胁满微结，小便不利，渴而不呕，但头汗出，往来寒热，心烦者，此为未解也，柴胡桂枝干姜汤主之。"刘渡舟先生称本方证为"胆热脾寒"，诚然也。患者既有胆热之口苦，又有脾寒之便溏，故用柴胡桂枝干姜汤疏肝清胆，温脾健脾，活血通络，方证相应，3 周而愈两年之疾。

4. **肝经郁热，气虚湿热案**　师某，男，31 岁，2010 年 3 月 2 日初诊。主诉：左上眼睑、肘部伸侧、项部出红斑，脱屑，反复发作 2 年。现病史：2 年来左上眼睑、肘、项部反复出红斑，脱屑，痒，外用激素膏效不佳，饮酒常可引发或加重，少寐，口干，大便可，纳一般，心理压力大。舌红，苔黄腻，脉右沉弱，左可。诊断：摄领疮（神经性皮炎）。辨证：肝经郁热，气虚湿热。治应：疏肝清热，益气除湿。方药：丹栀逍遥散加减。丹皮 15g，栀子 15g，柴胡 10g，白芍 15g，薄荷 4g（后下），茵陈 15g，川朴 9g，白蒺藜 15g，白鲜皮 20g，通草 9g，甘草 3g，生黄芪 18g。10 剂，水煎服，丙酸氯倍他索乳膏、尿囊素乳膏（内部制剂）配合外用，日 2 次。药后眼睑皮损基本消退，肘部大部消退，痒基本止。舌胖稍红，苔薄白腻，脉沉。仍以原方加减续服 10 剂，皮损全部消退，痒止，原方再进 10 剂，巩固疗效。

按：本例的发病，与其精神、生活、工作密切相关。工作紧张，心理压力大，导致其肝气郁结，郁久化热，形成肝经郁热；加之患者嗜食辛辣肥甘，体内蕴结湿热，发为本病。又因其平素活动与锻炼较少或不锻炼，经云：久卧伤气，脉虚是其征也。治疗则一方面疏肝清热，一方面补益中气，苦辛与甘温配伍，相辅相成。收效颇佳。临床体会，这种既有肝郁，又有气虚的证候并不少见，治疗时一定要兼顾，不可偏废，疏肝而不伤气，补气却不壅滞。

【预防与调摄】

1. 避免精神刺激，保持情绪稳定。
2. 忌抓挠，少食辛辣食物，戒烟酒。
3. 起居有节，规律生活。

（王庆兴）

第三节 马疥（结节性痒疹）

马疥病名首见于隋代巢元方《诸病源候论·疮病诸候·疥候》，其曰："马疥者，皮内隐嶙起作根墌，搔之不知痛……"《证治准绳》认为："夫疥癣者，皆由脾经湿热，及肺气风毒，客于肌肤所致也……二曰马疥，隐起带根，搔不知痛……"赵炳南先生称本病为"顽湿聚结"，是基于病因病机的命名。马疥临床表现为黄豆至蚕豆大小红褐色或黑褐色孤立性结节，表面粗糙，剧痒，好发于四肢伸侧，尤以小腿伸侧较多。本病相当于西医学的结节性痒疹。

【病因病机】

本病好发于春夏秋三季，常以蚊虫叮咬为诱因。逆向辨证认为其皮损为丘疹，更多见的是褐色结节，剧烈瘙痒，其核心病机总属湿热瘀阻。而其皮损分布常为四肢伸侧，故其病因病机为外邪或内外合邪。感受外界湿热或风湿热邪，湿热之邪阻于肌肤，与气血抟结为结节而发病；若素体阳虚，尤其是卫阳不足，更易招致外邪侵犯，湿热瘀阻加之卫阳不足，形成内外合邪；如肌肤湿热瘀阻，加之素体阴虚或湿热瘀阻久稽，耗伤阴津，亦形成虚实互见，表里同病；根据患者体质与性格不同，临证也常见急躁易怒，肝气亢旺者，感受湿热而致湿热瘀阻，内外并病，而又相互合邪，形成复杂难治的证候；也可因久病剧痒而致肝郁肝旺，同样形成湿热瘀阻，肝气亢旺之证。

根据发病或加重季节，可以推定侵犯人体的淫邪，春季发病，风邪为主，外风犹可引动内风，湿热次之；夏季发病，常外界湿热引动内湿，湿热并盛；秋季发病，则外湿亦可引动内湿，湿邪为主，而热略次之。注重发病与季节的关系，可以为精细辨证提供必要的病因信息。

西医学认为结节性痒疹发病原因和发病机制尚未阐明。部分患者与蚊虫叮咬有关，与胃肠功能紊乱和内分泌障碍可能有一定关系。

【诊断要点】

1. 多发于成年女性。皮损好发于四肢伸侧，尤以小腿胫前为多见，其次为手足背部，亦可见于背、腰围及臀部。

2. 初期为水肿性淡红色或红色丘疹，逐渐形成黄豆至蚕豆大小半球状坚实结节，表面粗糙、角化明显，部分呈疣状增生，触之有坚实感。常伴剥脱、结痂及苔藓样改变。皮疹孤立散在，一般不相互融合。

3. 自觉剧痒，呈阵发性，以夜间及精神紧张时为甚。

4. 病程慢性，可迁延多年不愈。

【鉴别诊断】

1. **湿疮（湿疹）** 皮损多形性，渗出倾向，瘙痒剧烈，皮损对称分布，结节性痒疹皮损单一，一般无渗出。

2. **火赤疮（大疱性类天疱疮）** 部分未见明显水疱的大疱性类天疱疮患者，其皮损可与结节性痒疹相似，但病理可区分，特别是直接免疫荧光检查可见 IgG、C3 在基底膜带呈线状沉积。

【逆向思维辨证治疗】

一、中医证型与治疗方案

（一）风湿热蕴结

病因病机： 正气尚充，感受风湿热，湿热瘀阻肌肤。

主症： 病程数月或经年，青少年较多。始发为散在丘疱疹，瘙痒，日久形成淡红或暗红结节，分布于四肢伸侧及躯干。纳食正常，口干或微苦。舌红，苔薄黄腻，脉数。

逆向辨证分析： 患者皮损始发丘疱疹、瘙痒，为风湿热表现，结节为湿热瘀阻，本证患者年轻力壮，正气充实，单纯感受外界湿热，湿热蕴阻肌肤而发病。口干或微苦，舌红，苔薄黄腻，脉数。实为一派湿热之征。

治法： 祛风除湿，清热散结。

方药： 荆防三妙丸加味。荆芥 10g，防风 10g，苍术 12g，生薏苡仁 20g，黄柏 10g，益母草 15g，白鲜皮 30g，通草 9g，蜈蚣 2 条。

（二）湿热瘀阻，卫阳虚弱

病机特点： 湿热与瘀血互结，卫阳虚弱无以祛邪。

主症： 病程较长，中老年患者居多。皮损为黄豆至蚕豆大小暗红或褐黑色结节，四肢伸侧尤以小腿伸侧皮损较多，剧痒难耐，常可见抓痕，畏寒。舌淡，苔薄白腻或淡黄腻，脉弱。

逆向辨证分析：皮损为结节，属湿热瘀阻，本例中老年患者，素体阳虚，在表卫外不固，在里水湿运化失常，湿热之邪或自外来，或由内生；湿热蕴阻日久，气血不畅，经络瘀滞，形成暗红或暗褐色结节。

治法：温阳固表，除湿清热，通络散结。

方药：温阳散结汤（经验方）。生黄芪 18g，桂枝 12g，制附子 6g（先煎），苍术 12g，生薏苡仁 18g，陈皮 9g，黄柏 9g，连翘 15g，蜈蚣 2 条，全蝎 9g，当归 15g，白鲜皮 30g。

（三）湿热瘀阻，阴津耗伤

病机特点：湿热瘀阻日久，耗伤阴津。

主症：病程长，多处治疗未效，结节淡褐色，剧痒，伴口干，少寐，月经不调。舌红，苔薄少或兼黄腻，脉沉细。

逆向辨证分析：患者皮损表现为褐色结节，其病机是湿热瘀阻，然而本证患者病程长，湿热久稽皮肤，与瘀血胶结，耗伤阴津，瘀热更加涩滞难排，从而形成结节进一步加重病情。

治法：除湿化瘀，清热养阴。

方药：四妙丸合增液汤（《温病条辨》）加减。苍术 12g，生薏苡仁 20g，黄柏 10g，川牛膝 15g，生地 15g，玄参 12g，丹皮 12g，防风 10g，白鲜皮 30g，蜈蚣 2 条。

（四）湿热搏结，肝气亢盛

病机特点：湿热搏结日久，兼肝气过旺。

症状：病程长，屡治不效，结节分布于四肢和躯干伸侧，剧痒，烦躁易怒。舌红，苔薄黄腻，脉弦。

逆向辨证分析：患者典型的皮损，属于湿热搏结。本证患者平素烦躁易怒，情志不畅，肝气郁结，肝郁化火，肝气亢盛，疏泄功能失职，津液代谢障碍，体内湿热无以布散体外，日久湿热搏结皮肤发病。

治法：祛风除湿，清热平肝，通络散结。

方药：荆防三妙丸合丹栀逍遥散（《内科摘要》）加减。荆芥 10g，防风 10g，苍术 12g，生薏苡仁 20g，黄柏 10g，丹皮 12g，栀子 12g，柴胡 12g，生牡蛎 30g（先煎），白芍 15g，蜈蚣 2 条，白鲜皮 30g。

二、辨治发挥

本病病程长，疗程相对较长。其核心病机是湿热瘀阻，主要症状是剧痒，湿、热、风、瘀是导致本病的四个因素。外界湿热和风邪侵犯人体，多是"择虚而犯"，所谓"邪之所凑，其气必虚。"素体气虚或阳虚之人，易于被侵犯而发病。因此对于久病难治之人，应当细查其"虚"，补泻兼施乃可治愈。本病亦可常见外界风热或湿热引动内湿而发病，内湿多责之于"脾"，如舌体胖大，苔白腻，脉弱，或伴有纳差，便溏，当在除湿清热，化瘀通络的同时，健脾化湿；脾阳不足而畏寒，手足不温者，又当温阳健脾。本病之"风"多为外风，但素体肝气亢盛者，常可产生内风而使瘙痒加剧。应配合平肝息风之品。外邪相同，常因人们体质不同而发病或不发病，发病后出现的兼夹证各有差异，须当详辨之。

本病皮损特征是结节，乃湿瘀热结滞，在辨证的基础上适当选择使用虫类药如蜈蚣、全蝎、土鳖虫等，可显著提高疗效，加快结节的消退。本病是中医的优势病种，只要辨证准确，用药贴切，常可治愈。

【外治法】

1. **火针治疗** 患者取舒适体位，充暴露皮损，常规碘伏消毒，将无菌针灸针在酒精灯上烧至针身发白，垂直快速点刺皮损，迅速拔出，点刺的深度应达到皮损基底部，根据结节大小，每个结节取不同部位点刺 3～5 次，针刺完给予再次碘伏消毒，火针治疗每周 1 次。

2. **中药熏洗** 选用清热利湿、解毒散结类中药如大黄、马齿苋、白鲜皮、苦参、威灵仙、薄荷脑、蛇床子、地肤子、冰片等混合后煎煮，加水至 3 000ml 熏洗，每次熏洗 15 分钟，每天 1 次。可达到较好的清热利湿止痒之功。

【其他疗法】

1. **耳穴治疗** 耳穴贴压王不留行，取穴：相应部位、耳尖、神门、肾上腺、三焦等穴，每日按压 3～4 次，每次 1 分钟左右，3 天更换王不留行 1 次。

2. **针刺拔罐** 病变局部常规消毒，梅花针叩刺至局部微微出血，留罐 5～7 分钟，隔日 1 次。

【病案举例】

1. **湿热搏结案** 赵某，男，10岁，2012年11月24日初诊。主诉：躯干、四肢出现暗红色结节伴瘙痒1年。现病史：患者1年前躯干、四肢虫咬后出现丘疱疹，日久形成结节伴瘙痒，曾在多家省级三甲医院治疗未效，现皮疹散在，均为花生米大小暗红结节，舌红，苔薄白腻，脉可。诊断：马疥（结节性痒疹）。辨证：风湿热蕴肤，热瘀搏结。治应疏风清热，除湿散结。方药：荆芥9g，防风12g，苍术12g，生薏苡仁15g，陈皮9g，益母草15g，黄柏10g，蜈蚣1条，白鲜皮15g。15剂，水煎服。地酮洗Ⅱ号、尿囊素乳膏（内部制剂）外用。药后皮疹全部消退，未见新皮疹出现，痒止。舌淡红，苔白腻，脉滑数，中药初诊方加茯苓15g，滑石20g，继服15剂，巩固疗效。

按：本例患儿证候较单纯，只有外患，尚无内忧，表现为湿热瘀结于皮肤，正气尚充。躯干、四肢散在多数丘疱疹、瘙痒，皮损辨证多属风湿热蕴肤，外不得散，内不得泄，日久阻隔经络，热瘀搏结，可形成结节。治疗只需祛风除湿，清热散结即可，起效快，仅仅治疗1个月，皮损完全消退而愈。

2. **阳虚肝郁，湿热瘀阻案** 赵某，男，16岁，2018年10月18日初诊。主诉：腰腹、四肢密集丘疹、结节伴痒3年余。现病史：患者3年前无明显诱因全身泛发丘疹、结节，痒剧，于郑州某医院诊断为"结节性痒疹"，给予中药口服（具体不详），外用曲安奈德软膏治疗，症状稍减，但时常加重。现症见：腰腹、四肢密集黄豆大小褐色结节，剧痒。舌淡胖，苔薄黄腻，脉弦细。诊断：马疥（结节性痒疹）。辨证：阳虚肝郁，湿热瘀阻。治法：益气温阳，清热利湿，化瘀散结。方药：生黄芪12g，桂枝12g，防风10g，炒白术12g，生薏苡仁18g，陈皮9g，蜈蚣2条，白鲜皮18g，当归10g，全蝎6g，甘草6g，柴胡10g。21剂，水煎服。二诊：小腿结节大部分消退，痒减。舌淡，苔薄黄腻，脉弦细。中药原方加三棱10g，莪术10g，连翘10g，21剂，水煎服。三诊：腰骶部密集结节，瘙痒，舌淡，苔薄黄腻，脉弱。生黄芪20g，桂枝12g，柴胡10g，鸡血藤20g，苍术15g，生薏苡仁20g，陈皮9g，蜈蚣2条，乌梢蛇10g，黄柏6g，甘草6g，连翘12g。21剂，水煎服。药后皮损全部消退，痒止，舌红，苔薄白，脉可。拟三诊方去桂枝，乌梢蛇，21剂，巩固疗效。

按：本例患者病程长，证候复杂，褐色结节，剧痒，乃湿热瘀阻，舌淡胖，脉弦细，为素体阳气虚弱，肝气郁结；皮损以结节为主，瘙痒剧烈，舌苔薄黄腻，为肌肤湿热瘀阻之征；阳虚则水湿不化，酿生湿热，湿热蕴久，与气血搏结瘀滞，加之肝气郁结，经络瘀阻，气血不畅，故发为褐色结节。阳虚与湿热并存，兼有肝郁。只有寒温并用，补清兼施，方能切中病机。故治当益气温阳，清热利湿，化瘀散结。首方用黄芪、桂枝温通阳气，温阳而化湿，扶正而祛邪。柴胡、陈皮疏肝理气，防风、炒白术、生薏苡仁、白鲜皮祛风除湿止痒，患者皮损以结节为主，用当归、蜈蚣、全蝎化瘀通络散结，二诊小腿皮损大部分消退，首诊方加三棱、莪术加大活血逐瘀功效，加连翘解毒散结；三诊时仅腰骶部密集结节，仍以益气温阳为主，加黄柏清热祛湿，易全蝎为乌梢蛇通络散结；四诊皮损全部消退，舌红，去桂枝、乌梢蛇，巩固疗效。

3. 湿热瘀阻，阴津耗伤案 杨某，女，46岁，2012年8月21日初诊。主诉：双小腿伸侧出结节、痒4年。现病史：患者4年前双小腿伸侧出散在暗红色丘疹、结节、剧痒，曾在省内多家医院治疗未效。现结节黄豆至蚕豆大小，淡褐色，纳可，口干，面黄浮，少寐，月经后期。舌红，苔前部薄少，脉沉。诊断：马疥（结节性痒疹）。辨证：湿热瘀阻，阴津耗伤。治应除湿化瘀，清热养阴。方药：黄柏10g，苍术12g，生薏苡仁15g，川牛膝9g，荆芥9g，生地15g，玄参12g，丹皮15g，蜈蚣2条，白鲜皮20g，防风12g。15剂，水煎服，地酮洗Ⅱ号、尿囊素乳膏（内部制剂）外用。药后皮损全部消退，痒止，纳欠佳，口干，面黄不华，面有色斑，舌稍红，苔薄少，脉弱。原方去防风、蜈蚣、荆芥，加黄精20g，桑叶10g，15剂，水煎服。

按： 本例患者病程长，病情反复发作，湿热久稽皮肤，与瘀血胶结，形成暗红色结节，日久耗伤阴津，瘀热更加涩滞难排，则出现口干，结节呈褐色，舌红，苔少。以四妙丸除湿清热，加增液汤滋阴，再以防风外除风邪，丹皮、蜈蚣化瘀散结，4年顽疾，半月而愈。

4. 湿热瘀阻，血虚肝旺案 刘某，男，82岁，2019年7月10日初诊。主诉：上肢、腰背、大腿处出丘疹、结节伴痒十余年，加重1个月。现病史：患者10年前无明显诱因后背出现单个结节，后逐渐增多，泛发全身，于广州某医院治疗后痊愈；2017年皮损复发，至郑州某医院住院治疗，具体用药不详，效果不明显；1个月前无明显诱因皮损再次增多，瘙痒加重。现症见：上肢、腰背、大腿、臀部蚕豆大小结节，部分抓破，皮损夏重冬轻，脾气急躁，口干，纳眠可，二便调。舌淡，有瘀斑，苔黄厚腻，脉弦。诊断：马疥（结节性痒疹）。证型：湿热瘀阻，血虚肝旺。治法：清热利湿，养血平肝，化瘀散结。

方药：当归15g，鸡血藤30g，炒苍术15g，生薏苡仁20g，陈皮9g，蜈蚣2条，全蝎9g，黄柏10g，白鲜皮20g，生牡蛎30g（先煎），甘草6g，蒲公英30g。15剂，水煎服。二诊：药后皮损减轻，舌淡有瘀斑，苔薄腻，脉弦。处方：当归15g，鸡血藤20g，炒苍术15g，生薏苡仁20g，蜈蚣2条，全蝎9g，炒蒺藜15g，生牡蛎30g（先煎），白鲜皮15g，陈皮9g，黄柏9g，甘草6g。15剂，水煎服。三诊：药后结节明显变平，痒止，舌淡有瘀斑，苔薄白，脉弦虚。予二诊方加黄芪20g，15剂，水煎服。四诊：结节大部分消退，痒止，舌淡暗，苔薄白腻，脉弦。当归15g，鸡血藤30g，炒苍术15g，茯苓20g，蜈蚣2条，全蝎9g，生牡蛎30g（先煎），黄柏9g，生黄芪20g，生地15g，甘草6g，陈皮9g。15剂，水煎服。药后结节全部消退而愈。

按： 本例患者皮损多以结节为主，伴抓痕结痂，痒剧，苔黄厚腻，乃湿热内蕴之征；病程长达10年之久，"久病多瘀，久病入络"，湿热日久蕴结不散，瘀阻经络，气血循行不畅，发为暗红色结节；舌淡有瘀斑则为血虚血瘀之象，脉弦乃肝旺之象，故辨证为湿热瘀阻，血虚肝旺，治以清热利湿，养血平肝，化瘀散结为主。首方以当归、鸡血藤养血活血，苍术、生薏苡仁、陈皮健脾除湿；黄柏、蒲公英、白鲜皮清热祛湿止痒；蜈蚣、全蝎通络散结，生牡蛎平肝软坚散结，甘草调和诸药。二诊皮损减轻，在原方基础上去蒲公英，加炒蒺藜以疏肝祛风止痒；三诊时结节明显平塌，脉弦虚，故守二诊方加黄芪补气。四诊皮损大部分消退，乘胜追击，继续以清热利湿，养血化瘀散结为主，巩固疗效。

5. 阳虚肝郁，湿瘀阻络案 司某，男，66岁，2014年5月19日初诊。主诉：全身出丘疹、结节、血痂，痒15年余，加重1年。现病史：15年前无明显诱因，双小腿散在丘疹、结节，抓破后流滋，有血痂。1年前出荨麻疹后加重，曾于国内十余家部、省级三甲中、西医医院皮肤科就诊，先后诊断为"湿疹""结节性痒疹"。现四肢较多黄豆至蚕豆大小暗红结节，剧痒，多数抓破。舌淡胖，苔薄白腻，脉左沉弱，右沉弦。诊断：马疥（结节性痒疹）。辨证：阳虚肝郁，湿瘀阻络。治法：益气温阳，除湿通络。方药：生黄芪20g，桂枝12g，制附子9g（先煎），苍术15g，生薏苡仁30g，陈皮10g，防风12g，白鲜皮20g，蜈蚣2条，全蝎6g，泽泻12g，柴胡12g。15剂，水煎服。院内制剂地酮洗Ⅱ号、尿囊素乳膏外用。药后结节大部消退，痒著减，非常高兴，舌淡略胖，苔腻厚淡黄，脉右稍弦，左弦。中药原方桂枝增为15g，加生牡蛎20g

（先煎），白芥子 6g，15 剂，水煎服。2014 年 6 月 23 日三诊：痒止，结节仅剩几个，舌淡胖，苔白腻厚，脉弦。中药守初诊方加法半夏 10g，15 剂，水煎服。药后结节全部消退而愈。特送感谢信张贴。

按： 本例病程长，证候复杂。内忧外患，外有湿热瘀阻，久稽不去，瘙痒剧烈，夜难成寐，痛苦异常。内有阳气虚弱，且兼有肝郁。虚实夹杂，寒热错杂，且肝气不调。前医之所以没能取效，估计只注重肌肤之湿热瘀结，而没有考虑阳虚与肝郁，殊不知内乱不除，则无力抗御外患。只有内外兼治，方能取得疗效。采用黄芪、桂枝、附子温阳通阳，以复阳而化湿，鼓舞正气；柴胡、陈皮疏肝理气，使气机通畅，利于阳气通行；防风、苍术、生薏苡仁、白鲜皮、泽泻除湿祛风，蜈蚣、全蝎通络散结，尽除肌表之湿瘀毒结。半月而苛疾消减大半，又乘胜追击，加重桂枝剂量，更加白芥子、法半夏、生牡蛎以散结软坚，顽疾治愈。

【预防与调摄】

1. 尽量避免搔抓以及各种因素刺激皮损。
2. 饮食有节，起居有常，少食辛辣刺激食物。
3. 根据天气情况，注意衣服增减，预防感冒。
4. 适当锻炼，增强体质。

（王庆兴）

第八章
病毒性皮肤病

第一节　扁瘊（扁平疣）

扁瘊，属于"疣"的范畴，古代文献对本病的记载首见于《五十二病方》。明代薛己《外科枢要》记载："疣属肝胆少阳经，……或怒动肝火，……盖肝热水涸，肾气不荣。"明代陈实功《外科正宗》中阐发："枯筋箭乃忧郁伤肝，肝无荣养，以致筋气外发。"古代医籍关于疣的论述多是寻常疣，即所谓"枯筋箭""千日疮""疣目""刺瘊"等。而扁瘊则未见记载。本病临床表现为颜面、手背、前臂等部位出现皮色、淡红色、红色、淡褐色、褐色、淡白色扁平丘疹，伴不同程度的瘙痒。本病相当于西医学之扁平疣。

【病因病机】

扁平疣的皮损为皮色、淡红色、红色、淡褐色、褐色、淡白色扁平丘疹，大多数扁平疣皮损发于面部、手背、前臂伸侧等人体上部和暴露之处，《素问·太阴阳明论》云："伤于风者，上先受之。"宋代《圣济总录·面体门》说："论曰风邪入于经络，气血凝滞，肌肉弗泽，发为疣目。或在头面，或在手足，或布于四体。"因此，本病的发生，无论皮损是何种颜色，均与风邪侵犯有关。除了皮损为淡白色外，红色、褐色等均为风与热合，毒瘀搏结肌肤而成。头面、手背、前臂伸侧属于阳经循行部位，易感受外邪，外感风热毒邪，经络受阻，气血凝滞，搏于肌肤瘀结而成。其次扁平疣的辨证需要辨皮损的颜色、发病的长短，皮损长时间不消退，颜色为淡红色、红色，此为风热夹瘀，皮损为淡褐色、褐色，此为瘀滞更甚。扁平疣的发病与脏腑关系密切，患者怒动肝火，肝旺血燥，筋气不荣，肌肤不润所致，或因情志不舒，肝气郁结，致使气机不畅，瘀血内生，郁于肌表。同时本病还与肺、肾、脾有关系，若舌体胖，脉滑者，多为脾湿内蕴；若平素怕冷，易感冒，舌淡胖，苔薄白腻，脉弱或滑者，多为肺卫不固或阳虚，疣体多为白色；若伴有纳差食少，形体瘦弱，面色少华，多为风热夹瘀兼气血不足。

西医学认为本病由人乳头瘤病毒（HPV）感染导致，HPV通过皮肤黏膜微小破损进入上皮细胞（特别是基底层细胞）并复制、增殖，导致上皮细胞异常分化和增生，引起上皮良性赘生物。

【诊断要点】

1. 多见于青少年，病程较长。

2. 好发于颜面、手背、前臂等部位。

3. 皮损为扁平丘疹，针头、米粒至黄豆大小，可呈皮色、淡红色、红色、淡褐色、褐色、淡白色等，大多数骤然出现，表面光滑，常常无自觉症状，部分患者可有不同程度瘙痒，皮损搔抓后常常有同形反应特点。

【鉴别诊断】

1. **紫癜风（扁平苔藓）** 本病多发于四肢伸侧、背部、臀部；皮疹为多角形扁平丘疹，表面有蜡样光泽，多数丘疹可融合成斑片，色呈暗红色；瘙痒一般较重。

2. **脂溢性角化病** 本病好发于中老年人，常见于面部、头皮、躯干、上肢，但也可发生于身体其他部位，早期损害为小而扁平、境界清楚的斑片，表面光滑或略呈乳头瘤状，淡黄褐或茶褐色。以后损害渐渐增大，底部呈圆、椭圆或不规则形，偶有蒂，直径1mm～1cm，或数厘米，边缘清楚，表面呈乳头瘤样，渐干燥、粗糙、失去光泽，可形成一层油脂性厚痂。

【逆向思维辨证治疗】

一、中医证型与治疗方案

（一）风热夹瘀

病因病机：外感风热毒邪，夹瘀搏于肌肤。

主症：皮损为红色、淡红色扁平丘疹，好发于面部、手背、前臂伸侧，偶有瘙痒，纳眠可，二便正常。舌红或淡红，苔薄白，脉可。

逆向辨证分析：扁平疣首看发病部位，本证多发面部、手背、前臂伸侧，皮损颜色淡红或红色,辨证属风热,其原因乃是外感风热毒邪,导致气血凝滞,夹瘀搏于肌肤而生。

治法: 疏风清热,解毒散结。

方药: 桑菊祛疣汤(经验方)加减。桑叶 10g,菊花 10g,黄芩 12g,紫草 15g,土贝母 12g,白蒺藜 15g,连翘 15g,生牡蛎 30g(先煎)。

(二)气虚湿滞,风热夹瘀

病因病机: 素体肺卫不固,脾虚湿蕴,复感风热毒邪,风热夹瘀,搏于肌肤。

主症: 患者病程较长,反复多年面部、手背出淡红色扁平丘疹,轻度红肿、瘙痒,纳食一般。舌淡红而胖,有齿印,苔白腻,脉弱。

逆向辨证分析: 患者面部、手背发病,皮损颜色淡红,皮损辨证属风热夹瘀,但发病时间长,脉弱,正气不足,肺卫不固之象;舌淡红而胖,有齿印,苔白腻,此乃脾虚湿蕴之象。其原因乃素体气虚湿滞,感受风热毒邪,导致气血凝滞,夹瘀搏于肌肤而生。

治法: 益气除湿,散风清热,化瘀散结。

方药: 玉屏风散(《世医得效方》)合桑菊祛疣汤(经验方)加减。生黄芪 18g,防风 10g,炒白术 10g,桑叶 9g,菊花 9g,黄芩 12g,生薏苡仁 30g,川朴 9g,益母草 15g,白蒺藜 15g,生牡蛎 30g(先煎),土贝母 12g。

(三)肝火旺盛,风热夹瘀

病因病机: 郁怒伤肝,肝旺血燥,肌肤不润所致,或肝气郁结,致使气机不畅,瘀血内生,外感风热,夹瘀结于肌肤。

主症: 患者病情反复,面部、手背、前臂伸侧淡褐色丘疹,瘙痒明显,平素脾气急躁,纳眠可,口干口苦。舌红,苔薄白腻,脉弦。

逆向辨证分析: 患者面部、手背、前臂部位发病,为风热所致,皮损颜色淡褐色为气血瘀滞。平素脾气急躁,怒动肝火,肝旺血燥,筋气不荣,肌肤不润,或因情志不舒,肝气郁结,致使气机不畅,瘀血内生,复感风热毒邪,导致气血凝滞,夹瘀搏于肌肤而生。

治法: 疏风清热,平肝散结。

方药: 平肝祛疣汤(经验方)加减。桑叶 10g,菊花 10g,黄芩 12g,栀子 12g,紫草 15g,柴胡 12g,白蒺藜 15g,夏枯草 15g,生牡蛎 30g(先煎),土贝母 12g。

（四）阳虚湿蕴，瘀结肌肤

病因病机： 素体阳气虚弱，无以化湿，结于肌肤。

主症： 皮损多为皮色或白色扁平丘疹，好发于面部、手背、前臂伸侧，偶有瘙痒，纳眠可，平素畏寒怕冷，手足不温，冬季易感冒。舌淡或淡红而胖，苔薄白稍腻或白腻，脉弱。

逆向辨证分析： 皮损为白色或皮色，发于面部、手背，此为阳经所过之处，多为阳病，患者平素畏寒怕冷，冬季易感冒，乃阳虚之象，苔薄白稍腻或白腻，脉濡，为一派湿阻之象。其原因乃阳虚湿不得运化，水湿内停，瘀阻肌肤所致。

治法： 温阳化湿，解毒散结。

方药： 温阳祛疣汤（经验方）加减。黄芪18g，桂枝12g，附子9g（先煎），茯苓18g，生薏苡仁20g，陈皮9g，川芎10g，红花9g，益母草15g，土贝母12g。

（五）风湿犯表，湿瘀结滞

病因病机： 风湿侵犯肌表，日久湿瘀结滞而成。

主症： 皮损为皮色或淡褐色扁平丘疹，好发于面部、手背、前臂伸侧，或有微痒，形体略胖，纳食如常。舌偏淡或淡红而胖，苔薄白腻，脉滑。

逆向辨证分析： 皮损为皮色或淡褐色，乃瘀滞所致，无热象，皮损分布于面部等阳经部位，加之体质不虚，形体略胖，舌偏淡或淡红而胖，苔薄白腻，脉滑，一派风湿蕴表，湿瘀结滞肌肤之象。

治法： 宣肺除湿，化瘀散结。

方药： 麻杏薏甘汤（《金匮要略》）加减。麻黄9g，炒杏仁9g，薏苡仁30g，茯苓20g，法半夏12g，陈皮9g，桂枝12g，红花9g，生牡蛎30g（先煎），全蝎6g。

（六）气血不足，风热夹瘀

病因病机： 素体气血不足，风热夹瘀搏于肌肤。

主症： 病程长，病情反复，皮损为淡褐色扁平丘疹，好发于面部、手背、前臂伸侧，或痒，或不瘙痒，乏力，口唇色淡，女性月经量少。舌淡，苔白，脉细弱。

逆向辨证分析： 本证患者皮损颜色淡褐色，乃瘀滞已久，皮损多发面部、手背、前臂伸侧，辨证属风热；病程长，久病必虚，乏力，口唇色淡，女性月经量少，舌淡，苔白，脉细弱，一派气血虚弱之像。其原因乃是素体气血不足，风热夹瘀搏于肌肤而生。

治法：益气养血疏风，清热散结。

方药：当归补血汤（《内外伤辨惑论》）合桑菊祛疣汤（经验方）加减，药用：生黄芪 20g，当归 15g，桑叶 10g，菊花 10g，黄芩 12g，益母草 15g，土贝母 12g，白蒺藜 15g，生牡蛎 30g（先煎）。

二、辨治发挥

因古代论述"疣"多是指"寻常疣"，即"枯筋箭""千日疮"等，认为属肝旺血燥，筋气不荣，故现代中医皮肤科遵之多从肝论治。本病亦属疣类，因此不少医家也认为扁瘊发病与肝之血燥、肝旺有关，采用平肝镇肝之法治疗。虽也取得一定疗效，但终归病因病机与"枯筋箭""千日疮"有较大区别，单一从肝论治略有偏颇。扁瘊发病主要为外界风、热、湿等侵犯，但最终导致气血瘀滞，结于肌肤而成。多为内外合邪所致，病久者多属虚实夹杂。本病虽属小恙，但具体每一位患者，所呈现的证候却往往比较复杂。初起者，多属实证，日久则常伴有虚证。一般认为，皮损色红者属于风热，皮色可热可寒可湿，色褐甚至黑褐者，瘀滞较甚，白色多为寒、湿，可作为皮损辨证的依据之一。本病好发于面部、手背、前臂等处，故用药宜轻灵，辛散药常用。除了外因，本病的发生发展常有内因的参与，兼有气虚、阳虚、脾湿、肝旺等等，需要四诊合参，精细辨证。临床经验，通常皮损为红色者治疗相对容易，褐色或黑褐色者，治疗较难，疗程较长。如果皮损红，而且伴有微肿而痒，是疾病即将消退之征象。在治疗中，只要疣体有变化，增多、变平或缩小，都是有效的反映，应继续治疗，并告诉患者，尤其是皮损增多时。对于病程长，多处治疗无效者，务必注意详辨细审，内外同治，补泻兼施，一般均可治愈。

【外治法】

1. **火针** 患者取舒适体位，常规皮肤消毒，细火针在酒精灯上加热至发白，于疣体垂直迅速处点刺，疣体大者点刺 2 ~ 3 下，小者点刺一下即可，至疣体松解后，使用消毒棉签将全部疣体掀掉，使治疗后皮损处暴露于空气中并保持其干燥，常在治疗 3 天后会开始结痂，勿人为搔抓，约 7 ~ 10 天后会自行脱痂。

2．**洗涤法**　用内服方的第二汁外洗，以海螵蛸蘸药汁轻轻擦洗疣体使之微红为度，每天 2～3 次。

3．**涂法**　用鸦胆子仁油外涂患处，每天 1 次。用于治疗散在扁瘊，防止正常皮肤受损。

【其他疗法】

1．**中药倒膜**　选取中药紫草、板蓝根、香附、山豆根、木贼、红花各500 克烘干共为细末，与 500 克淀粉混匀调成糊状，外敷于面部，每次 20 分钟，隔日 1 次。

2．**针灸配合耳尖放血**　选取大椎、合谷、曲池、足三里、阴陵泉、三阴交、太冲、疣体局部穴针刺 30 分钟，同时耳尖穴刺破放血。

【病案举例】

1．**风热夹瘀案**　雷某，女，22 岁，2011 年 12 月 23 日初诊。主诉：面部，手背出现扁平丘疹，轻痒 2 年。现病史：2 年前患者面部、手背出现扁平丘疹，轻痒，经治疗未愈，现皮疹淡红，小绿豆大小，较密集，偶痒，纳可，大便干，舌尖边稍红，苔薄腻淡黄，脉左稍弱右可。诊断：扁瘊（扁平疣）。辨证：风热夹瘀证，治应疏风清热，凉血化瘀。方药：菊花 10g，桑叶 10g，黄芩 12g，生薏苡仁 30g，土贝母 20g，川朴 10g，白蒺藜 20g，紫草 18g，益母草 15g，木贼10g。15 剂，水煎服，配合咪喹莫特软膏、维 A 酸软膏外用。二诊：皮损大部消退，舌红，苔薄黄腻，脉沉稍弦。方药：桑叶 10g，菊花 10g，黄芩 12g，白蒺藜20g，益母草 15g，紫草 18g，栀子 12g，生薏苡仁 30g，浙贝母 12g，生牡蛎 30g（先煎），川朴 10g。25 剂，水煎服。三诊：皮损基本消退，舌红，苔薄白，脉同前，印堂、额头见少许红丘疹（痤疮），中药二诊方去川朴，加连翘 15g，蒲公英 30g，15 剂，水煎服。药后皮损消退，舌稍红，苔薄白，脉弱。以中药二诊方加太子参 15g，玄参 15g，去川朴，薏苡仁，栀子，15 剂，水煎服，巩固疗效。

按：患者皮损分布于头面、手背，发病部位典型，为阳经所及之处，皮疹颜色淡红，瘙痒，舌尖边稍红，为外感风热；病程长达两年，长时间存在而不消退，乃风热夹瘀搏于肌肤也。正所谓"久病必瘀"，因此采取疏风清热、解毒散结并举，效如桴鼓。

2．**气虚湿滞，风热夹瘀案**　王某，女，30 岁，2016 年 10 月 4 日初诊。主诉：面部、手背、前臂出现扁平丘疹 7 年余。现病史：7 年前患者面部出现淡红色扁平丘疹，偶有瘙痒，未治疗，皮疹逐渐延及手背和前臂，近段时间皮损瘙痒明显，轻度红肿，现皮疹多分布于额面、手背、前臂等处，以额部较多，纳眠可，舌淡红，舌体胖，有齿印，苔白稍腻，脉右弱，左如常。诊断：扁瘊（扁平疣）。辨证：气虚湿滞，风热夹瘀。治宜益气除湿，散风清热，化瘀散结。方用玉屏风散和桑菊祛疣汤加减：生黄芪 20g，炒白术 15g，防风 12g，桑叶 10g，黄芩 10g，生薏苡仁 30g，川朴 10g，益母草 18g，刺蒺藜 15g，生牡蛎 30g（先煎），木贼 15g，土贝母 15g，通草 6g。7 剂，水煎服。二诊：皮疹痒，舌淡红而胖，有齿印，脉右弱。中药原方黄芪增为 25g，7 剂，水煎服。三诊：皮损大部分消退，舌脉同前。中药原方生黄芪增为 30g，7 剂，水煎服。药后皮损消退。舌脉同前。以中药初诊方去黄芩，再服 1 周巩固疗效。

按： 该患者皮疹分布于额面、手背、前臂等处，以额部较多，且近期加重，轻度红肿，为风热夹瘀之象。其病程长，脉右弱，提示正气不足，舌淡红而胖，有齿印，苔白稍腻，乃脾虚湿蕴，肺卫不固。采用玉屏风散和桑菊祛疣汤加减治疗 1 周后出现疣体痒，乃正气来复之征，加重黄芪剂量后 1 周，皮损大部消退，再服 1 周即皮损全部消退而愈。本例虚实并见，不补虚则邪难退，因此对该患者除疏散风热，软坚散结的传统治法之外，还应补其虚，活其血，化其湿，只有做到此三点诸证才能迎刃而解。

3. **肝气亢旺，风热夹瘀案** 孔某，男，22 岁，2018 年 8 月 2 日初诊，主诉：面、前臂、手背出扁平丘疹 3 年余。现病史：3 年余前面部、前臂、手背出扁平丘疹，色淡红，未治疗，皮疹渐增多，现皮疹以前臂和颜部为多，绿豆至黄豆大小，偶有瘙痒，平素性格急躁、易怒。舌稍红，苔白稍腻，脉弦。诊断：扁瘊（扁平疣）。辨证：肝气亢旺，风热夹瘀。治应疏风清热，平肝软坚。方用平肝祛疣汤加减：桑叶 10g，菊花 10g，黄芩 12g，白蒺藜 15g，柴胡 12g，夏枯草 12g，土贝母 15g，生薏苡仁 20g，益母草 15g，紫草 18g，生牡蛎 30g（先煎），连翘 15g，夏枯草 15g。15 剂，水煎服。2018 年 8 月 19 日二诊：皮损较前软，个别消失，舌淡红，苔薄白，脉可。方药：中药原方 7 剂，水煎服。2018 年 8 月 26 日三诊：颜部皮疹基本消退，余均较前软，舌淡红，苔薄黄腻，脉右弱左可。方药：中药原方加生黄芪 18g，7 剂，水煎服。此后一直按此方加减连续服用不足 1 个月，皮损逐渐变小、变平而完全消退。

按： 患者皮损发于头面等阳经部位，颜色淡红，瘙痒，为外感风热之征，病程长，反复发作，必有瘀滞，患者平素性格急躁，易怒，肝火旺盛，肝旺血燥，肝气郁结，气机不畅，瘀血内生，搏于肌肤。加之外感风热，风热夹瘀，内外合邪发病。治宜采取疏风清热、平肝软坚并进，方能取效。

4. **阳虚湿蕴，结于肌肤案** 曹某，女，22岁，2017年9月10日初诊。主诉：面、手背出现扁平丘疹1年。现病史：患者1年前始于面颊部出现扁平丘疹，皮损逐渐增多，遂至当地医院治疗，具体用不详，未见明显疗效，遂来诊。现症见：面颊、手背泛发皮色扁平丘疹，绿豆大小，白带量多，质稀，纳可，冬季畏寒怕冷，易感冒。舌淡红而胖，苔薄白稍腻，脉滑。诊断：扁瘊（扁平疣），辨证：阳虚湿蕴，结于肌肤。治宜温通化湿，解毒散结。方用温阳祛疣汤加减：桂枝10g，制附子6g（先煎），防风12g，生薏苡仁30g，白蒺藜15g，益母草15g，土贝母15g，陈皮9g，生牡蛎30g（先煎），连翘15g。10剂，水煎服，服药10剂即皮疹基本消退。舌脉同前。中药续服7剂，皮损消退而愈。

按：患者皮损为皮色，发于面、手背等阳经所过之处，多为阳病，白带多，质稀，苔稍腻，脉滑为一派湿阻之象，冬季畏寒怕冷，易感冒是阳虚之表现。因此针对本例患者阳虚之体，不能选用疏散风热的菊花、木贼等辛凉药，而应改为桂枝、附子、防风等辛温药。由于辨证准确，仅服10剂便获痊愈，在治疗时切不可被传统治法所束缚，而应因人而异，整体辨证方可药到病除。

5. **气血不足，风热夹瘀案** 董某，女，32岁，2018年5月1日初诊。主诉：面部扁平丘疹10年余。现病史：患者10年前面部出现淡褐色扁平丘疹，无明显自觉症状，曾外搽维A酸软膏治疗，可获得暂时缓解，停药仍病情反复，遂至我处就诊，现皮疹散在分布于两侧面颊部位，颜色为淡褐色，绿豆大小。平素乏力，月经量多，纳可，舌淡，苔薄白，脉弱。诊断：扁瘊（扁平疣）。辨证：气血不足，风热夹瘀。治应益气养血疏风，清热散结。方选当归补血汤和桑菊祛疣汤加减：生黄芪20g，当归15g，桑叶10g，菊花10g，黄芩10g，益母草15g，土贝母15g，白蒺藜15g，白芷10g，生牡蛎30g（先煎）。21剂，水煎服。二诊：皮损部分消退，舌淡红，苔薄白，脉右稍弱。中药初诊方去白芷，加生薏苡仁30g，连翘15g，7剂，水煎服。三诊：皮损较前略具水肿，舌淡，苔白，脉右弱。中药初诊方加生薏苡仁30g，7剂，水煎服。药后皮损大部消退，舌淡红，苔薄白，脉左弱。中药初诊方去白芷，当归，加紫草18g，生黄芪增为30g，7剂，水煎服。服完即皮损基本消退，舌淡红，苔薄白，脉可。以中药初诊方加紫草20g，10剂，水煎服，巩固疗效。

按：该患者皮损部位为典型阳经所行之处，提示外感风热，皮损颜色淡褐色，表明瘀滞较重。病程长达 8 年之久，月经量多，舌淡，脉弱，久病必虚，提示气血不足，故在疏风清热的基础上加入黄芪补其气，当归补血活血，"正气存内，邪不可干"，患者正气得补，仅月余即获良效，因此对于病程较长的患者在诊病时要注意其有无虚象，及时补虚，有利于皮损的消退。

6. 风湿蕴表，湿瘀结滞案　患者男，30 岁，2019 年 8 月 26 日初诊。主诉：面部出现扁平丘疹 3 年余。现病史：3 年前左右面颊出现暗红色扁平丘疹，形丰，纳食二便如常，口干，喜饮，舌淡胖，苔薄白腻，脉滑。诊断：扁瘊（扁平疣）。证属风湿蕴表，湿瘀结滞，治当宣肺除湿，化瘀散结，方选麻杏薏甘汤加减：麻黄 6g，炒杏仁 10g，炒薏苡仁 30g，茯苓 20g，清半夏 12g，陈皮 9g，川芎 15g，桂枝 12g，生牡蛎 30g（先煎），蜈蚣 2 条，紫草 18g。15 剂，水煎服。咪喹莫特乳膏、阿达帕林凝胶点涂疣体，均隔日 1 次。药后皮损较前变平、缩小，上方加红花 9g，15 剂，水煎服。此后即以该方加减连续服用 1 个月，皮损全部消退而愈。

按：患者年仅三十，但病程已 3 年。形体胖，舌淡胖，苔薄白腻，脉滑，乃风湿蕴表，湿瘀结滞之证，但疣体暗红，尚有微热，故选麻杏薏甘汤宣肺除湿，加桂枝通阳化湿，加紫草凉血化瘀，虽然起效尚快，但共连续治疗 4 个月，皮损方愈，足见湿邪致病，去之较缓。

【预防与调摄】

1. 畅情志，保持良好情绪。
2. 避风寒，清淡饮食。
3. 适当锻炼，增强体质。

（王庆兴）

第二节　蛇串疮（带状疱疹及其后遗神经痛）

蛇串疮，又名缠腰火丹，亦称为甑带疮、火带疮、蛇丹、蜘蛛疮等，本病病名首见于《诸病源候论·疮病诸候·甑带疮候》，其曰："甑带疮者，绕腰生。此亦风湿搏于血气所生，状如甑带，因以为名。"《医宗金鉴·外科心法要诀》云："此症有干湿不同，红黄之异，皆有累累珠形。干者色红赤，形如云片，上起风粟，作痒发热，此属心肝二经风火。湿者色黄白，水疱大小不一，作烂流水……此属肺脾二经湿热。"临床特征是红斑基础上出现簇集性水疱，伴有不同程度的疼痛，皮损只发于躯干或肢体一侧。皮损可发于躯干、四肢、头面，但以腰腹为多。西医学称本病为带状疱疹。

【病因病机】

蛇串疮皮损表现为红斑、水疱，伴不同程度以及不同性质的疼痛，总属湿热拧结。本病湿热之源，首先需要观察皮损的颜色、形态，如大片红斑者提示热盛。水疱红赤紧张，多属湿热毒盛；水疱黄白，疱壁松弛，多属脾虚湿热；血疱则提示血热、热毒炽盛。其次根据皮损分布的部位，发于胸胁部，因胁肋为肝经循行部位，故多属于肝经湿热。发于腰腹部者，因其属脾经分布之所，故多属脾虚湿热或脾虚湿蕴。发于头面部者，因头面为阳经循行之处，常考虑感受风热毒邪所致。发于躯干部位者，则属于肝郁化火或者脾虚湿热，发于下肢者多为肝经湿热。确定属于哪个脏腑、经络，如胁肋部属于肝胆经，腰腹部属于脾经等，结合患者的饮食、舌脉等确定是否有兼证，患者纳差、口淡无味、便溏提示脾虚，脾气急躁、易怒，脉弦提示肝郁，脉细表明血虚，脉涩、舌暗有瘀点提示血瘀。再者我们需要辨疼痛性质，痛有定处，拘急感，遇寒痛剧，考虑寒邪致痛；疼痛重着不移，缠绵不愈，每遇阴雨天加重，则提示湿邪致痛；焮红灼热疼痛，则是热邪致痛；针刺样疼痛，痛有定处，考虑血瘀致痛；以胀痛为主，随情志改变明显者，提示气滞作痛；疼痛绵绵发作，喜温喜按，考虑因虚致痛。

西医学认为由水痘-带状疱疹病毒（VZV）引起，在无或免疫力低下的人群（多数为儿童）初次感染此病毒后，临床上表现为水痘或呈隐匿性感染，以后此病毒进入皮肤的感觉神经末梢，且沿着脊髓后根或三叉神经节的神经纤维向中心移动，持久地潜伏于脊髓后根神经节的神经元中。在各种诱发刺激的作用下，潜伏的病毒再次被激活，生长繁殖，使受侵犯的神经节发炎及坏死，产生神经痛。同时，再活动的病毒可沿着周围神经纤维而移动到皮肤，在皮肤上产生带状疱疹所特有的节段性水疱疹。本病年老体弱者容易遗留带状疱疹后遗神经痛。

【诊断要点】

1. 好发于冬、春、秋季节，成年人多见，以胁肋部、颈部、头面居多，其次腰骶等其他部位。

2. 发疹前往往有发热、倦怠、饮食不振等前驱症状。

3. 皮损为红斑基础上簇集性水疱，沿单侧周围神经带状分布，多发生在身体一侧，一般不过前后正中线。

4. 大部分病人伴有明显的神经痛，或淋巴结肿大。

5. 病程2~3周，老年人3~4周，一般不复发，部分病人可遗留顽固性后遗神经痛。

【鉴别诊断】

热疮（单纯疱疹） 多发生于皮肤黏膜交界处，皮疹为针头大小到绿豆大小的水疱，常为一群；1周左右痊愈，但易复发。

【逆向思维辨证治疗】

一、中医证型与治疗方案

（一）风热毒盛

病因病机：外感风热，风热夹湿上蒸头面，湿毒熏蒸肌肤。

主症：皮损为大片红斑、肿胀，水疱，疱液浑浊，发于一侧头面部位，分布于头部左或右侧、颞部、额部、面颊、耳、颈等处，疼痛剧烈，焮热灼痛，心烦易怒，口干口苦。舌红，苔黄，脉浮数。

逆向辨证分析：带状疱疹首看发病部位，本证皮损好发于一侧头面部位，分布于少阳、阳明经所循行之处，皮损为红斑、水疱，大疱，自觉疼剧烈，乃风热、热毒蕴于少阳和阳明二经。

治法：清热解毒，疏散风热。

方药：普济消毒饮（《东垣试效方》）加减。牛蒡子10g，黄芩15g，黄连9g，甘草9g，桔梗10g，板蓝根30g，马勃10g，连翘15g，玄参12g，升麻15g，柴胡12g，陈皮9g，僵蚕12g，薄荷6g（后下）。

（二）肝经湿热

病因病机：肝气郁结，久而化火，肝经火毒蕴积。

主症：皮损鲜红，灼热刺痛，疱壁紧张，发于胁肋部位，口苦咽干，心烦易怒，大便干燥或小便黄。舌质红，苔薄黄或黄厚，脉弦滑数。

逆向辨证分析：本证皮损发于胁肋部位，属于肝胆经络，皮损为红斑、水疱，自觉灼热刺痛，辨证属于湿热，其原因乃情志内伤，肝气郁结，久而化火，肝经火毒蕴积。

治法：清肝利湿，通络止痛。

方药：龙胆泻肝汤（《医方集解》）加减。龙胆草 10g，柴胡 15g，黄芩 12g，生地 12g，当归 12g，泽泻 12g，通草 9g，紫草 15g，板蓝根 20g，玄胡索 10g，制乳香 12g，制没药 12g。

（三）肝脾湿热，脾气不足

病因病机：素体脾虚，肝脾湿热，湿热火毒蕴积。

主症：皮损淡红或鲜红，疼痛明显，簇集性水疱，疱液黄白，发于腰腹部，口淡无味，纳差。舌稍红，苔淡黄腻，脉弱。

逆向辨证分析：本证皮损发于腰腹部位，属于肝脾脏腑，皮损为红斑、簇集性水疱，疱液黄白，自觉疼痛，舌稍红，苔淡黄腻，乃肝脾湿热，其原因乃素体脾虚，脾失健运，水湿内生，与肝经之热或湿热互结，湿热火毒蕴积发病。

治法：除湿清热，疏肝健脾。

方药：参苓白术散（《太平惠民和剂局方》）合龙胆泻肝汤加减。党参 12g，茯苓 18g，炒白术 12g，薏苡仁 20g，龙胆草 9g，黄芩 12g，生地 12g，当归 12g，泽泻 12g，紫草 15g，板蓝根 20g，玄胡索 10g。

（四）气滞血瘀证

病因病机：湿热蕴久，与气血交结，经络瘀滞。

主症：水疱消退后依然疼痛不止，疼痛为火烧痒或电击样，多见于与胸背部或腰腹部，伴口干口苦，纳差，心烦易怒。舌红，苔薄黄腻，脉弦。

逆向辨证分析：疼痛发生于胸背或腰腹，责之于肝胆经和脾经，肝胆湿热蕴久，与气血交结而导致经络瘀滞，故疼痛为火烧痒或电击样，口干口苦，心烦易怒，舌红，苔黄腻，脉弦，皆是肝胆湿热之征，肝热犯脾，运化失职，故纳差。

治法：疏肝清胆，化瘀通络。

方药：金铃子散（《袖珍方》）加味。金铃子 12g，延胡索 10g。醋柴胡 12g，白芍 15g，丹皮 15g，龙胆草 9g，丝瓜络 15g，蜈蚣 2 条，全蝎 9g，生甘草 9g。

（五）寒滞肝经，阳虚脾弱

病因病机：年老体弱，阳气已衰，寒邪闭阻，经络不通。

主症：胸背部皮损已消退，但仍疼痛不已，得热痛减，畏寒，纳差。舌淡胖，苔薄白，脉弦。

辨证分析：本证发于胸背部，提示病位在肝经，皮损已退，但疼痛仍明显，遇热痛减，提示寒滞肝经，畏寒，纳差，舌淡胖，苔薄白，脉弦。提示阳虚脾弱。

治法：温阳通络，暖肝健脾。

方药：柴胡桂枝干姜汤合吴茱萸汤（《伤寒论》）加减。柴胡 12g，桂枝 12g，干姜 9g，炒吴茱萸 6g，当归 15g，炒白术 12g，青皮 6g，川芎 12g，白芍 15g，生牡蛎 30g（先煎），炙甘草 6g。

二、辨治发挥

本病较为棘手的是其水疱消退后的后遗疼痛，有些患者甚至能持续疼痛半年或数年，尤其是老年患者，疼痛剧烈且持续时间长。后遗疼痛虚实皆有，寒热并见，治疗较为困难。临床经验，年轻患者实证者热证多，老年人虚证寒证多，还有就是虚实夹杂。对于老年患者，疼痛为钝痛者，舌淡胖，脉沉弦，多属阳虚寒甚，当以温药和之，可选择四逆汤、吴茱萸汤、柴胡桂枝干姜汤等加减。而年轻患者之疼痛，常为湿热瘀阻经络，不通则痛，应该清热除湿的同时，重用活血通络之品，虫类药物必不可少。对于胸背疼痛者，可选用瓜蒌红花甘草汤加减，有较好疗效。瓜蒌红花甘草汤出于明代名医孙一奎《医旨绪余》，原方为大瓜蒌一枚，重一、二两，连皮捣烂，加甘草二钱，红花五分。

【外治法】

1. **中药塌渍法**　适用于带状疱疹红斑、水疱期的治疗。方法：选择清热解毒类中药如板蓝根、大青叶、马齿苋、蒲公英、野菊花、重楼等煎成药液，置冷后，以八层纱布或干净毛巾蘸取药液，拧至不滴水为度，溻于皮损处，几分钟药液蒸发干后再蘸取药液复溻，持续 20 分钟为 1 次，日 1～2 次。具有很好的清热解毒、收敛干燥之效果。

2. **针灸** 适用于带状疱疹任何时期神经痛症状明显者，尤其适用于带状疱疹后遗神经痛患者。根据患者发病部位取合适的体位，局部皮肤常规消毒后，取患者带状疱疹皮损四周或疼痛处阿是穴，选用毫针快速沿皮肤呈 15° 左右角进行围刺，针数的多少视疱疹皮损数目及神经痛的范围大小而定，针距间隔 1～2 寸为宜，行捻转泻法，中等刺激。

3. **刺络拔罐法** 适用于带状疱疹任何时期神经痛症状明显者，尤其适用于带状疱疹后遗神经痛患者。以三棱针在疱疹周围或疼痛处阿是穴刺络出血，视疱疹数量多少及神经痛范围选大中小号适当玻璃罐，以闪火法速将罐按至刺络部位，留罐 10 分钟，令出血 5～10ml。具有很好的活血化瘀、通络止痛之功。

【其他疗法】

刮痧疗法 适用于带状疱疹各个时期伴神经痛患者，特别是带状疱疹后遗神经痛者，取刮痧油少许蘸于病灶部位，用刮痧板在病灶部位反复刮拭，至出现微红的痧点或形成斑块，甚至有紫黑色的包块，触之有隆突感。

【病案举例】

1. **肝经湿热案** 李某，男，38 岁，2019 年 10 月 6 日初诊。主诉：左侧胁肋部红斑、水疱伴疼痛 4 天。现病史：患者 4 天前无明显诱因左侧胁肋部出现红斑、簇集性水疱，疱液清晰，伴烧灼样疼痛，口干口苦，脾气急躁，大便黏腻，舌红，苔黄腻，脉滑数。诊断：蛇串疮（带状疱疹），证属肝经湿热证，治宜清肝利湿，通络止痛。方用龙胆泻肝汤加减：龙胆草 9g，柴胡 12g，黄芩 10g，生地 15g，车前子 15g（包煎），当归 10g，泽泻 10g，紫草 15g，板蓝根 30g，玄胡索 20g，甘草 6g。7 剂，水煎服。伐昔洛韦分散片 0.3g/ 次，日 2 次，口服，复方雄蜈酊（院内外用制剂）外用，日 2 次。阿昔洛韦软膏外用，日 2 次。二诊：水疱全部干涸结痂，部分痂皮脱落，疼痛程度明显减轻，舌脉同前。中药初诊方龙胆草减为 6g，加炒白术 15g，防止药物过于寒凉损伤脾胃，7 剂，水煎服。药后痂皮全部脱落，疼痛症状消失，停用所有药物，疾病告愈。

按：该患者发病部位典型，左侧胁肋部属肝经循行部位，皮损为红斑、水疱，自觉灼热刺痛，辨证属于湿热，其原因乃患者平素脾气急躁，情志内伤，肝气郁结，久而化火，肝经火毒蕴积。治疗理应清肝利湿，通络止痛，方中苦寒药物较多，为防止耗伤阴血，酌情加入当归、生地养血滋阴，即可达到驱邪不伤正，还可加强活血通络之功。

2. **风热毒盛案** 王某，女，72岁，2018年9月1日初诊。主诉：左侧头面部疼痛3天，出现红斑、水疱1天。现病史：患者3天前无明显诱因自觉左侧头部灼热疼痛，自行口服蒲地蓝消炎口服液治疗，疼痛未见明显减轻，1天前左侧头面出现红斑、肿胀，红斑基础上可见簇集性水疱，疱液浑浊，疼痛剧烈，燃热灼痛，纳可，眠差，口干欲饮，舌红，苔黄，脉浮数。诊断：蛇串疮（带状疱疹），辨证：风热毒盛证，治宜清热解毒，疏散风热。方用普济消毒饮加减：牛蒡子10g，黄芩12g，黄连6g，紫草20g，板蓝根30g，连翘20g，玄参10g，升麻10g，柴胡10g，陈皮9g，蜈蚣2条，川芎10g，薄荷6g，甘草9g。7剂，水煎服，伐昔洛韦分散片，0.3g/次，日2次，口服，甲钴胺片0.5mg/次，日3次，口服。复方雄蜈酊（院内外用制剂）外用，日2次。阿昔洛韦软膏外用，日2次。二诊：皮损已消退，疼痛明显减轻，上方继续口服7剂，疼痛症状消失。

按：本例患者皮损好发于一侧头面部位，皮损为红斑、水疱，自觉疼痛剧烈，《素问·太阴阳明论篇》"伤于风者，上先受之。"风为阳邪，易袭阳位，风胜则肿，热胜则痛。辨证属于风热、热毒，其原因乃外感风热，风热夹湿上蒸头面，湿毒熏蒸肌肤。方中酒黄连、黄芩清热泻火，祛上焦头面热毒；牛蒡子、连翘、薄荷辛凉疏散头面。玄参、紫草、板蓝根加强清热解毒；陈皮理气散邪，川芎、蜈蚣行气活血、通络止痛。升麻、柴胡疏散风热，引药上行。全放共奏清热解毒、疏风散邪之功。

3. **湿蕴化热，血虚肝郁案** 杨某，女，70岁，2015年5月20日初诊。主诉：左下肢红斑、簇集性水疱，疼痛1周。现病史：患者1周前无明显诱因左下肢出红斑、簇集性水疱，疼痛，在诊所给予阿昔洛韦静滴治疗，病情缓解不明显，现左下肢皮损增多，疼痛加重，形瘦，舌淡红，苔薄白，脉弦细。诊断：蛇串疮（带状疱疹），辨证：湿蕴化热，血虚肝郁。治法：燥湿清热，养血疏肝。方药：苍术15g，生薏苡仁30g，陈皮9g，厚朴10g，柴胡10g，黄柏10g，白芍15g，鸡血藤20g，当归15g，泽泻12g。10剂，水煎服，复方雄蜈酊（院内外用制剂）外用，日2次。阿昔洛韦软膏外用，日2次。二诊：水疱已大部分消退，疼痛亦明显减轻。舌淡红，有瘀斑，苔腻淡黄，脉左沉弦细，右沉弱。气虚之征已显露，原方加生黄芪30g，桂枝6g，14剂，水煎服。三诊：皮损已愈，疼止。舌淡，苔薄白，脉弱。湿热已去，阳虚气虚明显，改用益气温阳法。生黄芪30g，桂枝10g，干姜6g，云苓20g，陈皮9g，当归15g，鸡血藤18g，炙甘草6g，白鲜皮15g。7剂，水煎服。

按： 患者左下肢红斑、簇集性水疱，疼痛，湿热之征，脉弦，则提示病在肝经，形瘦，脉细，提示伴有阴血不足。该患者素体阳气不足，血虚肝郁。感受外邪，外邪引动内湿，发于肌肤，而为本病。治疗采用除湿清热与养血疏肝并举的方法，祛邪而又扶正，起效快，没有遗留神经痛。皮损完全消退后，阳虚气虚显露，改为益气温阳养血，调理善后。

4. **肝脾湿热，脾气不足案** 王某，女，78岁，2017年10月1日初诊。主诉：右腰腹红斑、水疱伴疼痛15天。现病史：患者15天前右侧腰腹出现大片红斑、簇集性水疱，伴疼痛，在当地诊所按带状疱疹治疗，具体不详，皮损减轻，但疼痛仍明显，纳可，眠差。舌稍红，苔薄腻淡黄，脉弱。诊断：蛇串疮（带状疱疹）。辨证：肝脾湿热，脾气不足。治法：除湿清热，疏肝健脾。方药：生黄芪18g，龙胆草6g，苍术15g，茯苓15g，川楝子9g，延胡索20g，生薏苡仁20g，紫草15g，蜈蚣2条，白鲜皮15g，通草9g。7剂，水煎服，复方雄蜈酊（院内制剂）外用，日2次。二诊：水疱基本消退，疼痛明显减轻。舌稍红，脉左弦，右沉弱。中药原方加柴胡12g，10剂，水煎服。三诊：疼痛面积进一步缩小。纳眠可，二便正常，舌稍红，苔薄白腻，前部苔少，脉左沉弦，右细弦。湿热大减，但肝之阴血已耗损，苦寒渐转甘寒。龙胆草6g，柴胡12g，茯苓20g，生薏苡仁20g，陈皮9g，姜黄9g，蜈蚣2条，白鲜皮18g，益母草15g，通草9g，白芍18g，甘草6g。10剂，水煎服。四诊：疼痛范围较前继续缩小，疼痛程度进一步减轻，舌稍红，苔薄白，脉弱。尚有余热，继续疏肝清热除湿，兼以补气。柴胡10g，白芍15g，栀子12g，生薏苡仁30g，姜黄9g，蜈蚣2条，土茯苓15g，当归12g，赤芍12g，甘草5g，生黄芪20g。10剂，水煎服。药后疼痛消失而愈。

按： 本例患者水疱发于腰腹，属肝脾湿热，湿热阻络，故有疼痛。舌稍红，苔淡黄腻，湿热之象。脉右弱，则是脾气不足之征。患者年近古稀，正气不足，外院治疗疗效不佳。初诊皮损尚有水疱，色暗红，湿热显著，以除湿清热为主，兼补气扶正。药后水疱全消，疼痛大减，疗效可喜。继续根据证候变化加减，除邪扶正，共服药月余，疾病告愈。老人患此病容易遗留后遗神经痛，但本例症状完全消失，可见只要辨证准确，用药妥当，可收获良效，遗留后遗神经痛的较少。

5．**寒滞肝经，阳虚脾弱案** 董某，男，71 岁，2018 年 11 月 11 日初诊。主诉：左侧胁肋、背部疼痛 4 个月余。现病史：患者 4 个月前左侧胁肋、背部出现红斑、簇集性水疱伴疼痛剧烈，在当地医院给予抗病毒等治疗，皮损消退，但仍然疼痛明显，先后在省内多家医院给予中西医结合等治疗，疼痛缓解不明显，遂前来就诊，现症：左侧胁肋、背部可见疱疹消退后遗留瘢痕，疼痛剧烈，按之痛减，纳差，畏寒，舌淡胖，苔薄白腻，脉弦。诊断：蛇串疮（带状疱疹后遗神经痛）。辨证：寒滞肝经，阳虚脾弱，治法：温阳通络，暖肝健脾。方药：柴胡 12g，桂枝 12g，制附子 20g（先煎），炒吴茱萸 6g，当归 12g，炒白术 10g，青皮 9g，川芎 10g，炒白芍 15g，炙甘草 6g。10 剂，水煎服，药后疼痛明显减轻，纳食较前增加，舌淡胖，有瘀点，苔薄白腻，脉弦。中药原方加红花 10g，云苓 20g，15 剂，水煎服。药后疼痛基本消失，再服 15 剂后，疼痛完全消失而愈。

按：本例患者年过花甲，阳气已衰，皮损消退后，疼痛未减，且伴有畏寒，纳差，舌淡胖，属于阳虚寒阻。脉弦，提示病在肝经。综合考虑为寒滞肝经，阳虚脾弱。《素问·举痛论》曰："经脉流行不止，环周不休，寒气入经而稽迟。泣而不行，客于脉外，则血少，客于脉中则气不通，故卒然而痛。"带状疱疹后遗神经痛因湿热、气滞血瘀者不少，但属寒者也时而有之，临证中不可忽略。本例患者年逾花甲，阳气衰退，疱疹虽愈，但寒邪闭阻，经络不通，故疼痛不止。治疗以温通为法，阳复寒去，经络畅通，疼痛自止。需要提醒的是，对于带疱后遗神经痛者，不可先入为主，要客观、准确辨证，制定适宜的治法和方药。

【预防与调摄】

1．注意休息，饮食有节，起居有常，少食辛辣刺激食物。

2．根据天气情况，注意衣服增减，预防感冒。

3．适当锻炼，增强体质。

（王庆兴）

第三节 热疮（单纯疱疹）

热疮病名首见于晋代葛洪《肘后备急方》："甘家松脂膏，疗热疮。"《圣济总录》载："热疮本于热盛，风气因而乘之，故特谓之热疮，盖阳盛者表热，形劳则腠疏，表热腠疏，风邪得入，相搏于皮肤之间，血脉之内，聚而不散，故蕴结为疮。"其特征是好发于皮肤黏膜交界处的簇集性水疱，伴有轻度灼热或瘙痒，一般 1 周左右消退，但常复发。本病西医学称之为单纯疱疹。

【病因病机】

口唇和鼻旁是本病的好发部位之一，口鼻为肺胃所主，其处出现簇集性水疱，轻痒和灼热，系风热侵袭或素体肺胃蕴热，复感外风引发。亦即《普济方》所谓："热疮本于热盛，故特谓之热疮"，又兼"风气因而乘之"。阴部乃肝经所过之处，其处出现的簇集性水疱，则是湿热下注导致。湿热来源有二，一是嗜食肥甘辛辣，二是木郁克土，湿热内生。

西医认为本病系人类单纯疱疹病毒导致。单纯疱疹病毒分为 Ⅰ、Ⅱ 型（HSV-Ⅰ 及 HSV-Ⅱ）。HSV-Ⅰ 与大多数面部感染有关。HSV-Ⅱ 一般发生于青春期后，损害多发生于生殖器部位。但 HSV-Ⅰ 感染也有发生于生殖器部位者，而 HSV-Ⅱ 感染也并不仅见于生殖器部位。

【诊断要点】

1. 多发于热病（如猩红热、重感冒、疟疾等）过程中或发热之后。

2. 皮损为成群的小水疱，破溃后形成糜烂面和浅表溃疡，逐渐干燥结痂，1~2 周痊愈。

3. 自觉灼热、瘙痒或疼痛，可伴有局部淋巴结肿大。

4. 患者首次接触 HSV 发生感染者称为原发性感染，发生疱疹性齿龈口腔炎、新生儿单纯疱疹等。

5. 原发感染消退后，患者受到某些因素激发，如发热、月经来潮、疲劳等，可以复发。复发性单纯疱疹多发生于皮肤黏膜交界处，以颜面部及生殖器如口唇、包皮、外阴、龟头等部位好发。易反复发作。

【鉴别诊断】

1. **蛇串疮（带状疱疹）** 皮损为多个成群的水疱，多沿神经走向排列成带状，疱群间皮肤正常，疼痛明显，愈后一般不再复发。

2. **黄水疮（脓疱疮）** 好发于儿童手背、颜面登出，多见于夏秋两季。皮肤为红斑、水疱，以脓疱为主，结黄色脓痂，有一定传染性。

【逆向思维辨证治疗】

一、中医证型与治疗方案

（一）肺胃风热

病因病机： 素体肺胃蕴热，复感外风而发。

主症： 簇集性水疱发生于口唇或鼻孔旁，轻度灼热或轻痒，偶有发热、口干、咳嗽等全身症状。舌质红，苔薄黄微腻，脉浮数。

逆向辨证分析： 口鼻乃肺胃所主，水疱乃湿热蕴于肌肤，此系素体肺胃蕴热，复感外风所致，故可能会有发热，病在肺，肺气不宣则咳。舌红，苔黄腻，脉浮数，均为肺胃风热之征。

治法： 疏风清热。

方药： 辛夷清肺饮（《外科正宗》）加减。辛夷 10g，黄芩 12g，栀子 12g，生石膏 30g（先煎），苍术 12g，薏苡仁 18g，大青叶 15g，枇杷叶 10g，升麻 12g，甘草 6g。

（二）湿热下注

病因病机： 湿热下注阴部。

主症： 皮疹主要在前后阴部，疱疹破后糜烂、渗出，微痛痒，口苦口干，或阴部潮湿。舌红，苔腻，脉滑数。

逆向辨证分析： 阴部为肝经所主，其处疱疹、糜烂、渗出为湿热下注之象。舌红，苔腻，脉滑均系湿热之征。

治法： 清肝利湿。

方药： 龙胆泻肝汤（《医方集解》）加减。龙胆草 9g，柴胡 12g，栀子 12g，生薏苡仁 20g，通草 9g，丹皮 12g，车前子 15g（布包煎）、大青叶 15g，生甘草 6g。

（三）脾虚湿热

病因病机：脾虚湿蕴，化热上犯。

主症：口唇疱疹反复发作，伴纳差，乏力，便溏，口淡或黏。舌淡红，苔薄腻，脉濡弱。

逆向辨证分析：病程长，反复发作，必有虚证。口唇属脾，疱疹经常反复，且伴有纳差、便溏，乏力，皆是脾虚失运，失运化热导致，舌脉亦系脾虚蕴湿之征。

治法：益气健脾，化湿清热。

方药：参苓白术散（《太平惠民和剂局方》）加减。党参 12g，炒白术 12g，茯苓 18g，陈皮 9g，薏苡仁 18g，炒扁豆 15g，黄连 6g，栀子 10g，荆芥 9g，地肤子 15g，炙甘草 6g。

二、辨治发挥

本病具有自限性，一般 7~10 天可自愈。但其较为棘手的是易于复发，给患者带来烦恼。其反复发作的根本原因是虚证的存在，虚则无力驱邪，令邪气稽留。故对于反复发作者，务必精细辨证，透过湿热、风热等现象，看到虚的本质。本病常见的虚证多为气虚、脾虚，有时也有阳虚和阴虚，应在疏风清热或除湿清热的同时，根据所表现或诊察出来的虚证，扶正驱邪，治愈疾病或延长复发周期。

【外治法】

1. 中药湿敷法　用于水疱破裂糜烂者。龙胆草、马齿苋、蒲公英、板蓝根各 30g，水煎放凉后，纱布 4~8 层浸湿后敷于糜烂渗液处。每次 20 分钟。日 1~2 次。

2. 水疱未破，给予三黄洗剂外擦，日 2~3 次。

3. 皮损干燥或渗出较少者，选用玉露散、青吹口散、如意金黄散等，任选一种，植物油调成糊，外涂。

【病案举例】

肺经风热案　患者男，62 岁。初诊时间：2005 年 12 月 22 日。主诉：面部出现簇集性水疱、刺痒不适 4 天。现病史：4 天前患者感冒后出现低热，面颊出现簇集性水疱 4 片，大小不等，口干喜饮。舌淡红，苔中后腻厚，脉滑。诊断：热疮（单纯疱疹）。辨证：肺经风热。治应疏风清热，宣肺化湿。方用辛夷清肺饮加减：辛夷 9g，桑叶 10g，黄芩 12g，栀子 12g，赤芍 12g，苍术 12g，生地 18g，白鲜皮 30g，神曲 15g，益母草 20g，甘草 6g。5 剂，水煎服。阿昔洛韦乳膏外用。药后水疱消退，左侧面颊尚有痂皮未脱，舌暗红，苔薄白，脉同前。中药原方去神曲，加紫草 18g。5 剂，水煎服。

按：患者感冒后出现面颊簇集性水疱，面颊属肺，考虑肺经风热，引动体内之湿，蕴于面颊而成。采用疏风清热，宣肺除湿之法，辛夷清肺饮加减，数日即愈。

【预防与调摄】

1. 饮食清淡，忌食辛辣肥甘之品。
2. 增强体质，加强体育锻炼，预防感冒。
3. 局部保持清洁，切忌搔抓洗烫，防止继发感染。

（王 丽）

第四节 臊瘊（尖锐湿疣）

臊瘊，属于"疣"的范畴，中医古籍对臊瘊的病名没有明确的记载，《灵枢·经脉》篇记载："手太阳之别，名曰支正……实则节弛肘废，虚则生疣。"《薛氏医案》认为："疣属肝胆少阳经，风热血燥，或怒动肝火，或肝客淫气所致。"《景岳全书·妇人规》记载似乎包含了本病："妇人阴中生疮，多由湿热下注，或七情郁火……或如鸡冠，或生虫湿痒。"本病特征是皮肤黏膜交界处，尤其是外阴、肛周出现淡红色或污秽色表皮赘生物，呈乳头状、菜花状或鸡冠状。常无明显自觉症状。本病属于西医学尖锐湿疣的范畴。

【病因病机】

臊瘊的皮损发于阴部之外阴、肛周等处，《灵枢·经脉》谓"肝足厥阴之脉，起于大指丛毛之际……入毛中，环阴器，抵小腹，夹胃，属肝，络胆"，故其病变在肝经，皮损为疣状丘疹，形如乳头、菜花或鸡冠状，色污秽灰褐，表面潮湿，乃湿热毒邪所致。湿热毒邪分为不洁性交传染而来或内生所致两条途径。内生者，肝经湿热下注，此其一；脾虚湿蕴，此其二。脾虚又分脾气虚和脾阳虚两种。前者纳差，便溏，面黄形瘦，舌淡红，苔白腻，脉弱，后者除了具有诸多症状和体征外，伴有畏寒怕冷，手足不温。临床所见，不少是寒热错杂，虚实夹杂，宜详辨之。本病属疣类，故毒瘀始终存在，活血解毒散结之法应贯彻始终。

西医学认为，尖锐湿疣属于性传播疾病范畴，是由人乳头瘤病毒所引起的一种良性赘生物。主要通过性接触传染，也可通过自身接种，接触污秽的内裤、浴巾、浴盆等方式间接传染。本病男女均可罹患，主要发生在性活跃的人群。有一定的自限性，部分病例治愈后复发，少数尖锐湿疣有癌变的可能。

【诊断要点】

1. 常有不洁性生活史。潜伏期 1～12 个月，平均 3 个月。
2. 男性多在阴茎龟头、冠状沟、系带；女性多在阴唇、阴蒂、宫颈、阴道和肛门；同性恋者常见肛门和直肠，基本损害为淡红色或污秽色、柔软的表皮赘生物。赘生物大小不一，单个或群集分布，表面分叶或呈棘刺状，湿润，基底较窄或有蒂，但在阴茎体部可出现基底较宽的"无蒂疣"。外观上常表现为点状、线状、重叠状、乳头瘤状、鸡冠状、菜花状、蕈状等不同形态。
3. 常无自觉症状，部分有局部疼痛或瘙痒。疣体易擦烂出血。
4. 醋酸白试验阳性。

【鉴别诊断】

1. **假性湿疣**　多发生于 20～30 岁的女性外阴，特别是小阴唇内侧和阴道前庭；皮损为 1～2mm 大小的白色或淡红色小丘疹，表面光滑如鱼子状，群集分布，无自觉症状。
2. **扁平湿疣**　为梅毒常见皮肤损害，皮损为扁平而湿润的丘疹，表面光滑，成片或成簇分布；损害内可找到梅毒螺旋体；梅毒血清反应强阳性。
3. **阴茎珍珠状丘疹**　多见于青壮年；皮损为冠状沟部珍珠样半透明小丘疹，呈半球状、圆锥状或不规则状，色白或淡黄、淡红，沿冠状沟排列成一行或数行，或包绕一周；无自觉症状。

【逆向思维辨证治疗】

一、中医证型与治疗方案

（一）肝经湿热

病因病机： 肝经湿热下注二阴，与气血搏结于皮肤黏膜。

主症： 皮损暗红或灰色，表面潮湿而黏，伴口苦咽干，溲黄便结，女子白带色黄，或呈豆腐渣样。舌边尖红，苔黄腻，脉滑数或弦数。

逆向辨证分析： 本病皮损多发于外阴部位，属肝经循行之处，患者口苦咽干，溲黄便结，女子白带色黄，或豆腐渣样，舌边尖红，苔黄腻，脉滑数或弦数，一派肝经湿热之象，加之房事不洁，外感湿热毒邪，内外合邪，湿热下注而发病。

治法： 清热利湿，解毒散结。

方药： 龙胆泻肝汤（《医方集解》）加减。龙胆草10g，黄芩12g，柴胡12g，生地12g，丹皮12g，土茯苓30g，薏苡仁20g，黄柏10g，通草9g，土贝母15g，甘草6g。

（二）脾虚湿蕴

病因病机： 脾虚湿盛，正气不足，房事不节，感染外邪后，难以鼓邪外出，内外合邪，湿热毒瘀搏结二阴。

主症： 皮损反复发作，疣体颜色淡或灰暗色，纳差，乏力，带下清晰，小腹有下坠感，尿清长。舌淡红，苔白腻，脉濡弱。

逆向辨证分析： 皮损颜色淡或灰暗色，湿毒乃脾虚湿蕴而来，伴有纳差，乏力，带下清晰，小腹有下坠感，尿清长，舌质淡，白腻，脉濡数，均为脾虚之征，脾虚生湿，湿性趋下，其性凝滞，加之房事不洁，外感湿热毒邪，内外合邪，湿热下注而发病。

治法： 健脾除湿，清热解毒。

方药： 除湿胃苓汤（《医宗金鉴》）加减，苍术15g，厚朴9g，陈皮9g，黄柏9g，薏苡仁30g，泽泻15g，土茯苓20g，炒白术12g，大青叶15g，土贝母12g，甘草6g。

（三）气滞血瘀

病因病机： 肝郁气滞，气机不畅，气滞血瘀，加之房事不洁，感受湿热淫毒和移虫之邪，毒入营血，蕴结肌肤。

主症：疣体暗红或暗紫色，表面较硬，疗程长，常伴有烦躁易怒，胸胁胀满，妇女月经不调，痛经或经色紫暗有块，乳房胀痛等。舌质紫暗或有瘀点，脉细涩或弦细。

逆向辨证分析：患者皮损色暗红或暗紫色，质地较硬，病程长，提示气滞血瘀。脉弦细，提示病变部位在肝，素体情绪不畅，肝气郁结，肝郁气滞，气滞则血瘀。患者烦躁易怒，胸胁胀满，妇女月经不调，痛经或经色紫暗有块，乳房胀痛等，舌质紫暗或有瘀点，均属气滞血瘀之候。

治法：疏肝理气，化瘀解毒。

方药：柴胡疏肝散合桃红四物汤加减，柴胡 15g，川芎 12g，枳实 10g，香附 10g，陈皮 10g，桃仁 10g，红花 10g，蜈蚣 2 条，大青叶 20g，生牡蛎 30g，甘草 6g。

（四）阳虚湿毒

病因病机：阳虚湿蕴，感受毒邪而成。

主症：病程已久，多次甚至十余次做激光及光动力治疗，新疣体仍不断出现或反复发作，疣体淡红或暗红，形体瘦弱或虚胖，素体畏寒，四肢不温。舌淡胖，苔白腻，脉弱。

逆向辨证分析：疣体淡红或暗红，提示局部存在毒瘀；但患者形体瘦弱或虚胖，素体畏寒，四肢不温，舌淡胖，苔白腻，脉弱，一派阳虚湿蕴之象，此为阳虚肢体感受邪毒而发病。

治法：温阳益气，除湿清热，解毒散结。

方药：温阳解毒汤（经验方）加减。炙黄芪 30g，制附子 9g（先煎），桂枝 15g，生薏苡仁 30g，土茯苓 20g，黄柏 9g，大青叶 20g，柴胡 12g，当归 15g，生牡蛎 30g（先煎）。

二、辨治发挥

臊疣属于性传播疾病，当今治疗常用激光灼除后添加艾拉 - 光动力治疗，多有良效。但也经常有多次治疗仍时常发作者。男女均有。但证属湿热毒瘀兼阳虚湿蕴者较多。阳虚湿蕴乃是患者毒瘀难以根除的重要因素。因此，临证遇到此类患者，当详查其整体状况，气虚者补气，阳虚者温阳，但湿热毒瘀也必须顾之，不可只治本而不治标。疗程一般需要半年左右。我们采用中医辨证治疗多例激光配合光动力治疗多次甚至十余次依然疣体复出者，均达到治愈。

【外治法】

1. **熏洗法**　具有清热利湿、解毒散结作用的中药如大青叶、板蓝根、山豆根、木贼草、香附各 30g；或白矾、皂矾各 120g，侧柏叶 250g，生薏苡仁50g，孩儿茶 15g。煎水先熏后洗，每天 1 ~ 2 次。

2. **点涂法**　单味鸦胆子或鸦胆子的复方制成油剂、糊剂、软膏直接点涂疣体使之枯萎脱落，应注意保护周围正常皮肤。适用于疣体小而少者。

【其他疗法】

1. **火针治疗**　患者取舒适体位，常规皮肤消毒，细火针在酒精灯上加热至发白，垂直于疣体处迅速点刺，疣体大者点刺 2 ~ 3 下，小者点刺一下即可，至疣体松解后，用消毒棉签将全部疣体掀掉，使治疗后皮损处暴露于空气中并保持干燥，常在治疗 3 天后开始结痂，勿人为搔抓，约 7 ~ 10 天后会自行脱痂。

2. **自体疣体移植治疗**　在无菌条件下取疣体组织，置于疣体部位皮下脂肪中。

【病案举例】

1. **阳虚湿毒，肝郁血虚案**　患者女，42 岁，2018 年 5 月 20 日初诊。主诉：肛周反复生疣 5 个月余。现病史：5 个月前接触不洁公共器具后肛周出现乳头及菜花状疣体，先后激光治疗 5 次，光动力治疗做了 10 次，疣体仍不断复发。也曾在省级中医院口服及外洗中药，均无疗效。现疣体已激光及光动力清除，平素畏寒怕冷，手足冰凉，心理压力大，少寐易惊。舌淡，苔薄白腻，脉沉弱。诊断：臊瘊（尖锐湿疣），证属阳虚湿毒，肝郁血虚。治应温阳益气，除湿解毒，疏肝养血，方用温阳解毒汤加减：炙黄芪 30g，制附子 9g（先煎），桂枝 12g，柴胡 12g，生薏苡仁 30g，大青叶 30g，土茯苓 20g，陈皮 9g，当归 15g，炒枣仁 30g，大枣 15g，甘草 6g。21 剂，水煎服。另服异维 A 酸胶丸（泰尔丝）10mg/ 次，日 2 次；咪喹莫特乳膏外涂疣体，隔日 1 次；复方苦参洗剂坐浴，日 1 次。二诊：药后口干唇干，又出现一个小疣体，已经激光灼除。舌淡暗，苔薄白，脉弱。原方加生牡蛎 30g（先煎），以软坚散结，再进

21 剂。三诊：疣体未再出，原方加减连续服用月余，疣体一直没有复发。随访 3 年，未见复发。

按： 对于尖锐湿疣复发的问题，西医除了艾拉－光动力疗法对肉眼无法清楚看见的疣体具有一定的预防复发作用外，没有其他更好的方法。中医辨证治疗则具有良好的良效。本例素体阳虚，复感毒邪，虽经十余次艾拉－光动力治疗，依然不断复发。其原因主要是阳气虚亏，毒邪难尽。所谓"邪之所凑，其气必虚。"阳气虚则毒邪稽留难驱。通过温阳疏肝，除湿解毒治疗，很快收到毒去不复之效。本例温阳与除湿解毒乃寒温并用，补泻兼施，对于一些疑难顽固性疾病而言，是十分常用之有效治法。

2. 湿热瘀阻案 患者女，62 岁，2015 年 11 月 12 日初诊。主诉：尖锐湿疣术后 2 个月余。现病史：2 个月前肛周及外阴周围发现伞状赘生物，于外院就诊，诊为"尖锐湿疣"，予光动力治疗 6 次，脾氨肽口服、干扰素外用，但疣体不断复发。现疣体已被清除，纳眠可，体质一般，二便调。舌稍红，苔薄腻淡黄，脉沉。诊断：臊瘊（尖锐湿疣），证属湿热瘀阻，治宜除湿清热，解毒散结。方药：苍术 15g，土茯苓 18g，柴胡 10g，黄柏 10g，紫草 20g，川朴 9g，丹皮 9g，大青叶 20g，土贝母 12g，甘草 6g。21 剂，水煎服。二诊：半月前，肛周又出现一个黄豆大小疣体，舌淡红，黄腻，脉弦。先拟激光灼除疣体。中药原方加地肤子 15g，21 剂，水煎服。异维 A 酸胶丸（泰尔丝）10mg，日 2 次，口服。咪喹莫特乳膏，创面愈合后外抹疣体，隔日 1 次。三诊：皮损未复发，舌稍红，苔薄白，脉稍弦。原方加减又连续服药 3 个月，疣体一直未复出。随访 5 年，未见复发。

按： 本例患者虽年逾花甲却并不体虚，舌红，苔黄腻，脉沉，纯属感染湿热毒邪，故采用除湿清热，解毒散结法。与上例相同，服用中药 3 周，疣体新出，激光灼除后，中药续服，则未再出现新的疣体。继续原方加减连续服用 3 个月，疣体一直未再复出而告愈。可见，中药起作用需要大概 1 个月的时间，不能见初服中药仍疣体复出即认为无效，而是应当认准证候，一路追杀，彻底清除毒邪。

3. 脾虚湿蕴案 王某，男，23 岁，2013 年 7 月 30 日初诊。主诉：肛门出现赘生物 5 个月。现病史：自今年 2 月肛周出现赘生物，曾在多家医院多次激光及艾拉－光动力治疗，仍反复发作，现肛门右侧见四个黄豆大小赘生物，融合成片，表面潮湿，神疲乏力，纳少，便溏，舌偏淡，苔薄白腻，脉沉。诊断：臊瘊（尖锐湿疣）。证属脾虚湿蕴证，治应健脾除湿，清热解毒，方用除湿胃苓汤加减：苍术 15g，厚朴 10g，陈皮 9g，黄柏 10g，薏苡仁 30g，泽泻 20g，土茯苓 20g，炒白术 15g，滑石 20g，栀子 15g，通草 9g，大青叶 15g，土贝母 15g，甘草 6g。15 剂，水煎服，异维 A 酸胶丸（泰尔丝）10mg，日 2 次口服，激光治疗，光动力治疗；二诊：经激光治疗，疣体消掉一半，再行激光治疗，清除疣体。舌尖稍红，舌体偏淡，苔薄白，脉可。中药原方加红花 6g，30 剂，水煎服。三诊：皮损消除，无新出皮疹。异维 A 酸胶丸原量续服，加咪喹莫特软膏外用。药后未再出新疹，舌尖红，苔薄黄腻，脉沉。方药：苍术 15g，土茯苓 20g，厚朴 9g，柴胡 10g，土贝母 12g，紫草 15g，白鲜皮 15g，通草 9g，黄柏 6g。21 剂，水煎服。此后疣体未再复发而愈。

按：本病的治疗是个较长的过程，本例患者在接受中医治疗后行两次激光治疗，比较波折。患者疣体表面潮湿，病程反复，久病必虚，综合四诊资料，脾虚之征明显，采用除湿胃苓汤加减治疗，除湿健脾，解毒散结，最终治愈。需要提醒的是，患者出现新的疣体，应及时用激光灼除，一是缓解患者的心理压力，二是增加外用药物的治疗手段，利于疾病的向愈。

【预防与调摄】

1. 禁止不洁性交。
2. 注意阴部卫生。
3. 积极治疗性伴侣，避免交叉感染。

（王庆兴）

第九章
其他皮肤病

第一节　面部药毒（面部激素依赖性皮炎）

面部药毒是近年出现的常见皮肤病，中医古籍对本病没有记载，相关内容散见于中药毒、面游风、粉花疮、风毒等论述中。本病主要症状是在长期外用糖皮质激素后，面部出现红斑、肿胀、毛细血管扩张，时有丘疹、皮肤干燥、脱屑等症状，同时可伴随刺痛、灼热或紧绷感等自觉症状。本病属于西医学糖皮质激素依赖性皮炎范畴，简称激素依赖性皮炎。

【病因病机】

面部药毒皮损表现为红斑、肿胀、丘疹、毛细血管扩张，伴干燥、瘙痒、刺痛感，一派风热或毒热蕴肤，或夹湿，或化燥，或瘀热阻络之征。总属药物毒热入侵肌肤，融合患者不同体质而综合形成的各种证候。根据"伤于风者，上先受之"（《素问·太阴阳明论》），故本病风、热是始终存在的，如面部红丘疹、红斑、瘙痒等均系风热所为。若素体蕴湿，则可表现为丘疱疹和红斑肿胀；若素体气虚，可见有气虚证，表现为病程长，兼有乏力困倦，头晕心悸等；若素体虚寒或脾胃虚寒，又可表现为上热下寒证；若毒热久稽，亦可形成瘀热阻络证，表现为红血丝。外界风热湿邪犹可杂合侵袭，且临证常见多证杂合相兼，形成复杂证候。逆向辨证认为，本病皮损多分布于面颊、口周，故多为肺胃及其经络病变。

西医学认为本病是由于长期外用激素，诱导皮肤结构和功能发生变化，角质形成细胞增殖受抑制及成熟加快而使表皮变薄，表现为角质层和棘层变平，角质形成细胞的体积变小，角质层的层数减少，迁移到角质形成细胞的黑素减少，引起色素减退。激素的抗有丝分裂作用使蛋白合成减少。由于激素免疫抑制作用，使皮肤表面微生物过度繁殖，并作为超抗原介导免疫反应，同时释放炎症介质。

【诊断要点】

1. 激素药物外用时间 ≥ 1 个月。
2. 停用激素药物 2 ~ 10 天后原有疾病或皮损复发或加重。
3. 主观症状　灼热、瘙痒、刺痛、干燥、紧绷感、肿胀感。
4. 客观症状　毛细血管扩张、红斑，或潮红、水肿、丘疹、脓疱，或痤疮、色素沉着、脱屑等。

确诊本病必须同时具备 1、2，加上 3 或 4。

【鉴别诊断】

1. **粉刺（痤疮）**　患者多为中青年人群，临床上痤疮的病人没有明显的皮肤瘙痒、疼痛感，并且痤疮的患者没有对激素依赖的过程。
2. **红蝴蝶疮（红斑狼疮）**　红斑狼疮是一个系统性的疾病，诊断时通过查患者的血常规、小便常规和免疫功能即可做出鉴别。
3. **酒渣鼻（玫瑰痤疮）**　玫瑰痤疮的发生主要跟皮肤的神经、血管和免疫相关，它的发生是一个单纯的过程。

【逆向思维辨证治疗】

一、中医证型及治疗方案

（一）风热蕴肤

病因病机： 激素药毒或风热侵犯面部所致。

证候： 面部红斑、丘疹或弥漫性潮红，轻度肿胀，瘙痒，心烦，咽干或口干舌燥，大便干或正常，小便微黄。舌红，苔薄黄或薄白，脉浮或浮数。

逆向辨证分析： 患者皮损发于面部，面部是肺胃所主，故责之于肺胃病变。皮损色红、肿胀，瘙痒，为风热上攻头面。心烦，咽干或口干舌燥，大便干或正常，小便微黄，舌红苔薄黄或薄白，脉浮或浮数均为风热之征。

治法： 疏风清热，凉血止痒。

方药： 消风散（《外科正宗》）加减。荆芥 9g，防风 10g，蝉蜕 10g，牛蒡子 9g，黄芩 12g，生地 15g，生石膏 30g（先煎），苍术 12g，知母 9g，苦参 10g，甘草 6g。

（二）肺胃湿热

病因病机：感受激素药毒，与素体肺胃湿热相合而发病。

主症：面部丘疹、丘疱疹等，灼热，瘙痒，红斑肿胀，可有渗出、糜烂。口干黏腻，纳谷不香，头身困重，便溏或黏腻不爽或便干结，溲赤或浑浊。舌质红，苔黄腻，脉滑或滑数。

逆向辨证分析：皮损发生于面部，乃肺胃所主，红斑、丘疱疹，渗出，灼热伴瘙痒，均属湿热，口干黏腻，纳谷不香，头身困重，便溏或黏腻不爽或便干结，溲赤或浑浊，舌质红，苔黄腻，脉滑或滑数或濡数，皆为一派湿热之征。乃素体肺胃湿热，加之外受风热药毒邪，内外合邪，壅于面部而发病。

治法：清宣肺胃，除湿清热。

方药：麻黄连轺赤小豆汤合泻心汤（《金匮要略》）加减。麻黄6g，连翘15g，赤小豆15g，生桑皮15g，黄芩15g，黄连9g，炒苍术12g，生薏苡仁20g，陈皮9g，白鲜皮30g。

（三）上热下寒

病因病机：药毒或肺热上壅面部，兼有脾胃虚寒。

主症：面部红斑、淡红斑，丘疹，自觉灼热、瘙痒，纳少，便溏，饮冷腹泻，畏寒。舌淡或淡红，苔薄白腻，脉弱。

逆向辨证分析：患者面部红斑、淡红斑，灼热，瘙痒，根据皮损形态、颜色属肺经风热，同时又兼有纳少，便溏，饮冷腹泻，畏寒，舌淡或淡红，苔薄白或少腻，脉弱等脾经虚寒特点。本证原因乃脾阳不足，复感药物毒热或肺经风热。

治法：清上温下。

方药：半夏泻心汤（《伤寒论》）加减。黄芩15g，黄连10g，干姜6g，清半夏10g，党参12g，炒白术12g，茯苓18g，陈皮9g，荆芥9g，防风10g，白鲜皮30g，炙甘草6g。

（四）中焦虚弱，湿热稽留

病因病机：中气不足，脾虚失运，湿热稽留。

主症：素体脾虚或久病用药伤脾，疲乏气短，纳差腹胀，面黄形瘦，口干饮少，面部淡红斑，瘙痒灼热。舌淡红或稍红，苔薄白腻，脉弱。

逆向辨证分析：面部淡红斑而不是红斑，知其热轻，瘙痒灼热，加之舌稍红，苔白腻，乃湿热上犯，但患者疲乏气短，纳差腹胀，面黄形瘦，脉弱，一派中气不足，脾虚湿蕴之象。属于虚实夹杂之证。

治法：补中益气，除湿清热。

方药：升阳益胃汤（《内外伤辨惑论》）加减。党参 12g，炙黄芪 20g，炒白术 12g，茯苓 18g，陈皮 9g，升麻 6g，黄连 6g，黄芩 12g，赤芍 10g，白鲜皮 20g，炙甘草 6g。

（五）表寒热蕴，中焦虚寒

病因病机：风寒郁表，上焦蕴热，脾胃虚寒，杂合而成。

主症：面部红斑瘙痒，灼热紧绷，秋冬季常加重，口干，纳欠佳，大便溏薄，手足不温。舌淡或舌淡尖红，苔薄白腻或薄黄腻，脉沉弱。

逆向辨证分析：面部红斑瘙痒等秋冬加重，风寒郁表存在，虽面部红斑瘙痒，口干，上焦蕴热，但同时又纳差，便溏，手足不温，舌淡，脉沉弱，中焦虚寒明显。综合形成表里同病，寒热错杂之证。

治法：温脾散寒，清热祛风。

方药：麻黄升麻汤（《伤寒论》）加减。麻黄 6g，升麻 6g，黄芩 12g，生石膏 15g（先煎），黄连 6g，干姜 6g，炒白术 12g，党参 12g，地肤子 15g，炙甘草 6g。

二、辨治发挥

面部药毒（面部糖皮质激素依赖性皮炎）的病因病机十分复杂，多属虚实夹杂，由于外感风、热、湿、毒等致病因素，同时可夹杂气虚、脾虚、阳虚、上热下寒等虚证。在辨证论治上，应结合加重的诱因、季节、舌脉象等整体情况，以得到真实客观的辨证结论。总之，本病比较顽固难治，疗程长，临证时一定要根据面部皮损先皮损辨证，再整体辨证，然后二者综合形成最终辨证。用药注意寒热药的比例和剂量，对患者态度和蔼，取得其信任，鼓励其坚持治疗。

【外治法】

1. **中药塌渍（中药湿敷）** 适用于激素依赖性炎急性期或红斑明显、渗出者的治疗。龙胆草、马齿苋、蒲公英、野菊花、苦参各 30g，水煎成药液，置冷后，以八层纱布或干净毛巾蘸取药液，拧至不滴水为度，塌于皮损处，几分钟药液蒸发干后再蘸取药液复塌，持续 20 分钟为 1 次，日 1～2 次。具有很好的清热解毒、利湿止痒之功。

2．**中药冷喷**　选择清热解毒除湿、祛风止痒类药物，如防风、野菊花、赤芍、黄芩、栀子、白鲜皮等，水煎 20 分钟备用，将煎好的中药汤剂放入 S-888E 型超声波雾化器中，产生低于皮肤温度的中药微粒均匀喷雾到病变部位，每次 20 分钟，每天 1 次。

3．**甘草油**　甘草 50g，麻油 500g，甘草浸入油内 1 昼夜，文火将药炸至焦黄，去滓备用。适量外涂，日 2 次。

【其他疗法】

1．**穴位埋线**　取肺俞、风门、大椎、足三里、血海、曲池、阴陵泉、阿是穴等穴位进行埋线治疗，每隔两周埋线 1 次，治疗 8 周。

2．**耳尖放血**　先用手指按摩耳廓使其充血；双手消毒后戴上无菌指套或手套后；先用棉球蘸取碘伏仔细擦拭穴位及其四周，再用酒精棉球擦拭以严格消毒；左手固定耳廓，右手持一次性采血针对准穴位迅速刺入约 1～2mm 深，随即出针；先轻轻挤压针孔周围的耳廓，使其自然出血，然后用酒精棉球吸取血滴；出血量一般根据患者病情、体质而定。每次放血约 5～10 滴，每滴如黄豆大小，约 5mm 直径大小。

【病案举例】

1．**风湿热蕴肤案**　王某，女，41 岁，2007 年 8 月 9 日初诊。主诉：面部出现红斑、丘疹伴瘙痒 2 年。现病史：患者 2 年前停用化妆品后面部出现红斑、丘疹，伴瘙痒，自觉面部灼热，长期外用激素药膏涂搽，用则皮损消退，停用则发作，反复迁延至今。现症见：面颊、额部大片密集丘疹及红斑，瘙痒，自觉灼热疼痛。伴有胸闷。舌淡红而胖，有齿印，苔薄白，脉可。诊断：面部药毒（面部激素依赖性皮炎）。辨证：风湿热蕴肤。治法：祛风清热，除湿止痒。方药：荆芥 10g，防风 15g，徐长卿 15g，益母草 15g，苍术 15g，生薏苡仁 18g，陈皮 9g，黄芩 10g，白鲜皮 30g，地肤子 30g，甘草 6g。7 剂，水煎服。龙胆 30g，马齿苋 30g，蒲公英 30g，白鲜皮 30g。5 剂，水煎冷湿敷。二诊：皮损面积较前缩小，但仍红。舌淡红，苔薄白，脉右弱。阳气欠充，中药原方去甘草，加生黄芪 15g，桂枝 6g，7 剂，水煎服。三诊：皮损大部分消退，舌淡有齿印，苔薄白，脉右弱。效不更方，继续补气温通，除湿清热：生黄芪 15g，桂枝 10g，防风 15g，苍术 15g，当归 12g，陈皮 10g，白芍

15g，白鲜皮 30g，地肤子 30g，生姜 3 片，大枣 3 枚。7 剂，水煎服。药后皮损消退，舌淡红，有齿印，苔薄白，脉可。中药原方加云苓 18g，7 剂，水煎服，巩固疗效。

按： 患者病发于夏季，加之感受药毒之热，内有湿热停留，内外合邪，导致风湿热熏蒸肌肤。初诊给予荆芥、防风、黄芩、白鲜皮、地肤子、徐长卿祛风燥湿于外，苍术、生薏苡仁、陈皮健脾利湿于内，益母草利水消肿。二诊病情减轻，湿热已减大半，脉弱，舌淡，提示气虚阳弱，及时加用黄芪补气，桂枝温通，使正气得补，外邪得散。

2．**气虚湿蕴，风热上犯案** 患者女，29 岁，2020 年 5 月 12 日初诊。主诉：面部红斑伴灼热、紧绷感 3 个月余，加重伴丘疹 1 周。现病史：半年前患者因无明显诱因面部出现丘疹、瘙痒，严重时有渗出，于附近医院就诊，具体诊断不详，口服西药、外用糖皮质激素（具体用药不详），皮损减轻，后患者停西药，间断反复外用糖皮质激素药膏。3 个月前面部出现红斑，遇冷热刺激后加重，自觉灼热，1 周前无明显诱因上症加重，伴丘疹。现症见：面部红斑，双颊密集丘疹、脱屑，自觉灼热紧绷，纳眠可，大便干，三日一行，小便可。舌暗红，苔薄白腻，脉弱。诊断：面部药毒（面部激素依赖性皮炎）。辨证：气虚湿蕴，风热上犯。治应益气祛湿，清热疏风。方药：黄芪 20g，防风 12g，荆芥 10g，栀子 12g，薏苡仁 30g，苍术 15g，生地 15g，赤芍 15g，白鲜皮 15g，黄芩 15g，陈皮 6g，甘草 6g。15 剂，水煎服。2020 年 5 月 27 日二诊：药后面部丘疹消退，但 2 天前因感受风寒后面部皮损加重，肿胀，瘙痒明显。舌淡，苔薄白，脉弱。处方调整：麻黄 6g，防风 10g，赤小豆 15g，桑白皮 15g，炒苍术 15g，薏苡仁 30g，益母草 18g，白鲜皮 20g，黄柏 10g，滑石 15g，连翘 15g，甘草 3g。15 剂，水煎服。龙胆 30g，马齿苋 30g，蒲公英 30g，白鲜皮 30g。5 剂，水煎湿敷。2020 年 6 月 13 日三诊：药后面部红肿消退，尚有淡红斑，舌淡，苔薄白腻，脉弱。二诊方去滑石，加黄芪 20g，15 剂，水煎服。药后皮损全部消退，舌尖稍红，苔薄白，脉弱。以下方巩固疗效。黄芪 30g，连翘 15g，黄芩 12g，茯苓 18g，陈皮 9g，炒白术 15g，荆芥 10g，防风 10g，炙甘草 6g。7 剂，水煎服。

按： 本例患者以气虚为本，运化失职，卫外无力，出现水湿内停，加之外感风热，导致内外合邪，继而出现红斑、丘疹等症状。初诊给予黄芪益气，荆芥、防风、黄芩、栀子、白鲜皮等祛风燥湿于外，薏苡仁、苍术、陈皮等健脾利湿于内。口服中药后病情好转，但治疗过程中患者因感受风寒之邪后，病情加重，出现面部肿胀、瘙痒。调整处方，给予麻黄连翘赤小豆汤加减，外除风寒，内清湿热，皮损明显减轻。药后风寒之邪祛除，皮损完全消退，继续给予益气除湿之剂巩固治疗。

3. **清阳不升，风热稽留案** 患者女，33 岁，2007 年 8 月 30 日初诊。主诉：面部出现密集丘疹、红斑伴瘙痒半年。现病史：半年前面部出现丘疹，痒，皮损逐渐扩大，自涂复方醋酸地塞米松乳膏（皮炎平）、复方酮康唑软膏（皮康王）等，可控制，但停药即发，反复至今。现面部对称性密集丘疹、丘斑疹、红斑，瘙痒，乏力，纳差，少寐。舌胖，苔薄白，脉沉弱。诊断：面部药毒（面部激素依赖性皮炎）。辨证：中气虚亏，清阳不升，风热稽留。治法：补气升阳，疏风清热。方选升阳益胃汤加减：黄芪 18g，党参 12g，升麻 3g，防风 12g，云苓 20g，炒白术 10g，当归 15g，陈皮 9g，白鲜皮 30g，地肤子 30g，黄芩 12g，炙甘草 9g。7 剂，水煎服。中药冷喷 Ⅱ 号，冷喷皮损处，日 1 次。二诊：丘疹减少，轻痒，少许脱屑。舌淡红，苔薄腻，脉沉弱。中药原方继服 15 副后，丘疹消失，现仅剩面颊淡红斑，无痒，少寐多梦。舌边尖稍红，苔薄白，脉弱。中药初诊方加炒枣仁 18g，7 剂，水煎服。四诊：面颊淡红斑，舌脉同前，遇冷风及水则皮肤痒，出小丘疹。原方略作化裁，方药：生黄芪 15g，桂枝 10g，防风 12g，茯苓 18g，栀子 12g，生地 18g，白鲜皮 30g，地肤子 30g，生姜 9g，大枣 15g，炙甘草 6g，炒枣仁 18g。15 剂，水煎服。药后遇冷水发痒症状基本消失，面颊淡红斑，仍以原方 10 剂续服善后。

按： 李东垣谓："夫饮食入胃，阳气上行，津液与气，入于心，贯于肺，充实皮毛，散于百脉。脾秉气于胃，而灌溉四旁，荣养气血者也。今饮食损胃，劳倦伤脾，脾胃虚则火邪乘之。"本例患者素体脾胃不足，中气下陷，清阳不升，乏力，纳差，少寐。舌胖，苔薄白，脉沉弱，皆其证也。复感风热之邪，故面部出丘疹红斑而痒。此乃表里同病，虚实夹杂，单纯疏风清热，则风热难除且伐伤脾胃，必须补中益气与疏散风热并举。方选《内外伤辨惑论》之升阳益胃汤加减，月余而皮损基本消退。

4. **湿热夹风兼气虚案** 患者女，40 岁，2009 年 5 月 1 日初诊。面部红斑肿胀而痒 6 年。患者 6 年前面部经常出红斑丘疹而痒，到医院就诊后医生嘱其外用 0.1% 他克莫司软膏，效果较好，但停用则皮损发作，如此反复使用至今。现症见面部红斑肿胀，瘙痒，乏力，舌稍红，苔薄白，脉右弱。诊断：面部药毒（面部激素依赖性皮炎）。证属湿热夹风兼气虚，治应益气扶正，疏风清热，除湿解毒。方药：生黄芪 20g，黄芩 15g，栀子 15g，丹皮 15g，生石膏 20g（先煎），白鲜皮 30g，地骨皮 15g，升麻 10g，防风 10g，甘草 6g。15 剂，水煎服。龙胆草、白鲜皮、防风、雷公藤各 30g，水煎冷湿敷，日 2 次。药后红斑肿胀减轻，原方加减连续服用 3 个月余，皮损全部消退而愈。

按：他克莫司软膏的问世，使激素依赖性皮炎的外用药增添了有效药，使用逐渐增多，一般的医生认为该药没有激素样的副作用，而且对面部皮炎尤其是激素依赖性多有良效。但据临床所见，他克莫司软膏长期使用同样可以导致依赖，本例就是典型的他克莫司依赖性皮炎。四诊合参，辨证为湿热夹风兼气虚，采用益气扶正，疏风清热，除湿解毒法治疗，取得了良好疗效，不足 4 个月即治愈。临床体会，凡是病程长，久治不愈之证，必定兼有虚证，必须扶正祛邪，否则将会迁延很久。

5．**上热下寒案** 夏某，女，38 岁，2015 年 6 月 1 日初诊。主诉：面部红斑、丘疹、脱屑伴剧痒 20 余年。现病史：患者 20 余年前因间断外用复方醋酸地塞米松软膏停药后面部出现红斑、丘脱屑伴剧烈瘙痒，在当地多家医院给予中西医结合治疗，效差，皮损春夏加重，冬季减轻。现症见：面部淡红斑、丘疹、脱屑，瘙痒，纳眠可，大便 1 日 3 次，月经量少。舌淡，苔白腻淡黄，脉弱。诊断：面部药毒（面部激素依赖性皮炎）。辨证：上热下寒。治应清上温下，方用半夏泻心汤加减：生黄芪 18g，荆芥 10g，防风 10g，炒白术 12g，黄芩 15g，黄连 6g，清半夏 10g，干姜 9g，白鲜皮 20g，甘草 6g。15 剂，水煎服，VE 乳膏 1 盒，日 2 次，外用。二诊：面部丘疹、红斑均消退，尚有少许脱屑，舌尖红，苔淡黄腻，脉同前。中药原方去干姜、白鲜皮，加丹皮 12g，15 剂，水煎服。药后皮疹全部消退而愈。

按：患者病程长，反复发作，病机复杂。本例据其舌脉、症状、病程、春夏重冬季轻的发病特点，辨证属寒热夹杂之上热下寒证。故以半夏泻心汤为基础加减治之，黄芩、黄连苦寒，清上焦肺经风热；干姜、半夏温燥，散中焦脾胃虚寒；再参合以黄芪、炒白术益气健脾，荆芥、防风开毛窍以散邪，白鲜皮清热燥湿、祛风止痒，甘草和中。二诊时皮损已消退，虚寒之征已无，热象尚存，故去干姜、白鲜皮，加丹皮增强清热凉血之功。对于顽固难治性皮肤病，无论病情轻重，其病机一般都较为复杂，通常是虚实夹杂，寒热错杂，洞悉发病机理，相应地制定治法，遣方用药，方能取得良好的疗效。

【预防与调摄】

1. 饮食有节，起居有常，少食辛辣刺激食物。
2. 根据天气情况，注意衣服增减，预防感冒。
3. 适当锻炼，增强体质。

（王庆兴）

第二节　唇风（唇炎）

唇风病名出自明代陈实功《外科正宗·卷四》："唇风，阳明胃火上攻，其患下唇发痒作肿，破裂流水，不疼难愈。"《外科证治全书》曰："唇风多在下唇……疼如火燎，似无皮之状，此脾经血燥也。"本病中医还有紧唇、潘唇、驴嘴风等多种称谓，《诸病源候论·唇口病诸候》云："脾胃有热，气发于唇，则唇生疮。而重被风邪寒湿之气搏于疮，则微肿湿烂，或冷或热，午瘥午发，积月累年，谓之紧唇，亦名沈唇。"其临床特征是口唇干燥、皲裂、脱屑，瘙痒或灼热、疼痛、肿胀，部分伴有渗出、结痂，一般下唇较重。西医学称本病为唇炎。

【病因病机】

唇风的皮损为红斑、肿胀，总属湿热上乘口唇。《内经》说："脾开窍于口，其华在唇。"《诸病源候论·唇口病诸候·唇疮候》云："脾与胃合，足阳明之经，胃之脉也，其经起于鼻，环于唇，其支脉入络于脾，脾胃有热，气发于唇，则唇生疮。"临证中以脾经湿热居多，然而湿热由何而来，临床中部分患者病机虚实夹杂，病情顽固，反复发作，需详细审辨。

本病有内因、外因和内外合邪所致三类。病位在唇，在脏属脾。因脾开窍于口，足阳明胃经"下循鼻外，入上齿中，还出挟口，环唇，下交承浆"（《灵枢·经脉》），因此，唇风皮损的发生与脾胃关系密切，如口唇红肿脱皮，灼热而痒，乃脾经湿热导致，原因是患者平素过食辛辣肥甘厚腻之品，损伤脾胃，生湿化热，蕴积于唇部而发病。若复感外界毒热或风热，则皮损加重，瘙痒明显，形成内外合邪。反之，也可先外感毒热或风热，引动脾经之湿热导致。若素体脾虚，病久气血匮乏，无以荣唇，且脾湿上泛，则脾湿血燥证。

西医学认为唇炎可分为多种类型，如接触性、剥脱性、光化性、肉芽肿性、腺性等，病因复杂，可能与干燥、寒冷、烟酒刺激及长期不自主舔唇等不良习惯有关，感染和外伤亦可诱发本病。发病机制尚未完全明确。

【诊断要点】

1．男女老幼皆可发病，但女性更为多见。
2．皮损多见于下唇中部，后逐渐扩展到整个下唇或上下唇。
3．上下唇干燥、结痂、边缘肿胀、反复皲裂、脱屑，易出血；局部有烧灼感、瘙痒、刺痛或触痛。
4．经久不愈，可持续数年或更久。

【鉴别诊断】

1．鬼脸疮（盘状红斑狼疮）　唇部盘状红斑狼疮表现为玫瑰红色斑，中心稍凹，边缘微突起而呈盘状。可向皮肤侧扩大，致唇红皮肤界限不清。唇部有脱屑，可有水肿糜烂和结痂。在病损周围可有放射状细微白色条纹环绕。

2．紫癜风（扁平苔藓）　发生于唇部的扁平苔藓，表现为细微灰白花纹，呈环网状或树枝条纹状，表面较平滑，日久可有色素斑。重者可有充血水肿，糜烂渗出和薄痂，一般较少有血痂。唇红缘及边缘皮肤较少受累。在糜烂面周围仍常可见灰白斑纹。

【逆向思维辨证治疗】

一、中医证型及治疗方案

（一）脾经湿热
病因病机：嗜食辛辣肥甘，脾胃生湿化热，循经熏灼口唇。
主症：皮损为口唇红肿、干燥、脱屑、少量渗出，瘙痒明显，疼痛轻，口干欲饮，大便黏滞不爽，小便黄。舌红，苔黄腻，脉数或滑数。
逆向辨证分析：患者皮损在口唇部位，可定为脾经病变，口唇红肿属湿热。口干欲饮，大便黏滞不爽，小便黄，舌红，苔黄腻，脉数或滑数。均为脾胃湿热之表现，原因乃患者食肥甘厚腻之品，脾胃湿热内生，湿热之邪循经熏灼口唇而出现口唇红肿，干燥，脱屑，瘙痒等。

治法：清脾除湿。

方药：泻黄散（《小儿药证直诀》）加减。藿香 9g，防风 10g，黄芩 12g，栀子 12g，生石膏 30g（先煎），生地 12g，当归 10g，炒苍术 12g，茯苓 18g，陈皮 9g，甘草 6g。

（二）脾湿血燥

病因病机：脾气虚弱，湿瘀阻滞，口唇肌肤失于濡养。

主症：病程已久，儿童多见。口唇淡红或微红肿胀、干燥粗糙、皲裂、脱屑，疼痛，偶有密集丘疱疹或小水疱出现，可伴乏力、倦怠，形瘦面黄，纳差，大便溏薄。舌淡，苔薄白腻，脉细弱。

逆向辨证分析：久病则虚，唇部淡红或微红肿胀，乃脾虚湿蕴上泛所致，久之脾运失职，气血生化无源，口唇失养，则干燥皲裂脱皮，乏力、倦怠，面色萎黄，纳差，大便稀溏，舌淡，苔薄白腻，脉细弱，均为脾虚湿蕴之象。小儿脾胃易伤，故小儿多见。

治法：健脾化湿，养血润肤。

方药：参苓白术散（《太平惠民和剂局方》）加减。党参 12g，茯苓 18g，炒白术 12g，陈皮 9g，白扁豆 15g，防风 10g，当归 12g，生地 12g，黄芩 12g，白鲜皮 20g，炙甘草 6g。

二、辨治发挥

唇风虽属小疾，但其部位重要，一日三餐，不动不可，红肿、皲裂、脱屑而痒，难以忍受。除了已经列出的两种证候外，本病有些表现为与外界风寒有关，或是与季节有关。临证时偶可见到冬季唇风加重者，遇到这种患者，就应该把辨证思维拓展到自然界了，因为外界的风寒参与了疾病的发生和发展。辨证应明确此类病症属于表里同病，内外合邪，必须表里同治。但其病位还是在脾。其证候之形成与湿疹类同。临床中应详细询问患者的发病季节，是否属于外寒、外界湿热或者阳虚，因此可出现湿热与阳虚共存，阳虚为本，湿热为表，风寒为加重因素。

本病以儿童和妇女多见，儿童饮食不节，嗜食肥甘之品，妇女则经常涂抹唇膏、口红，都是引发本病的重要因素。在治疗中，注意提醒患者和家长，避免加重病情，影响疗效。

【外治法】

1. **中药塌渍治疗** 适用肿胀、渗出、糜烂明显者。方法：黄柏20g，马齿苋20g，蒲公英20g，白鲜皮20g，加水1 000ml，煎煮20分钟后，置冷，以八层纱布或干净毛巾蘸取药液，拧至不滴水为度，溻于皮损处，几分钟药液蒸发干后再蘸取药液复溻，持续20分钟为1次，日1~2次。

2. **中药涂搽治疗** 紫归油治疗，具体用法为：将当归、紫草各等分，用麻油在火上煎熬，去火气晾凉待用，使用时用棉花蘸油频频润之。适用于口唇干燥、皲裂、脱屑患者。

【病案举例】

1. **阳虚寒束，内有蕴热案** 患者女，35岁，2018年2月20日初诊。主诉：口唇及其周围皮肤干燥脱屑，肥厚，瘙痒5年。现病史：患者5年前出现下唇干燥、脱屑，痒。曾在省内多家医院治疗，效欠佳。随后皮损逐渐蔓延至口角、上下唇均被累及。现症见：口唇肥厚，色沉，时有丘疹、丘疱疹出现，伴有皲裂，皮损冬重夏轻，纳食一般。舌偏淡，苔薄白，脉稍弱。诊断：唇风（唇炎），辨证：阳虚寒束，内有蕴热。治应温阳散寒，兼清内热。方药：麻黄附子细辛汤加减：炙麻黄6g，制附子6g（先煎），细辛5g，栀子15g，黄连6g，当归15g，紫草18g，苍术15，陈皮9g，白鲜皮30g，甘草6g。7剂，水煎服，去炎松乳膏、硅油霜（院内制剂）外用，日2次。二诊：下口唇皮损明显减轻，颜色变淡，较前薄软，口角皲裂，舌偏淡而胖，纳眠均可，脉尚可。改拟辛通温润，佐以苦燥。荆芥9g，防风12g，苍术15g，桂枝9g，云苓18g，陈皮9g，当归15g，生地20g，白僵蚕15g，黄连6g，天花粉10g，白鲜皮20g。7剂，水煎服。三诊：口唇及其下方皮损色接近正常，唯口角皲裂，舌红，苔薄白，脉弱。皮损明显减轻，热象稍显，中药二诊方去桂枝、白鲜皮，加黄精20g，栀子12g，14剂，水煎服。药后唇红区皮损消退，皲裂愈合，下唇皮肤略肥厚，轻痒。舌淡红，苔薄白，脉可。改拟下方调理善后。防风12g，苍术15g，生薏苡仁20g，云苓20g，陈皮9g，黄芩12g，鸡血藤20g，当归15g，白鲜皮30g，甘草6g。10剂，水煎服。

按：本例初诊舌脉、症显示阳虚与湿热共存，复有风寒外束，故以麻黄附子细辛汤温阳散寒，加清热燥湿祛风之品，1周后皮损减轻。但仍肥厚皲裂，考虑温燥不宜太过，改拟辛通温润，佐以苦燥。7 剂即唇红区基本恢复，但舌质转红，热象显现，原方减温通药，加益气养阴之品，唇部皮损消退。回顾本例的治疗，初诊时的舌淡、脉弱等阳虚之象，可能与前期在外院口服苦寒中药伤阳有关。因此，对于有些阳虚的患者，经过治疗，如果出现热象，就应及时更改治法。此与素体阳虚者不同，提醒注意。

2. **脾经湿热案** 朱某，男，11 岁。2015 年 10 月 2 日初诊。主诉：口唇红斑、干燥、脱皮、痒 1 年。现病史：患者 1 年前无明显诱因出现口唇部干燥、红斑、脱皮，加之有舌舐口周习惯，唇周见界限清楚的皮疹，干燥而痒。舌红，苔淡黄腻，脉可。诊断：唇风（唇炎）。辨证：脾经湿热。治法：清脾除湿。方药：泻黄散加减。采用中药配方颗粒：藿香 10g，防风 10g，生地5g，生石膏 30g，栀子 10g，北沙参 10g，白芍 10g，桑叶 10g，白僵蚕 10g，甘草 3g。15 剂，水煎服，硅油霜外用，日 2 次。二诊：药后皮损消退，纳可，舌红，苔薄白，脉可。中药原方加丹皮、天花粉各 1 包，15 剂，水冲服。三诊：皮损消退未发。继服二诊方 15 剂，巩固疗效。

按：儿童尤其是男孩，饮食大多嗜好辛辣或肥甘，导致脾经蕴热或湿热。本例唇部红斑、干燥、脱屑而痒，加之有舌舐口周的不良癖好，导致口周也出现干燥脱屑，舌红，苔淡黄腻，皆是脾经湿热之象，以泻黄散清脾除湿祛风，皮损很快消退。此例唇炎治疗效果之所以较好较顺者，因其脾气未损故也。

3. **脾虚湿蕴案** 谢某，女，7 岁，2019 年 7 月 13 日初诊，主诉：口唇干燥、脱屑、痒 2 年。现病史：2 年前患者无明显诱因出现口唇干燥、脱屑，瘙痒，在外院诊断为"唇炎"，给予他克莫司软膏及自制药外用治疗，效果尚可，但病情易反复，现疗效差，遂来诊。诊见口唇干燥，脱屑，结痂，瘙痒，纳差，眠可，舌淡尖稍红，苔白润，脉弱。诊断：唇风（唇炎）。证属脾虚湿蕴，治应健脾益气，养血润肤。方用参苓白术散加减：党参 9g，炒白术 12g，茯苓15g，生地 12g，当归 10g，防风 9g，荆芥 9g，白鲜皮 15g，黄芩 12g，炙甘草 3g。15 剂，水煎服，去炎松乳膏、尿囊素乳膏、紫参油（院内制剂）外用，西替利嗪糖浆 10ml，每晚口服 1 次。2019 年 7 月 28 日二诊：病情明显好转，舌尖红，苔白腻，脉弱。防风 6g，藿香 6g，炒苍术 12g，茯苓 15g，陈皮 6g，黄芩 10g，当归 9g，白鲜皮 15g，炒黄连 5g，甘草 3g。15 剂，水煎服，2019 年8 月 11 日三诊：病情进一步好转，舌尖红，苔薄白，脉弱。予防风 6g，藿香6g，炒苍术 12g，茯苓 15g，陈皮 6g，黄芩 10g，生地 12g，当归 9g，生石膏

20g（先煎），甘草 3g。15 剂，水煎服。药后口唇恢复正常，舌淡，苔薄白，脉弱。以原方加生山药 15g，21 剂，巩固疗效。

按：本例患者素体脾胃虚弱，初诊时口唇干燥，脱屑，结痂，瘙痒，纳差，眠可，舌淡尖稍红，苔白润，脉弱。皆为脾虚之特征，给予健脾益气，清热除湿，养血润肤之剂，病情很快得到控制，正气虚弱亦得到纠正，二诊后患者脾经湿热症状，此时则应以清脾除湿，标本兼顾，最终达到痊愈。

【预防与调摄】

1. 纠正舔唇以及咬唇的不良习惯。
2. 饮食有节，起居有常，少食芒果、榴莲等易过敏水果，少吃辛辣刺激食物。
3. 根据天气情况，注意衣服增减，预防感冒。
4. 尽量不涂唇膏、唇彩等。

（王庆兴）

第三节　松皮癣（原发性皮肤淀粉样变）

松皮癣病名出自《医宗金鉴·外科心法要诀》："松皮癣，状如苍松之皮，红白斑点相连，时时作痒。"主要表现为四肢伸侧尤其是小腿伸侧淡褐色圆顶丘疹，孤立而不融合，皮疹沿皮纹呈念珠状排列，少许脱屑，不同程度瘙痒。背部密集淡褐色小丘疹，较平，可融合成网状或波纹状外观，瘙痒明显。本病相当于西医学的原发性皮肤淀粉样变。

【病因病机】

本病皮损为淡褐色丘疹、脱屑而痒，总属于风热湿瘀阻滞肌肤，化燥生风而致。《医宗金鉴·外科心法要诀》认为："此证总由风热湿邪，侵袭皮肤，郁久风盛，则化为虫，是以搔痒之无休也。"

本病皮损好发于四肢伸侧、背部，均属于手足三阳经分布部位，一般皮损发于体表阳经部位，一般属于外界因素参与，但患者体内之湿热也可以由外界风热引发而蕴积肌肤，日久瘀滞燥化。因此，本病内外合邪者较多。由于涉及脏腑，五脏病变与本病发生均有关系，而与肝脾肺关系最为密切。脾主运化水湿，因此本病皮损中的湿与脾关系密切，脾胃功能失调，痰湿内蕴，流窜肌肤，阻于经脉，气血运行不畅，渐成血瘀，痰瘀互结而发病。肝主疏泄，肝气郁结，气滞则血瘀，日久肌肤失于濡养，生风化燥。肺主宣发敷布，主一身之气，又主皮毛，外邪侵犯人体，玄府闭阻或不畅，则肺气不利而发病。总之，肝脾肺三脏失职，则气血失于调达，腠理不密，风热与痰湿搏结肌肤，阻滞络脉，其病乃生。

西医学认为本病是淀粉样蛋白沉积在皮肤的真皮乳头层内，而无其他器官受累。本病常见于中老年人，青年人少见，临床上比较常见的有苔藓样淀粉样变和斑状淀粉样变两种类型。苔藓样皮肤淀粉样变，好发于四肢伸侧。斑状皮肤淀粉样变，好发于上背部。发病因素可能与长期摩擦、遗传、病毒感染（EB 病毒）和环境因素有关，发病机制尚不清楚。

【诊断要点】

一、苔藓样皮肤淀粉样变

1. 好发于中年人，皮损多发于四肢伸侧。
2. 皮损初起为针头大小褐色丘疹，逐渐增大，呈半圆形、圆锥形或多角形扁平隆起，质硬，皮损褐色或黑褐色，皮疹常沿皮纹呈念珠状排列，对称分布。
3. 瘙痒剧烈。
4. 皮肤病理显示真皮浅层淀粉样蛋白沉积，刚果红或结晶紫染色阳性。

二、斑状皮肤淀粉样变

1. 好发于中年女性，多发于背部肩胛骨区。
2. 皮损为成群的 1～3mm 大褐色或紫色斑丘疹，可融合成特征性的网状或波纹状外观。
3. 自觉瘙痒明显。
4. 皮肤病理显示真皮浅层淀粉样蛋白沉积，刚果红或结晶紫染色阳性。

【鉴别诊断】

1. 摄领疮（慢性单纯性苔藓） 好发于颈部、骶尾、肘窝、上眼睑，皮损为粟粒大小的圆形或多角形扁平丘疹，增多融合成苔藓样变，瘙痒剧烈。二者病理可鉴别。

2. 紫癜风（肥厚性扁平苔藓） 好发于四肢、口腔黏膜，皮损为紫蓝色多角形丘疹，蜡样光泽，Wickham 纹，少量鳞屑，同形反应阳性。病理可见角化过度，基底细胞液化变性，真皮浅层淋巴细胞致密带状浸润。

3. 马疥（结节性痒疹） 好发于四肢伸侧，皮损为水肿性丘疹，结节，顶端粗糙角化，病理上真皮浅层无淀粉样蛋白沉积，刚果红或结晶紫染色阴性。

【逆向思维辨证治疗】

一、中医证型与治疗方案

（一）风湿热瘀，阻滞肌肤

病因病机： 风湿热瘀阻滞肌肤，化燥生风而成。

主症： 皮损为密集红褐色丘疹，形如圆锥，沿皮纹呈念珠状排列，表面粗糙，多分布于四肢伸侧、背部，瘙痒剧烈，抓痕明显，口干口渴，大便黏腻不爽。舌红，苔薄黄稍腻，脉滑数。

逆向辨证分析： 根据皮损形状、颜色及分布，乃风湿热瘀阻滞肌肤，久之化燥生风，风与湿合，则病邪难除，加之血瘀阻滞，更增加了治疗难度。舌脉与自觉症状均为湿热之象。

治法： 疏风清热，除湿散瘀。

方药： 乌蛇驱风汤（《朱仁康临床经验集》）加减。乌蛇 12g，蝉衣 6g，防风 9g，羌活 9g，当归 12g，生地 12g，黄柏 10g，苦参 10g，连翘 9g，蜈蚣 2 条，甘草 6g。

（二）痰瘀互结，阻滞肌肤

病因病机： 痰瘀互结，经络阻塞。

主症： 四肢、背部绿豆大小深褐色丘疹，密集而不融合，皮损坚硬，瘙痒剧烈，口干不欲饮。舌淡有瘀点，苔白腻，脉涩。

逆向辨证分析： 深褐色丘疹、皮损坚硬，结合舌脉，属于痰瘀。本证乃湿热内盛，煎津成痰，炼血为瘀，痰瘀互结，经络阻塞，丘疹、结节乃成。

治法：燥湿化痰，活血通络。

方药：二陈汤（《太平惠民和剂局方》）合桃红四物汤加减。陈皮9g，半夏12g，桃仁10g，红花9g，当归15g，生地12g，枳壳10g，赤芍15g，鸡血藤30g，蜈蚣2条，甘草6g。

（三）肝脾不调，湿郁阻滞

病因病机：肝脾不调，湿郁阻滞，肌肤失养。

主症：四肢伸侧及肩背部密集圆顶丘疹，瘙痒剧烈，抓痕及血痂明显，皮肤粗糙肥厚，触之坚硬，平情急躁易怒，纳食可。舌淡，苔白腻，脉弦细。

逆向辨证分析：皮损色暗，皮损为大片密集丘疹，瘙痒，乃湿瘀阻滞肌肤，结合舌脉和自觉症状，皆有肝脾不调引发。本证乃肝气郁结，脾虚湿蕴，气滞则血瘀，日久肌肤失于濡养，生风化燥，瘀阻肌肤导致。

治法：疏肝健脾，祛风除湿，化瘀通络。

方药：逍遥散（《太平惠民和剂局方》）加减。当归15g，白芍15g，柴胡12g，茯苓18g，炒白术12g，川芎10g，薏苡仁20g，刺蒺藜15g，僵蚕12g，白鲜皮20g，陈皮10g，蜈蚣2条，炙甘草6g。

（四）血虚风燥，肌肤瘀滞

病因病机：阴血耗损，化燥生风而致。

主症：四肢伸外侧大片密集丘疹，干燥而痒，少许脱屑，少寐多梦，心烦口干。舌淡，苔薄，脉细或细弦。

逆向辨证分析：密集丘疹，干燥脱屑而痒，加之舌淡，脉细弦，乃血虚风燥面肌肤瘀滞之征，脉弦则提示肝气旺，肝旺则易生风，内风也。

治法：养血润燥，息风通络。

方药：当归饮子（《重订严氏济生方》）加减。当归15g，生地15g，白芍18g，川芎10g，何首乌15g，荆芥10g，防风10g，白蒺藜15g，乌蛇10g，生甘草6g。

二、辨治发挥

松皮癣好发于四肢伸侧和上背部，严重者全身泛发。但小腿伸侧是最常见的。根据临床经验，其发病部位不同，表明其病变脏腑经络各异。一般皮损分布于小腿伸侧者，多与脾胃肝胆经有关；皮损分布于上背部，则常与肺经有关；皮损分布于大臂外侧和前臂伸外侧着，往往与少阳经有关。临床根据其皮损部位之不同，结合四诊和患者的自觉症状，综合确定辨证结论，制定正确的治法，并合理贴切地遣方用药。

　　本病丘疹硬实密集者，外用药应选择具有剥脱性质的酊剂和软膏剂配合使用，常能显著提高疗效。

【外治法】

　　1.**中药熏洗治疗**　马齿苋 30g，苦参 30g，地肤子 30g，白鲜皮 30g，蛇床子 30g，大风子 30g，露蜂房 15g，酒大黄 20g，三棱 20g，莪术 20g，水蛭 10g，法半夏 15g，胆南星 15g，白芥子 15g，水煎置温后局部熏洗治疗，日 1 次。每次 20 分钟。

　　2.**吹烘法**　适用于各类型原发性皮肤淀粉样变患者。方法：以蜈黛软膏和石蜡油适量涂于皮损处后，用电吹风机适温吹化药膏，促其渗入皮损生效。1 日 1~2 次，1 次 5 分钟左右。也可以用神灯代替电吹风机，原理一样。可起到很好的软坚散结，祛风之功。

【其他疗法】

　　1.**中药体膜法**　选取药物：百部、苦参、蛇床子、莪术、生石膏，治疗过程中先进行负离子喷雾 10 分钟，按摩 3~5 分钟后，使局部皮肤温度升高，表皮湿润，毛孔张开，外敷中药膜，石膏与水混合会产生热量，皮肤表面的温度变化可以促进局部血液循环，增加毛细血管通透性，促进药物吸收。每周 3 次。

　　2.**梅花针扣刺**　皮损区消毒后，用梅花针轻柔扣刺，以局部少许组织液渗出为度，扣刺后用枯矾粉外扑。隔日 1 次。

【病案举例】

　　1.**风热湿瘀阻滞案**　杨某，女，40 岁，2016 年 10 月 20 日初诊。主诉：背部、上肢伸侧出密集淡褐色丘疹伴瘙痒 5 年。现病史：患者 5 年前背部、上肢伸侧出密集淡褐色丘疹，瘙痒明显，在当地医院给予抗过敏药口服及哈西奈德溶液外用对症治疗，病情未见明显缓解，遂至我处就诊，现症见：背部、上肢伸侧泛发淡褐色密集丘疹，瘙痒剧烈，纳可，眠差。舌稍红，苔薄白腻，脉左沉弱，右沉。诊断：松皮癣（原发性皮肤淀粉样变）。证属风热湿瘀阻滞，治应疏风清热，除湿散瘀。方药：荆芥 10g，防风 12g，黄芩 12g，栀子 10g，生薏苡仁 30g，苍术 15g，茯苓 18g，厚朴 9g，牡丹皮 12g，蜈蚣 2 条，益母草 20g，白鲜皮 20g，甘草 6g。21 剂，水煎服，地酮洗 II 号、尿囊素乳膏（内部制剂），配合外用，日 2 次。二诊：皮损全部消退，基本不瘙痒。舌尖红，苔薄白，脉弱。原方加生黄芪 25g，再服 30 剂，巩固疗效。随访半年未复发。

按：本例皮损发于背部、上肢伸侧，属于足太阳、手三阳经循行部位，淡褐色密集丘疹、瘙痒，舌稍红，苔薄白腻，综合分析，显然是风、热、湿、瘀杂合为患，病在体表经络，但其湿与瘀却与脏腑有关。治疗以疏风清热，除湿散瘀为法，3 周即皮损消退而愈。后因脉弱，加生黄芪补气扶正，巩固疗效。针对本病皮损的辨证，要点是根据皮损的色泽、形态、脱屑、自觉症状，按照中医传统的寒热、瘀、湿等归类，得出皮损的辨证。然后再根据舌、脉及全身症状，得出体质与整体辨证的结果，再找出整体病变与皮损发生的内在联系，综合得出正确的辨证结论。

2．**血虚肝旺，湿瘀阻滞案** 李某，男，69 岁，2016 年 7 月 24 日初诊。主诉：四肢伸侧出密集丘疹伴剧烈瘙痒 8 年。现病史：患者 8 年前四肢肢伸侧出密集圆顶丘疹，不融合，瘙痒剧烈，先后在省内多家医院给予对症治疗，疗效不佳。现四肢伸侧大片密集绿豆大小褐色圆顶丘疹、结节，不融合，皮损呈串珠样改变，瘙痒明显。舌淡，苔白，脉弦。诊断：松皮癣（原发性皮肤淀粉样变）。辨证：血虚肝旺，湿瘀阻滞。治法：养血平肝，祛风除湿，化瘀通络。方用逍遥散加减：当归 12g，白芍 18g，柴胡 12g，茯苓 20g，薏苡仁 30g，白鲜皮 30g，川朴 10g，夜交藤 20g，川芎 10g，刺蒺藜 15g，蜈蚣 2 条。7 剂，水煎服，地酮洗 II 号、尿囊素乳膏，外用，日 2 次。2016 年 8 月 2 日二诊：部分皮损变软，瘙痒明显减轻。舌淡胖，脉弦。中药原方加桂枝 10g 以通阳，7 剂，水煎服。外用药同前。上方加减连续治疗 3 个月，皮损大部分变软，部分消退，基本不痒。以尿囊素软膏长期外用，润肤保湿。

按：本病例皮损为褐色丘疹、结痂，结合患者年愈古稀，阳气已衰，又见舌淡，苔白，脉弦，乃血虚肝旺，阳气也虚之象，初诊辨证为血虚肝旺，湿瘀阻滞，立法养血平肝，祛风除湿，化瘀通络，7 剂即见疗效。二诊根据舌淡胖，加桂枝以通阳化湿活络，促进皮损的消退。连续治疗 3 个月余，皮损全部消退而愈。

3．**血虚风燥案**　患者男，70 岁，2006 年 4 月 24 日初诊。主诉：双上肢出密集丘疹，瘙痒 3 年。现病史：3 年前双上肢伸侧出密集圆顶丘疹，不融合，自用复方地塞米松乳膏外搽无效。现双上肢大片密集绿豆大小褐色圆顶丘疹，不融合，干燥脱屑，瘙痒甚。舌淡，苔白，脉弦。诊断：松皮癣（原发性皮肤淀粉样变），辨证：血虚风燥。治法：养血息风，润燥止痒。方药：当归 12g，白芍 18g，夜交藤 15g，川芎 10g，土茯苓 15g，刺蒺藜 15g，白鲜皮 30g，云苓 18g，川朴 9g。7 剂，水煎服。地酮洗Ⅱ号、尿囊素乳膏，配合外用。二诊：皮损减轻，瘙痒也减。舌淡胖，脉同前。中药原方加桂枝 7g，7 剂，水煎服。此后以此方随证加减，连续治疗 3 个月，皮损全部消退而愈。

按：患者年届古稀，阴血本以亏损，《内经》所谓："年四十而阴气自半"。又见皮损干燥脱屑而痒，丘疹密集成片，舌淡脉弦，血虚阴亏而生风化燥，肝气旺矣。此风乃内生之肝风，故当养血润燥息风。方用当归、白芍、夜交藤、川芎养血柔肝润燥，蒺藜平肝息风止痒，茯苓、白鲜皮、土茯苓等除湿止痒，连续以此方加减 3 个月而皮损消退。

4．**肺热夹湿，肌肤瘀滞案**　患者女，31 岁，2013 年 7 月 20 日初诊，主诉：上背、上肢伸侧出密集丘疹、色沉，瘙痒 3 年。现病史：3 年来上背、上肢伸侧出密集丘疹、色沉、痒，当地治疗未效，纳可。舌稍红，苔薄白腻，脉左沉弱，右沉。诊断：松皮癣（斑状皮肤淀粉样变）。辨证：肺热夹湿，肌肤瘀滞。治法：除湿清肺，化瘀通络。方药：桑叶 10g，黄芩 12g，栀子 10g，苍术 15g，厚朴 9g，茯苓 20g，白鲜皮 20g，牡丹皮 12g，益母草 15g，蜈蚣 2 条，甘草 6g。21 剂，水煎服。地酮洗Ⅱ号、尿囊素乳膏配合外用，日 2 次。二诊：皮损全部消退，痒基本止，舌尖红，苔薄白，脉稍弱。方药略施加减：生黄芪 20g，浮萍 10g，防风 12g，黄芩 12g，薏苡仁 20g，厚朴 9g，丹参 15g，益母草 15g，白鲜皮 15g，甘草 3g。21 剂，水煎服。药后皮损未发，瘙痒止，原方续服半月，以此为巩固。随访 1 年未见复发。

按：本例患者皮损为大片密集丘疹，色沉，瘙痒，分布于上背部和上肢伸侧，属肺经所主，加之舌稍红，苔薄白腻，辨证为肺热夹湿，肌肤瘀滞，采用除湿清肺，化瘀通络法治疗，3 周即皮损消退，瘙痒基本消失，收效较快。

【预防与调摄】

1．饮食有节，起居有常，少食辛辣刺激食物，忌饮酒。

2．尽量避免搔抓，保持良好的情绪，避风寒，预防感冒。

3．适当锻炼，增强体质。

（王庆兴）

第四节　掌跖脓疱病

掌跖脓疱病，中医学目前尚没有与之相对应的病名，大多认为属于"痞疮"范畴，痞疮病名出自《肘后方·治卒得痞癣疥疮方第四十九》。《诸病源候论·疮病诸候·痞疮候》指出："痞疮者，由肤腠虚，风湿之气折于血气，结聚所生。多著手足间，递相对，如新生茱萸子。痛痒抓搔成疮，黄汁出，浸淫生长，坼裂时瘥时剧，变化生虫，故名痞疮。"《医宗金鉴·外科心法要诀·痞疮》曰："此证生于指掌之中，形如茱萸，两手相对而生。亦有成攒者，起黄色白脓疱，痒痛无时，破津黄汁水，时好时发，极其疲顽，由风湿客于肌腠而成。"其特征是在红斑基础上周期性发生深在性水疱、无菌性小脓疱，伴角化，鳞屑，可伴不同程度的瘙痒或疼痛。本病缠绵难愈，在病程中出现间歇性地局部症状加重，很少能完全治愈，常如潮水般反复发作。

【病因病机】

掌跖脓疱病的皮损为水疱、脓疱，其核心病机总属湿热蕴毒，本病发于掌跖部位，属于四肢末端，脾主四肢，因而本病皮损的发生与脾脏关系密切，皮损为掌跖红斑，其上脓疱密集，灼热而痒，乃湿热蕴毒，常兼见口干苦，大便干或溏，形壮体胖，舌红，苔黄厚腻，脉滑数；掌跖水疱或脓疱不多，皮下或突出皮面，伴见纳差，便溏，舌淡胖，苔薄白腻，脉弱，属于脾虚湿蕴；如既有掌跖脓疱红斑，又畏寒怕冷，手足不温，大便溏薄，舌淡胖，苔薄白腻，脉弱，则系脾阳不足，湿热蕴毒之寒热错杂证。

掌跖脓疱病又称为掌跖脓疱型银屑病，属于银屑病的一种特殊类型，是局限于掌跖部位的慢性复发性皮肤病，该病的病因以及发病机制尚不明确，目前报道其发病与遗传、免疫、汗腺汗管、Ⅳ型变态反应、感染、甲状腺疾病、吸烟、金属致敏等相关。

【诊断要点】

1. 掌跖红斑基础上反复发生深在性水疱、脓疱，伴角化、脱屑伴不同程度瘙痒，慢性经过。

2. 脓疱疱液细菌培养阴性，真菌镜检或培养均阴性。

3. 组织病理检查示表皮内单房脓疱，脓疱内许多中性粒细胞，少数单核细胞，脓疱下方真皮内有类似的炎症细胞浸润。

4. 有或无银屑病家族史。

【鉴别诊断】

1. **局限型脓疱型银屑病**　表皮内有科戈伊海绵状脓疱（Kogoj's spongioform pustule），周围有银屑病的病理改变。

2. **局限型连续性肢端皮炎**　脓疱初发于指、趾末端或甲周，常伴沟纹舌，表皮内科戈伊脓疱。

3. **脓疱性细菌疹**　常有感染病灶，去除病灶或用抗生素后脓疱消失。

【逆向思维辨证治疗】

一、中医证型与治疗方案

（一）湿热蕴毒

病因病机：湿热蕴毒，搏于肌肤。

主症：掌跖部位红斑基础上深在性密集水疱、脓疱，甚则渗出、糜烂，瘙痒轻，疼痛明显，伴口苦，小便黄，大便黏滞不爽。舌质红，苔黄腻，脉弦滑或滑数。

逆向辨证分析：皮损为深在水疱，脓疱，渗出，糜烂，考虑湿热为患，皮损生于掌跖，属脾经所主，且患者口苦，小便黄，大便黏滞不爽，舌质红，苔黄腻，脉弦滑或滑数，乃一派脾经湿热蕴毒之象。多系患者平素嗜食肥甘厚腻，辛辣刺激食品，湿热久蕴成毒而成。

治法：除湿清热，凉血解毒。

方药：二妙丸合清营解毒汤（《疡科心得集》）加减。黄柏 10g，苍术 15g，薏苡仁 20g，土茯苓 30g，生地 15g，金银花 30g，丹皮 12g，赤芍 12g，山栀

12g，连翘 15g，蒲公英 30g。

（二）脾虚湿蕴

病因病机：脾虚湿蕴，湿郁化热蕴毒，湿毒浸淫掌跖而成。

主症：掌跖部位淡红斑基础上深在性密集水疱和脓疱，伴轻度干燥脱屑，伴纳差，口淡，神疲乏力，大便稀溏。舌淡或淡红，苔薄白或白腻，脉弱。

逆向辨证分析：皮损水疱、脓疱，考虑湿邪为患，患者纳差，口淡，神疲乏力，大便稀溏，舌淡或淡红，苔薄白或白腻，脉弱，为脾虚表现，原因乃患者脾胃虚弱，运化失职，水湿内生，湿郁化热，从阳化火，蕴久成毒，湿毒浸淫肌肤而发病。

治法：健脾除湿，清热解毒。

方药：参苓白术散（《太平惠民和剂局方》）加减。党参 12g，茯苓 18g，炒白术 12g，薏苡仁 20g，陈皮 9g，炒扁豆 15g，炒山药 20g，黄柏 10g，连翘 15g，赤小豆 15g，当归 12g，地肤子 20g，炙甘草 6g。

（三）脾阳亏虚，湿热蕴毒

病因病机：脾阳亏虚，湿热内生，或脾阳亏虚与湿热蕴毒并存。

主症：掌跖部位淡红斑或红斑基础上密集粟粒大小脓疱，伴少量脱屑，秋冬季节常加重，自觉畏寒怕冷，手足不温，纳少便溏。舌淡胖，苔白腻，脉沉弱。

逆向辨证分析：皮损为脓疱，考虑湿热蕴毒，皮损分布于掌跖，乃脾经病变，结合自觉畏寒怕冷，纳呆，舌淡，苔白腻，脉沉弱，当属脾阳亏虚，且湿热蕴毒，秋冬脾阳被外寒所伐，故常秋冬加重。本证分为三种情况：一是脾阳亏虚，湿邪内蕴，日久湿热蕴毒而成；二是素体脾阳虚，短时期内过食辛辣肥甘，湿热蕴毒；三是平素嗜食辛辣肥甘，湿热久蕴成毒，过服苦寒之药，脾阳被伐而虚。应根据不同成因，分别论治。

治法：温阳健脾，除湿解毒。

方药：薏苡附子败酱散（《伤寒论》）加味。制附子 9g（先煎），生薏苡仁 30g，败酱草 15g，党参 12g，炒白术 12g，炒山药 20g，陈皮 9g，漏芦 15g，连翘 15g，赤芍 15g，蒲公英 30g，炙甘草 6g。

二、辨治发挥

本病皮损面积不大，实则顽固难治，十分缠手。临床体会，掌跖红斑、脓疱，病在脏腑，多与外界关系不大，主要责之于脾。久病不愈，反复发作者，必有虚之存在，因而本病属于虚实夹杂证。脾虚之因，或饮食不节，或寒邪所伤，或肝木克之，或禀赋不足。脾虚又分为脾气虚，脾阳虚，临证务必分清而相应治之。此乃本病治疗之一难；脓疱、水疱、红斑，一批一批出现，又一批一批退去，犹如涨潮退潮，往复不断，必是湿热黏滞，因之毒热去之复来。因此除湿为要，解毒其次。如何总体辨明脾虚与湿热蕴毒之主次轻重，怎样贴切用药，此乃二难也。若能洞悉本病之病因病机与主次要矛盾，当可治愈。

【外治法】

1. **药膏外涂**　清凉膏或普连软膏外涂，日 2～3 次。

2. **浸泡法**　楮桃叶 150g，土茯苓 30g，加水 2 000ml，煎煮 15 分钟后适温浸泡，每次 20 分钟，每日 1 次。

【病案举例】

1. **脾阳亏虚，湿热蕴毒案**　患者女，23 岁，2019 年 5 月 11 日初诊。主诉：掌跖出红斑、脓疱 10 个月。现病史：患者 10 个月前双足底出红斑，密集脓疱，后逐渐延双手掌部位，3 个月前在某医馆给予清热除湿解毒类中药口服及外用药物治疗，效不佳，遂来诊。刻下双手足大片红斑，上有密集绿豆大小脓疱，伴角化、脱屑，平素脾气急躁，纳可，多梦，畏寒怕冷，大便干，痛经，舌淡，苔白腻，脉弱。诊断：掌跖脓疱病。证属脾阳亏虚，湿热蕴毒，治应温阳健脾，除湿解毒。方药：薏苡附子败酱散和漏芦连翘汤（《小品方》）加减：制附子 9g（先煎），败酱草 15g，薏苡仁 30g，陈皮 9g，生麻黄 5g，漏芦 20g，连翘 15g，蒲公英 30g，茯苓 20g，当归 15g，蜈蚣 2 条，甘草 6g。15 剂，水煎服，配合丙酸氯倍他索乳膏、维甲酸乳膏混匀外用。二诊：药后脓疱消退，红斑明显变淡，纳可，大便正常，舌淡，苔薄白，脉右弱左可。中药原方加桂枝 10g，21 剂，水煎服。药后皮损消退，舌淡，苔薄白，脉弱。中药初诊方制附子增为 12g，加桂枝 10g，21 剂，水煎服，巩固疗效。

按：本证患者皮损表现为脓疱，其必有湿热，然后湿热来源何处，患者冬季发病，明显与外感寒邪有关，平素畏寒怕冷，舌淡，苔白，脉弱，综合舌脉，其本质是脾阳亏虚，湿邪内蕴，日久必从阳化火，热化成毒，或某阶段过食辛辣肥甘，湿热蕴毒，加之外感风寒，毒热无一外散，则浸淫手足发病。方中附子、麻黄共用温阳散寒，其用量均较小，此乃因为阳虚不甚，而小剂量麻黄既可达到温散之功，又不至于助阳化热，败酱草、漏芦、连翘、蒲公英清热解毒，薏苡仁、陈皮、茯苓健脾除湿，以杜绝湿之来源，湿热日久，阴血必伤，当归滋阴养血，润肠通便。本例患者前期在外院单纯给予清热解毒除湿类药物治疗 3 个月余均未控制病情，此次来诊温阳散寒与清热解毒除湿并用，不到两个月疾病告愈。

2. **气虚湿蕴，湿热蕴毒案** 杜某，男，52 岁，2016 年 10 月 20 日初诊。主诉：反复掌跖部位红斑、脓疱，伴瘙痒 3 年。现病史：患者 3 年前无明显诱因手足掌跖部出红斑，并在红斑基础上出针头大小的脓疱及水疱，反复出现，伴轻痒，曾在多家医院治疗，具体用药不详，疗效不佳。现症见：手足掌跖部位大片红斑，红斑基础上出密集针头大小深在性水疱、脓疱，皮损以足跖部位为重，瘙痒、疼痛，纳可，舌稍红，苔薄白，脉沉弱。诊断：掌跖脓疱病。辨证：气虚湿蕴，湿热蕴毒。治应益气健脾，除湿清热，凉血解毒。方药：生黄芪 18g，黄精 18g，土茯苓 30g，紫草 20g，黄柏 10g，川朴 10g，川牛膝 10g，雷公藤 20g（先煎），蜈蚣 2 条，通草 9g。8 剂，水煎服。丙酸氯倍他索乳膏、维甲酸乳膏、尿囊素乳膏各 1 盒，混匀外用，日 2 次。二诊：病情明显好转，脓疱大部分消失，偶有瘙痒。舌稍红，苔薄白，脉沉弱。中药原方加丹皮 15g，赤芍 15g，7 剂，水煎服。三诊：病情进一步好转，红斑变暗，可见散在新发小脓疱。舌红，苔黄腻厚，脉沉弱。中药二诊方去黄精，加党参 15g，生薏苡仁 30g，15 剂，水煎服。四诊：手部皮疹消退，足底脓疱完全消退，红斑变淡，舌暗红，苔腻淡黄，脉弱。继服下方半个月：黄芪 20g，党参 15g，土茯苓 20g，生薏苡仁 30g，益母草 18g，紫草 20g，黄柏 10g，川朴 9g，川牛膝 10g，苦参 9g，蜈蚣 2 条，通草 9g，水煎服。

按：本例提示可资辨证的资料不多时可从皮损辨证和部位辨证入手。水疱总由湿邪为患，水疱清晰饱满，周围红肿热痛，发病急骤属湿热阻滞，疱液发黏不甚清，周围无红肿，瘙痒者属脾虚湿盛；脓疱多为毒热所聚，病程短者多实证、长者多兼虚证。本例病程虽半年，辨证并不复杂，据皮损辨证结合脉沉弱表现，在除湿清热、凉血解毒的同时，注意益气健脾，针对虚实夹杂之证，攻补兼施，仅数剂而收效显著。

【预防与调摄】

1. 饮食有节，起居有常，少食辛辣刺激食物，忌饮酒。

2. 畅情志，避风寒，预防感冒。

3. 尽量避免佩戴金属首饰、义齿等。

4. 适当锻炼，增强体质。

（王庆兴）

第五节 丹毒

丹毒病名出自《备急千金要方》："丹毒一名天火，肉中忽有赤如丹涂之色。"《证治准绳·疡医》："孙真人曰：丹毒一名天火。肉中忽有赤如丹涂之状，大者如掌，甚者遍身，有痒有肿无定色。或有白丹，肉中肿起，痒而复痛，微虚肿如吹瘾疹状。亦有鸡冠丹，赤色而起，大者如连钱，小者麻豆粒状，肉上粟粟如鸡冠肌理也，一名茱萸丹。"临床表现为患处高出皮面的水肿性疼痛性红斑，境界清楚，表面灼热、紧张，红斑上可发生水疱。发于头面者称为抱头火丹，发于胸腹者称为内发丹毒，发于下肢者称为流火，发无定处者称为游走丹。西医学也称之为丹毒。

【病因病机】

本病皮损为水肿性疼痛性红斑，灼热，总属湿火毒热壅滞。根据发病部位的不同，其病因病机也有区别：发于头面部位的称为抱头火丹，系风热化火；重症称为大头瘟；发于胸腹部位的称为内发丹毒，多系肝经火热；发于下肢部位的称为流火，系湿热下注。此外，发于小儿的丹毒，则称为丹肿（《备急千金要方》），多由胎热所致。若下肢部位的丹毒反复发作，有演变成大腿风的可能，多为湿滞血瘀。也有少部分患者丹毒反复发作，耗伤气血阴阳，形成阳虚湿瘀。极少数病势严重，毒邪走散，内攻脏腑，亦可危及生命。

西医学认为本病多因足癣继发感染，或抠鼻等继发感染所致，多为溶血性链球菌侵及皮肤及皮下组织内淋巴管及周围组织所致。本病及时正确治疗，数日可愈。若失治误治，则长年不已，久则可形成象皮腿。

【诊断要点】

1. 多见于青壮年。

2. 发无定处，但好发于下肢及面部。

3. 皮损表现为红斑肿胀，边界清楚，皮温高，压痛明显；同侧附近淋巴结多肿大疼痛；或此伏彼起，游走不定；或反复发作，久之小腿肿胀，硬如象皮。

4. 起病急剧，多伴有恶寒发热、恶心、头痛等症状。

5. 辅助检查：白细胞升高，中性粒细胞比率升高，C 反应蛋白升高。

【鉴别诊断】

1. **漆疮（接触性皮炎）** 有接触致敏物史，皮损形态与接触物形态一致，边界清楚，皮损为红斑丘疹水疱等，自觉瘙痒，可资鉴别。

2. **赤白游风（血管性水肿）** 病变主要发生在眼睑、口唇等疏松结缔组织，皮疹色不甚红，全身症状较轻。

3. **蜂窝织炎** 红肿境界不清，中央部红肿较重，愈向边缘则炎症减轻，浸润深，化脓现象明显。

【逆向思维辨证治疗】

一、中医证型与治疗方案

（一）风热火毒

病因病机： 风热毒蕴，发于头面。

主症： 主要发生在头面部，皮肤焮赤肿胀，边界清楚，表面紧张光亮，自觉灼热疼痛。发热，畏寒，头痛和呕吐等。舌质红赤，苔薄黄，脉浮数或滑数。

逆向辨证分析： 从发病部位来看，头面部及上半身，风为阳邪，易袭阳位，故头面发病，风邪致病发病急骤，故可突然致病。皮肤焮赤肿胀，自觉灼热疼痛，乃火热毒邪壅阻，气血阻滞不痛，故红肿热痛。全身高热，舌红苔黄等症状。脉浮数或滑数是风热火毒之征。

治法： 清热解毒，散风消肿。

方药： 普济消毒饮（《东垣试效方》）加减。炒牛蒡子 12g，赤芍 12g，桑叶 10g，黄芩 15g，炒黄连 10g，金银花 30g，野菊花 15g，连翘 15g，板蓝根 20g，升麻 15g，柴胡 15g，炒僵蚕 10g。

（二）肝经火热

病因病机： 肝经火热，燔灼肌肤而发。

主症： 通常发生在肋下腰胯之间，肤色焮红，状如云片，自觉刺痛、灼热。口干口苦，小便短黄。舌质红，苔少或薄黄，脉弦滑。

逆向辨证分析： 肋下腰胯之间为肝胆经循行部位，肤色焮红、刺痛、灼热为火热之邪致病特点。口干口苦，小便短黄。舌质红，苔少或薄黄，脉弦滑均为肝经火热的表现。

治法： 清肝泻火，凉血解毒。

方药： 柴胡清肝饮（《症因脉治》）加减。柴胡 15g，龙胆草 10g，栀子 12g，丹皮 15g，赤芍 15g，连翘 15g，紫花地丁 15g，生地 15g，生石膏 30g（先煎），生薏苡仁 20g，赤小豆 15g。

（三）湿热下注

病因病机： 湿热下注，流于肌肤。

主症： 好发于小腿。常突然寒战高热，皮肤迅速出现鲜红色斑片，大小不一，形态各异，高出皮肤，境界清楚，表面紧张光亮，压之皮肤红色减退，灼热疼痛，拒按。严重者可在红斑上出现水疱。舌质红，苔薄黄腻，脉滑数。

逆向辨证分析： 下肢红斑肿胀疼痛，灼热，系湿热下注，气血瘀滞。寒战高热，则表明毒热壅盛，或被外寒所束，导致营卫失调。舌脉皆为湿热之象。

治法： 清热除湿。

方药： 四妙丸（《成方便读》）加味。苍术 15g，薏苡仁 30g，黄柏 15g，川牛膝 12g，赤芍 15g，木通 9g，蒲公英 30g，连翘 15g。

（四）脾阳不足，湿滞血瘀

病因病机： 脾阳不足，湿邪阻塞经络，瘀滞肌肤而成。

主症： 多见于复发性丹毒，反复发作，小腿象皮样肿胀。舌暗红有瘀斑，脉滑或涩。

逆向辨证分析： 湿热久稽，常服苦寒之品，脾阳被伐而虚，或病程长久，反复发作，耗伤正气，脾气虚或脾阳虚不能运化水湿，水湿蕴积日久，气血运行不畅，湿瘀阻滞于肌肤。

治法： 温脾除湿，化瘀通络。

方药：黄芪桂枝五物汤（《金匮要略》）合四妙丸加减。炙黄芪 20g，桂枝 12g，赤芍 15g，炒白术 12g，茯苓 20g，制附子 9g（先煎），薏苡仁 20g，川牛膝 12g，泽兰 15g，全蝎 9g。

二、辨治发挥

丹毒发病部位不定，但以小腿发病较常见。急性丹毒一般起病急，病情重，但治疗效果一般较好。对于反复发作的丹毒，病机复杂，多为虚实夹杂，寒热错杂，且气血瘀滞与湿热交结，收效慢，疗程长，而且易于反复。临床常见有脾气虚或脾阳虚，不能运化水湿，湿邪阻滞，同时局部有瘀，考虑湿邪阻滞经络，气血瘀滞而成，用药应温清并举，除湿活血通络，徐徐图之。

【外治法】

1. **金黄膏外敷**　天花粉、姜黄、白芷、苍术、南星、甘草、大黄、黄柏、厚朴、陈皮等打粉，用水或者蜂蜜调成糊状外敷患处，纱布封包，每次 12 小时，每日 1 次。

2. **象皮腿中药熏洗**　海桐皮、姜黄、茅术、蚕沙，或苏叶、石菖蒲、海桐皮、姜黄、苍术、茵陈、生姜、蚕沙、桂枝、白芷熏洗患处，待温后再浸泡患处，日 2～3 次。

【其他疗法】

1. **耳针法**　神门、肾上腺、皮质下、枕部。方法：针刺后留针 30～60 分钟，日 1 次。

2. **刺血法**　阿是穴（皮疹区）。方法：常规消毒后，采用三棱针围绕阿是穴四周点刺，渗血少许，2 日 1 次。

3. **电针法**　主穴：阿是穴（患处红肿部位）；配穴：曲池、合谷、足三里。方法：针刺得气后留针，阿是穴通脉电；配穴通感应电，其电流以患者能耐受为度，每次持续 30～50 分钟，日 1 次。

4. **穴位注射法**　足三里、三阴交（均取患侧）。方法：常规消毒后，取银黄（金银花、黄芩）注射液，针刺得气后，每穴各推注 1～2ml，日 1 次。

5. **七星针疗法**　局部红肿处。方法：常规消毒后，取七星针轻叩刺之，直至少量渗血，2 日 1 次。适用于慢性丹毒复发者。

6. 砭镰法　阿是穴（红肿处）。方法：常规消毒后，采用三棱针轻刺皮肤，并轻挤患处以出血为度，取其泄热解毒的作用。适用于下肢丹毒，但颜面丹毒禁用。

【病案举例】

肝经湿热瘀阻转脾阳虚兼湿热案　患者女，48 岁，2008 年 2 月 11 日初诊。主诉：小腹至大腿内侧大片红肿痛，发热，反复发作 10 个月。现病史：3 年前因子宫内膜癌行腹部淋巴结清扫术，自去年 5 月小腹内侧反复出现大片弥漫性红肿硬痛，至今已发作 4 次。本次于昨天发作，会阴为主，红肿痛。曾在多家医院治疗（服药 4 个月）。大便初头硬，口干，多梦，面色白，体温 38℃，舌稍红，苔黄厚腻，脉弦稍滑。诊断：复发性丹毒。辨证：肝经湿热瘀阻。治法：清肝除湿，凉血解毒。方用柴胡清肝饮合四妙丸加减：柴胡 9g，栀子 15g，赤芍 15g，苍术 15g，生薏苡仁 30g，通草 10g，川朴 10g，黄柏 12g，紫草 20g，大青叶 20g，大黄 9g（后下），蜈蚣 2 条。5 剂，水煎服。青霉素静脉滴注。2008 年 2 月 15 日二诊：体温转正常，腹部会阴部红斑转淡，疼痛等减轻，大便通畅，舌苔转薄，脉弦细。青霉素继续静脉滴注。中药原方续服 15 剂。药后小腹红斑消退，舌淡紫暗，晨轻下午重，头昏，头痛，多梦，舌淡红，苔白腻稍厚，脉尚可。病情缓解期，困重肿胀，舌淡紫暗，考虑湿滞血瘀兼气虚，以健脾除湿，化瘀通络为法。炙黄芪 18g，升麻 3g，柴胡 5g，苍术 15g，生薏苡仁 30g，云苓 20g，赤芍 15g，陈皮 9g，三棱 10g，莪术 10g，黄柏 9g，炙甘草 6g。25 剂，水煎服。2008 年 4 月 10 日四诊：面黄不华，小腹洗澡后发红，余无不适。舌淡，有齿痕，苔薄白，脉结代。阳气不足，改为益气温阳，除湿清热：生黄芪 18g，制附子 9g（先煎），桂枝 10g，白芍 18g，当归 15g，土茯苓 18g，黄柏 9g，生薏苡仁 30g，丹参 20g，泽泻 12g，炒枣仁 20g，甘草 6g。7 剂，水煎服。2008 年 5 月 2 日五诊：小腹皮色恢复正常，热水澡也不红，舌淡，苔白腻，脉右弦。在上方基础上随证加减坚持服用，皮损未出。以此方随证加减连续服用 2 个月余，皮损全部消退，改用大黄䗪虫丸、归脾丸善后。

按：患者为复发性丹毒，10 个月内发作 4 次，大便初头硬，口干，多梦，舌稍红，苔黄厚腻，脉弦稍滑，一派热象，发病部位在小腹部、会阴部肝经循行部位，考虑为肝经湿热蕴毒。治疗上清肝除湿，凉血解毒为法。连续治疗 3 周，皮损明显减轻，病情进入缓解期，困重肿胀，色淡紫暗，考虑病程长久，耗伤正气，脾虚不能运化水湿，水湿蕴积日久，气血运行不畅，湿瘀阻滞于肌肤，湿滞血瘀兼气虚，治疗上给予健脾除湿，化瘀通络为法。治疗近 1 个月，证候演变为阳气亏虚，无力气化，面黄不华，舌淡，有齿痕，苔薄白，脉结代，中药在健脾化湿基础上加上制附子、桂枝温阳化气，通利水湿。又依法加减服用 2 个月余，皮损全部消退而愈。予归脾丸、大黄䗪虫丸巩固善后。

复发性丹毒虚实夹杂，寒热错杂，临证应认真四诊，精细辨证，贴切选方用药，终可获得良效。本例患者年逾七七，初诊一派实证，治疗三周后，气虚显现，加用补气健脾，补泻兼施。有治疗一段，阳虚出现，乃随证又更法为益气温阳，除湿活血法。此即"知犯何逆，随证治之。"

【预防与调摄】

1. 忌食辛辣之物。

2. 寻找病因，积极治疗。对已成象皮腿者，可用绷带缠缚，松紧适度，亦可用弹力护套绷缚。

3. 颜面部丹毒，禁止搔抓。下肢丹毒，要卧床休息，抬高患肢。

（王　丽）

第六节　成人斯蒂尔病

成人斯蒂尔病（adult-onset still disease，AOSD），亦称变应性亚败血症。中医古籍对本病没有记载。主要症状是以反复发热、一过性皮疹、关节疼痛、肝脾及淋巴结肿大为特征的综合征，伴有中性粒细胞增多、血沉加快、血培养阴性、铁蛋白大幅度升高等特点。因本病表现为多形性的红斑和发热，故有人认为属于中医学"丹"的范畴。又因本病常见关节疼痛和发热，也有学者认为属于中医学"热痹"范畴。

【病因病机】

《素问·四时刺逆从论》云："厥阴有余病阴痹；不足病生热痹。"《温热逢源》曰："邪热郁于血络，不得外达，其在于肺，肺主皮毛则为疹，其在于胃，胃主肌肉则为斑。"本病反复发热、出皮疹，可从卫气营血辨证。疾病初期患者恶寒发热、一过性红斑、丘疹、风团、头身疼痛、脉浮数等，为邪在卫分，邪正相争于表，卫气不宣而发病；皮疹色鲜红、或伴有瘀斑、瘀点，关节红肿，提示外邪化火，传入气分，气分炽热波及营分，营热外窜伤及肌表血脉及经络关节，内攻脏腑则可出现高热起伏、口干口渴、烦躁不安。病久皮损消退未出，出现乏力、自汗、盗汗，考虑火热之邪耗气伤津，为气阴两伤证。本病发热、风团样皮损、且关节痛，系湿热夹风蕴毒。

西医学认为本病发病机制尚不清楚，多数认为与以下三种因素有关：①细菌或病毒感染。如咽部链球菌感染，或风疹、EB 病毒、腺病毒等感染引发的过度免疫反应。感染在急性期起一定作用，变态反应则在整个病程中起作用。②免疫紊乱。研究发现，患者的细胞免疫和体液免疫存在异常。③遗传。实验研究发现，本病与 HLA 基因有一定关联。

【诊断要点】

参照 2010 年中华医学会风湿病分会修订的《风湿病诊断和治疗指南》的成人斯蒂尔病诊断标准。

（1）美国 Cush 标准

必备条件：①发热 ≥ 39℃；②关节痛或关节炎：③RF ＜ 1∶80；④ANA ＜ 1∶100。

另需具备下列任何 2 项：①血白细胞 ≥ 15×10^9/L；②皮疹；③胸膜炎或心包炎；④肝大或脾大或淋巴结肿大。

（2）日本标准

主要条件：①发热 ≥ 39℃并持续 1 周以上；②关节痛持续 2 周以上；③典型皮疹；④血白细胞 ≥ 15×10^9/L。

次要条件：①咽痛；②淋巴结和 / 或脾肿大；③肝功能异常；④RF 和 ANA 阴性。

此标准需排除：感染性疾病、恶性肿瘤、其他风湿性疾病。符合 5 项或更多条件（至少含 2 项主要条件），可做出诊断。

【鉴别诊断】

1. **风湿热**　中等度发热，抗链球菌溶血素 O（简称抗"O"）增高，心肌受损较重，皮疹常为一过性环状红斑或风湿结节。

2. 红蝴蝶疮（系统性红斑狼疮） 本病以侵犯 20～40 岁妇女多见，皮疹呈颧部水肿性蝶形红斑、盘状红斑等，多脏器累及，抗核抗体阳性。

【逆向思维辨证治疗】

一、中医证型及治疗方案

（一）风热犯卫

病因病机： 风热犯卫，侵袭肌表，内攻脏腑。

证候： 皮肤可见红斑、丘疹或风团，时出时退，瘙痒，发热恶风或伴恶寒，汗出，头痛，咽痛，口干微渴。舌边尖红，苔薄白或薄黄，脉浮数。

逆向辨证分析： 皮疹时出时消，考虑风邪善行而数变，变化较快，风热犯卫，故发热恶风或伴恶寒，头痛，咽痛，舌边尖红，苔薄白或薄黄，脉浮数，均为风热犯卫的征象。

治法： 疏风清热，解肌透邪。

方药： 柴葛解肌汤（《伤寒六书》）合银翘散加减。柴胡 15g，葛根 15g，黄芩 12g，银花 15g，连翘 15g，板蓝根 15g，淡竹叶 10g，薄荷 9g，荆芥 10g，芦根 15g，甘草 6g。

（二）气营两燔

病因病机： 机体素盛，内蕴伏热，温邪上受犯肺，继之温邪化火，传入气分，气分炽热波及营分，营热外窜伤及肌表血脉及经络关节。

主症： 高热起伏，汗出，不恶寒，口渴喜冷饮，烦躁不安，皮肤红色斑疹或瘀点，瘰疬灼热肿痛，关节疼痛较剧，尿黄，便干。舌红，苔黄燥或红绛少苔，脉滑数或洪数。

逆向辨证分析： 高热、皮肤红斑及瘀点为热毒炽盛，气营两燔的辨证要点。病在气营，为实证。关节疼痛较剧，尿黄，便干，舌红苔黄燥或红绛少苔，脉滑数或洪数均为气营两燔，营热外窜伤及肌表血脉、经络关节，内攻脏腑的临床表现。

治法： 清热泻火，清营凉血。

方药： 化斑解毒汤（《麻疹阐注》）合犀角地黄汤加减。生石膏 30g（先煎），知母 10g，升麻 15g，牛蒡子 10g，玄参 12g，淡竹叶 10g，水牛角 30g

（先煎），生地 15g，丹皮 15g，赤芍 12g，黄连 9g，金银花 20g。

（三）湿热蕴毒

病因病机：湿热蕴毒，胶合难解，发于肌肤、关节、脏腑。

主症：斑疹隐隐，日晡潮热，四肢沉重酸胀，关节肿胀、灼热疼痛，以下肢为重，全身困乏无力，口苦咽干，瘰疬肿痛，纳呆恶心，尿黄赤，大便黏滞不爽。舌苔黄腻，脉滑数。

逆向辨证分析：日晡潮热，四肢沉重酸胀都是湿热致病特点，因为"湿"性黏滞、重浊、缠绵难愈，热在气营又被湿困，湿热蕴结蒸腾，胶合难解，困阻脾胃，影响肝胆疏泄，出现斑疹隐隐，日晡潮热，四肢沉重酸胀，关节肿胀、灼热疼痛，以下肢为重，全身困乏无力，口苦咽干等症状。

治法：清热祛湿，解毒通络。

方药：四妙散合宣痹汤（《温病条辨》）加减。黄柏 10g，苍术 12g，薏苡仁 30g，汉防己 12g，滑石 18g（纱布包煎），连翘 15g，山栀 12g，半夏 12g，晚蚕沙 12g，木瓜 10g，鬼箭羽 15g，土茯苓 30g，虎杖 12g。

（四）气阴两伤

病因病机：病久耗气伤阴。

主症：疾病后期，或长期使用糖皮质激素后体倦乏力，气短懒言，神疲乏力，自汗盗汗，咽干口渴。舌干红少苔，脉虚数。

逆向辨证分析：神疲乏力、自汗盗汗、口干口渴都是气阴两伤的表现。考虑热邪耗气伤津，病久耗气伤阴，多表现为虚证。

治法：益气养阴清热。

方药：竹叶石膏汤（《伤寒论》）合生脉饮加减。竹叶 10g，生石膏 30g（先煎），半夏 9g，麦冬 12g，人参 9g，生地 15g，玄参 10g，紫草 15g，蒲公英 20g，甘草 6g。

二、辨治发挥

本病的初期性质以邪实为主，而邪实多是风、湿、热、瘀，后期可致本虚标实。基本病机是感受风湿热邪，或感受时疫毒邪暑湿，或湿热蕴结，致热毒炽盛、气营两燔，经络关节痹阻；病位或在表、在气、在营，也可在经络、关节、血脉，临床症候复杂，故辨证也较复杂。急性期，发热为主者多从温病、六经辨证论治；以关节痛为主者，则宜从痹证论治。缓解期发热，正气未虚，邪实为主，从伏邪、湿温论治；若正气亏虚，可从内伤发热论治。临床治疗切忌盲目用药，而应辨证论治，随证立法选药，方可取得满意疗效。

【外治法】

中药浴 生地黄 30g，紫草 30g，赤芍 30g，威灵仙 30g，秦艽 30g，络石藤 30g，忍冬藤 30g，防己 30g，煎汤泡洗，具有凉血消斑、通络止痛的作用。

【其他疗法】

1. **耳背放血** 适合热证、实证患者。选患者耳背上 1/3 近耳轮处的明显静脉血管 1 支，揉搓 1~2 分钟，使其充血，常规消毒后一次性消毒针头迅速刺破血管，让血自行滴出（10 滴左右），血止后棉球按压，胶布固定。每周 1 次，4 次一个疗程。

2. **耳尖放血** 适合热证、实证患者。先将耳廓按摩，疏通血脉，使耳廓充血发热，再用 75% 酒精棉球消毒耳尖穴（即耳轮向耳屏处对折，耳廓上方尖端处）2 遍。用一次性消毒针头快速点刺，连续挤压 10~15 次，以挤出 3~5 滴血为止。每周 1 次，4 次为一个疗程。

3. **刺络拔罐** 适合热证、实证患者。大椎、肺俞、肝俞：先用 75% 的酒精棉球常规消毒大椎穴及背俞穴，用一次性消毒针头快速点刺 5~7 处。点刺出血处迅速用 95% 酒精点火拔罐扣住，留罐 10 分钟。每周 1 次，4 次一个疗程。

【病案举例】

风湿热证案 葛某，男，41 岁，初诊时间：2019 年 3 月 29 日。主诉：全身泛发红斑、红色风团、瘙痒 5 个月余。现病史：去年 10 月份术后出现上述症状，遇风及夜间瘙痒加重，在郑州某西医三甲医院等就诊，口服抗敏药、输液治疗，效果不佳；反复发作不愈。纳一般，眠差，入睡难，二便可，出疹时伴发热，舌质红，苔稍腻，脉弦。诊断：成人斯蒂尔病。辨证：风湿热证。方用三仁汤加减：浮萍 10g，防风 12g，栀子 15g，黄芩 12g，生薏苡仁 30g，白豆蔻 9g（后下），厚朴 9g，滑石 18g（纱布包煎），益母草 20g，白鲜皮 20g，炒杏仁 10g，炒苍术 15g，甘草 3g。21 剂，水煎服。生地黄、当归、炒蒺藜、槐花、栀子、地骨皮、大黄各 50g，薄荷 20g，煎水适温药浴，隔日 1 次，每次 20 分钟。氮䓬斯汀片口服，2mg/ 次，日 2 次。2019 年 4 月 24 日二诊：药后几天皮损消退，一直未再发热，纳差，睡眠困难。患者无新发皮损，舌淡苔白，脉弱，考虑卫阳不足，外感风邪，仅给予中药口服，黄芪桂枝五物汤加减：生黄芪 30g，桂枝 12g，白芍 15g，茯苓 20g，陈皮 9g，炒白术 15g，白豆蔻 9g（后下），白鲜皮 20g，生姜 6g，大枣 10g，生甘草 6g。15 剂，水煎服。2019 年 5 月 16 日三诊：皮损基本不出，热未发，纳差，舌尖稍红，苔薄白，脉弱。中药二诊方去黄芪，加党参 15g，神曲 15g，21 剂，水煎服。2019 年 6 月 2 日四诊：皮损未发，也未发热，舌尖稍红，苔白腻，脉弱。考虑中气不足，湿热蕴毒，处方：生黄芪 30g，茯苓 18g，陈皮 9g，炒白术 15g，干姜 5g，当归 12g，栀子 12g，白鲜皮 15g，防风 12g，益母草 15g，甘草 6g。21 剂，水煎服。药后皮损未发，也未发热，原方加减又服 15 剂后停药而愈。

按：本病病情复杂，易反复发作，总的病机考虑元气受损，风湿热毒侵犯皮肤，内攻脏腑而发。中医辨证应随证加减。本例患者初诊四诊合参，辨证为风湿热证，方选三仁汤加减，宣肺畅中渗下，服药 3 周即皮损消退，且发热未作，收效很快。二诊根据舌淡红，苔薄白，脉弱，纳差，睡眠困难，考虑卫阳不足，外感风邪，改用黄芪桂枝五物汤加减。此后皮损和发热一直未再发生，采用补中健脾，除湿清热之法化裁服用月余，疾病治愈。可见，本病初起乃湿热夹风蕴肤，治疗 3 周后湿热基本清除，而气虚阳弱显现，果断根据证候变化而改用补中清热并举法，扶正祛邪，3 个月告愈。

【预防与调摄】

1. **生活起居护理**　卧床休息，居室安静，空气新鲜，温湿度适宜，切忌汗出当风，多饮水。

2. **饮食调摄**　饮食宜清淡、易消化，进食高蛋白、高维生素、含钾和钙丰富、易于消化、无刺激性饮食，忌用油腻辛辣之品；可以用西瓜汁、梨汁或用鲜芦根煎水代茶饮，亦可食用甘润多汁的瓜果；高热不退者可用温水、薄荷水擦浴。

3. **情志护理**　了解患者的心理负担和需求，耐心细致地做好患者的心理护理。

（王　丽）

附录　外用药处方及制备方法

三　画

三黄洗剂（邓丙戌《皮肤病中医外治学》）　大黄、黄柏、黄芩、苦参各等份。四味中药共研细末，每10～15g加蒸馏水100ml，医用石炭酸1ml。用时摇匀涂患处，日4～5次。功用：清热止痒，保护收敛。治疗各种急性无渗出性皮炎，单纯性皮肤瘙痒。

大枫子油（《中国医学大辞典》）　大枫子油2 000g，硼酸100g，冰片10g，麝香0.1g。混匀装瓶备用。功用：攻毒杀虫，润肤止痒。

四　画

五白膏（经验方）　白芷、白附子、白及各6g，白蔹、白丁香各4.5g，密陀僧3g，共研细面，加蛋白或白蜜调成稀膏，睡前涂患处，晨起洗去。用于黄褐斑等色素沉着类皮肤病。

止痒酊（《当代中药外治临床大全》）　蛇床子、百部各25g，50%酒精100ml。浸泡24小时，过滤装瓶备用。用于皮炎、湿疮、瘾疹等瘙痒类皮肤病。

五　画

白疕软膏（经验方）　马齿苋，黄柏，大黄，当归，黄精，苦参，青黛，等分。制法：除青黛外，所有药物放入植物油内浸泡一昼夜，后用文火炸至焦黄，过滤去渣，离火称其重量，趁热兑入白蜡（春秋季每斤油兑蜡四两，冬季兑蜡三两，夏季兑蜡五两），青黛后下，搅拌均匀冷却成膏。用时直接涂抹患处。用于银屑病、玫瑰糠疹、扁平苔藓等红斑鳞屑类皮肤病。

白屑风酊（《中医外科临床手册》）　蛇床子40g，苦参40g，土槿皮20g，薄荷脑10g。制法：将蛇床子、苦参、土槿皮共研成粗粉。用75%酒精80ml，先将药粉渗透，放置6小时，然后加入75%酒精920ml，依照渗漉分次加入法，取得酊剂约1L（不足之数可以加入75%酒精补足），最后加入薄荷脑即成。用法用量：擦患处，每日三至五次。功用：清热燥湿，祛风止痒。用于白屑风。

白面方（《备急千金要方》）　牡蛎 90g，土瓜根 30g，研为细面，白蜜调匀，贮瓶备用。每晚睡前涂面，晨起温米泔水洗去。用于黄褐斑等色素沉着类皮肤病。

四黄洗剂（经验方）　大黄、黄柏、黄芩、苦参、硫黄各等分，共研细末。10～15g 加入蒸馏水 100ml，医用石炭酸 1ml。临用时摇匀，以棉签蘸药汁涂擦患处，每日 2 次。用于痤疮、玫瑰痤疮（酒渣鼻）、带状疱疹等皮肤病。

生发酊（经验方）　红花 60g，干姜 90g，当归、赤芍、生地、侧柏叶各 100g，加入 60% 酒精浸泡 10 天。功用：养血活血生发。用于斑秃、脂溢性脱发等。

生肌玉红膏（《外科正宗》）　当归 60g，白芷 60g，白蜡 60g，轻粉 12g，甘草 36g，紫草 6g，血竭 12g，麻油 500ml。制法：先将当归、白芷、紫草、甘草四味入油内浸 3 日，放大勺内慢火熬微枯，细绢滤清，复入勺内煎滚，入血竭化尽，次入白蜡，微火化开。用茶盅四个，预炖水中，将膏分作四处，倾入盅内，候片时，下研细轻粉，每盅 3g，搅匀。用法：将膏药匀涂在纱布上，贴敷患处。功用：活血去腐，解毒镇痛，润肤生肌。用于疮疡溃后脓水将尽，肉芽生长慢者。亦可用于烫伤。

玉露散（经验方）　芙蓉叶适量，研极细末。功用：清热凉血，消肿。用于疖、脓疱疮、毛囊炎等皮肤热毒症。

六　画

红花五灵脂药酒（《中医外科学》经验方）　当归 60g，红花 30g，花椒 30g，樟脑 15g，肉桂 60g，细辛 15g，干姜 30g，75% 酒精 1 000ml 浸泡 7 日去渣备用。用法：直掺在疮口上，外盖相应软膏。功用：活血、消肿、止痛。用于皮肌炎、冻疮等。

百部酊（《赵炳南临床经验集》）　百部 20g，75% 酒精 100ml。将百部碾成粗末，浸入酒精内，泡七昼夜，滤过去渣备用。功用：解毒杀虫，活血止痒。用于神经性皮炎、皮肤瘙痒证、荨麻疹等。

如意金黄散（《外科正宗》）　原书用量、制备方法及用法：天花粉（上白）十斤，黄柏（色重者）、大黄、姜黄各五斤，白芷五斤，紫厚朴、陈皮、甘草、苍术、天南星各二斤。以上共为咀片，晒极干燥，用大驴磨连磨三次，方用密绢罗厨筛出，磁器收贮，勿令泄气。凡遇红赤肿痛，发热咪成脓者，及夏月火令时，俱用茶汤同蜜调敷；如微热微肿及大疱已成，欲作脓者，俱用葱汤同蜜调敷；如漫肿无头，皮色不变，湿痰流毒、附骨痈疽、鹤膝风症等病，俱用葱酒煎调；如风热恶毒所生，患必皮肤亢热，红色光亮，形状游走不定者，俱用蜜水调敷；如天泡、火丹、赤游丹、黄水膝疮、恶血攻注等症，俱用大蓝根叶捣汁调敷，加蜜亦可；汤泼火烧，皮肤破烂，麻油调敷。具此诸引理取寒热温凉制之。又在临用之际，顺合天时，洞窥病势，使引为当也。

现代用量：大黄、黄柏、姜黄、白芷各 2 500g，南星、陈皮、苍术、厚朴、甘草各 100g，天花粉 50 000g，共研细末。功用：清热解毒，除湿化痰，止痛消肿。用于疖肿、痈、丹毒、结节性红斑等。

七 画

补骨脂酊（《赵炳南临床经验集》） 补骨脂 150g，浸入 75% 酒精 500ml 中，1 周后即可使用。功用：调和气血，活血通络。用于白癜风、扁平疣、斑秃、神经性皮炎、瘙痒症。

芙蓉膏（《简明中医皮肤病学》） 黄柏、黄芩、黄连、芙蓉叶、泽兰叶、大黄各 10g，共研细面，凡士林加至 100g。功能：清热解毒，活血消肿。用法：外敷患处。

八 画

青黛散（经验方） 青黛 60g，石膏 120g，滑石 120g，黄柏 60g，研细末，过筛混匀备用。直接撒布患处。功用：收敛止痒、清热解毒。用于红肿痒痛皮损处。

青黛散油膏（经验方） 青黛 60g，石膏 120g，滑石 120g，黄柏 60g，研细末，过筛混匀备用。用时用麻油调成油膏外涂，日 2 次。功用：收敛止痒、清热解毒。用于红肿痒痛伴渗出者。

青蒿饮（《洞天奥旨》） 将青蒿 60g 捣碎以冷水冲之，取汁饮之，将渣敷患处。用于日晒疮等光敏性皮肤病。

青吹口散（顾伯华《实用中医外科学》） 煅石膏 9g，煅人中白 9g，青黛 3g，薄荷 0.9g，黄柏 2.1g，川连 1.5g，煅月石 18g，冰片 3g。先将煅石膏、煅人中白、青黛各研细末，和匀，水飞（研至无声为度），晒干，再研细，又将其余五味各研细后，和匀，用瓶装，封固不出气。功用：清热，解毒，止痛。用于口疮、热疮等。

炉甘石洗剂（经验方） 炉甘石粉 10g、氧化锌 5g、石炭酸 1g、甘油 5g，水加至 100ml。摇匀外用每日 5 至 6 次。功用：燥湿止痒。用于瘙痒性皮肤病。

京红粉软膏（《简明中医皮肤病学》）　京红粉 15g，利马锥 5g，凡士林 30g。功用：杀虫止痒，软化浸润，剥脱上皮，化腐生肌。用于神经性皮炎、银屑病及肥厚焦化性皮肤病。

金黄膏　如意金黄散用凡士林或蜜调匀成膏。功用：清热除湿，散瘀化痰，止痛消肿。用于疮疡阳证。

九　画

除湿止痒软膏（市售）　蛇床子、黄连、黄柏、白鲜皮、苦参、虎杖、紫花地丁、扁蓄、茵陈、苍术、花椒、冰片等。功用：清热除湿、祛风止痒。用于急性、亚急性湿疹，证属湿热或湿阻型的辅助治疗。

除脂生发酊（经验方）　透骨草、侧柏叶、苦参、皂荚、黄精等。用于脂溢性脱发、斑秃等。

柏黛散（《洞天奥旨》）　黄柏、青黛等份，研为极细末用香油或醋调，敷于患处。功用：清热解毒、除湿止痒。

十　画

润肌膏（《外科正宗》）　当归 15g，紫草 3g，麻油 120g，黄蜡 15g。将前三味同煎，药枯滤清，将油再熬，加入黄蜡化尽，倒入容器置冷备用。用于瘙痒症、皮肤皲裂、脱屑等。

桑柏控油清爽洗发水（市售）　生大黄、苦参、制首乌、桑白皮、侧柏叶、纳米精油等。用于脂溢性皮炎、雄激素性秃发等。

积雪苷软膏（市售）　组成：积雪草总苷。用法：1 日 2 次，配合按摩 3～5 分钟。清热解毒，利湿消肿。适用于硬皮病等。

十一画

黄连软膏（《简明中医皮肤病学》）　黄连面 10g，凡士林 90g。调匀装瓶备用。用时直接外涂，亦可摊在纱布上贴敷。功用：清热燥湿，解毒止痛。用于疮疡阳证者。

清凉膏（《赵炳南临床经验集》）　当归 30g，紫草 6g，大黄粉 5g，香油 500ml，黄蜡 120g，以香油浸泡当归、紫草 3 日后，用微火熬至焦黄，离火，将油过滤、去渣，再入黄蜡加入溶解，待凉后加大黄面，搅匀成膏。直接涂抹患处。功用：清热解毒，凉血止痛。

十二画

普连软膏（《简明中医皮肤病学》） 黄连面10g，黄芩面10g，凡士林80g。调匀装瓶备用。用时直接外涂，亦可摊在纱布上贴敷。功用：清热除湿，消肿止痒。

紫草茸油（《赵炳南临床经验集》） 紫草茸500g，麻油2 500ml。制备方法：将药置于铜锅内，油浸一昼夜，文火熬至焦枯，离火过滤去渣，取油贮瓷皿内备用。用法：用纱布蘸药油后戳于患处，日2次。功用：活血化瘀，润肤生肌。

紫色消肿膏（《简明中医皮肤病学》） 紫草15g，升麻30g，贯众6g，赤芍30g，紫荆皮15g，当归60g，防风15g，白芷60g，草红花15g，羌活15g，芥穗15g，荆芥15g，儿茶15g，神曲15g。制法：共研细面，过重箩，每30g药面加血竭花面3g、山柰面6g、乳没12g、凡士林120g调匀备用。功用：活血化瘀，消肿止痛。用于痈疽疮疖等红肿疼痛者。

黑豆馏油软膏（市售） 黑豆经火熏烤流出之油。外抹患处，日2次。本品3%～5%浓度有角质软化作用。20%～30%浓度能促使角质剥脱。还有止痒、消炎、收敛作用。用于慢性湿疹、神经性皮炎等。

十三画及以上

新三妙散（《简明中医皮肤病学》） 黄连面300g，青黛面30g，寒水石面150g。直接撒布或植物油调敷。适用于轻度糜烂，渗液较少者。

新青黛散（邓丙戌《皮肤病中医外治学》） 青黛、象牙屑、朱砂各18g，黄柏、黄连各9g，生玳瑁1.8g，雄黄、牛黄、硼砂各0.9g，冰片0.3g。研细末，过筛混匀备用。直接撒布患处。功用：收敛止痒、清热解毒。用于红肿痒痛皮损处。

蜈黛软膏（市售） 组成：蜈蚣、蛇床子、硫磺、白矾、浙贝母、青黛、黄柏、山慈菇、五倍子、冰片、荆芥、莪术。1日2次，外用患处。功用：清热燥湿、疏风止痒。用于风湿热邪所致亚急性、慢性湿疹。

颠倒散洗剂（《医宗金鉴》） 组成：硫黄、生大黄各等分，研细末，再研匀。可用香油、凉茶水等调敷。功用：清热散瘀。用于酒渣鼻、粉刺等。

（屠远辉）

主要参考文献

1. 邢玉瑞. 中医思维方法 [M]. 北京：人民卫生出版社，2010.

2. 王琦. 中医原创思维研究十讲 [M]. 北京：科学出版社，2015.

3. 博文. 逆转思维 [M]. 长春：吉林文史出版社，2018.

4. （明）陈实功. 外科正宗 [M]. 北京：人民卫生出版社，1964.

5. （明）薛己. 外科发挥 [M]. 胡晓峰，整理. 人民卫生出版社，2006.

6. 叶青，周亚东. 中医顺势思维的文化渊源探析 [J]. 南京中医药大学学报（社会科学版），2017，18（3）：146-149.

7. 曲文忠，张忠. 论《周易》"天人合一"的整体性思维方法 [J]. 莱阳农学院学报，2006，18（1）：63-66.

8. 周振甫. 周易译注 [M]. 北京：中华书局，1991.

9. 李申. 周易经传译注 [M]. 北京：中华书局，2018.

10. 吕思勉. 先秦学术概论 [M]. 北京：中国大百科全书出版社，1985.

11. 胡希恕. 胡希恕伤寒论讲座 [M]. 北京：学苑出版社，2008.

12. 胡希恕. 胡希恕金匮要略讲座 [M]. 北京：学苑出版社，2008.

13. （清）陈复正. 幼幼集成 [M]. 上海：上海科学技术出版社，1962.

14. （清）吴谦. 医宗金鉴·外科心法要诀 [M]. 北京：中国医药科技出版社，2017.

15. （明）王肯堂. 证治准绳 [M]. 北京：中国医药科技出版社，1997.

16. （宋）太医院. 圣济总录 [M]. 北京：人民卫生出版社，2013.

17. 杨永杰，龚树全. 黄帝内经 [M]. 北京：线装书局，2009.

18. （隋）巢元方. 诸病源候论 [M]. 北京：中国医药科技出版社，2011.

19. （清）祁坤. 外科大成 [M]. 上海：上海科学技术出版社，1963.

20. （清）顾世澄. 疡医大全 [M]. 叶川，夏之秋，校注. 北京：中国中医药出版社，1994.

21. （清）肖晓亭. 疯门全书 [M]. 北京：人民卫生出版社，1990.

22. （明）申斗垣. 外科启玄 [M]. 北京：人民卫生出版社，1955.

23. （清）陈士铎. 洞天奥旨 [M]. 北京：中国医药科技出版社，2019.

24. 中国中医研究院广安门医院. 朱仁康临床经验集 [M]. 北京：中国医药科技出版社，2005.

25. 北京中医医院. 赵炳南临床经验集 [M]. 北京：人民卫生出版社，2006.

26. 王守儒. 实用中西医结合口腔病学 [M]. 北京：中国中医药出版社，1995.

27. 顾伯华. 实用中医外科学 [M]. 上海：上海科学技术出版社，1985.

28. 陆德铭. 普通高等教育中医药类规划教材·中医外科学 [M]. 上海：上海科学技术出版社，1997.

29.（明）鲁伯嗣. 婴童百问 [M]. 上海：第二军医大学出版社，2005.

30. 徐宜厚，王保方，张赛英. 皮肤病中医诊疗学 [M]. 北京：中国中医药出版社，2020.

31. 灵枢经 [M]. 北京：人民卫生出版社，1963.

32. 山东中医学院，河北医科大学. 黄帝内经素问校释（上册）[M]. 北京：人民卫生出版社，1982.

33.（清）张隐庵. 黄帝内经素问集注 [M]. 上海：上海科学技术出版社，1959.

34.（清）汪宏辑. 望诊遵经 [M]. 上海：上海科学技术出版社，1959.

35. 周祖谟. 方言校笺 [M]. 北京：中华书局，1993.

36. 田思胜. 中医临床必读丛书·杂病源流犀烛 [M]. 北京：人民卫生出版社，2006.

37.（清）邹岳. 外科真诠 [M]. 北京：中国中医药出版社，2016.

38.（清）许克昌，毕法. 外科证治全书 [M]. 北京：人民卫生出版社，1961.

39. 中医研究院. 岳美中医案集 [M]. 北京：人民卫生出版社，1978.

40.（清）王清任. 医林改错 [M]. 北京：人民卫生出版社，1991.

41. 赵炳南，张志礼. 简明中医皮肤病学 [M]. 北京：中国中医药出版社，2014.

42.（清）王洪绪. 外科证治全生集 [M]. 上海：上海科学技术出版社，1961.

43.（明）朱橚. 普济方 [M]. 北京：人民卫生出版社，1983.

44.（清）叶桂. 温热论 [M]. 张志斌，整理. 北京：人民卫生出版社，2007.

45.（清）唐容川. 血证论 [M]. 上海人民出版社，1977.

46. 陈达灿，李红毅. 中西医结合皮肤性病学 [M]. 2版. 北京：科学出版社，2018.

47.（明）薛己. 外科枢要 [M]. 北京：人民卫生出版社，1983.

48.（晋）葛洪. 肘后备急方 [M]. 北京：人民卫生出版社，1956.

49.（明）薛己. 薛氏医案 [M]. 北京：中国医药科技出版社，2005.

50.（明）张介宾. 景岳全书 [M]. 北京：人民卫生出版社，2017.

51.（金）李东垣. 脾胃论 [M]. 文魁，丁国华，整理. 北京：人民卫生出版社，2005.

52.（唐）孙思邈. 备急千金要方 [M]. 北京：人民卫生出版社，1982.

53.（清）柳宝怡. 温热逢源 [M]. 北京：人民卫生出版社，1982.

54.（元）齐德之. 外科精义 [M]. 北京：人民卫生出版社，1990.

55.（晋）刘涓子. 刘涓子鬼遗方 [M]. 北京：人民卫生出版社，1986.

56.（清）吴澄. 不居集 [M]. 北京：中医古籍出版社，2017.

57.（元）朱震亨. 丹溪心法 [M]. 王英，朱剑平，江凌圳，整理. 北京：人民卫生出版社，2005.

58.（清）高炳钧. 疡科心得集 [M]. 田代华，整理. 北京：人民卫生出版社，2006.

59. 刘渡舟. 伤寒论通俗讲话 [M]. 傅世垣，整理. 上海：上海科学技术出版社，1980.

（屠远辉）